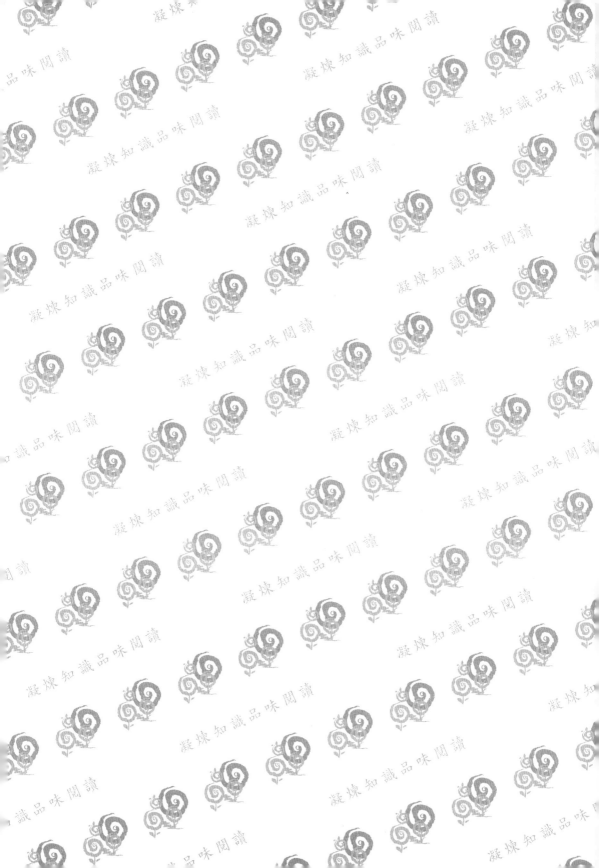

國防醫學院，前身爲北洋軍醫學堂，

見證了百餘年來的時代變局，幾度更名：

陸軍軍醫學堂、陸軍軍醫學校、軍醫學校。

軍醫教育爲能接軌於國際，先後引進了

德日系、英美系的完整制度與優良師資。

抗戰勝利後，隨國府播遷來臺落地生根，

歷經臺海戰役、社會防疫、國軍精簡、醫學改革等挑戰，

始終堅持的是傳承初衷不改、創新繼往開來的核心價值。

當仁不讓，源遠流長…。

總纂 ◎ 司徒惠康

撰修 ◎ 葉永文、劉士永、郭世清

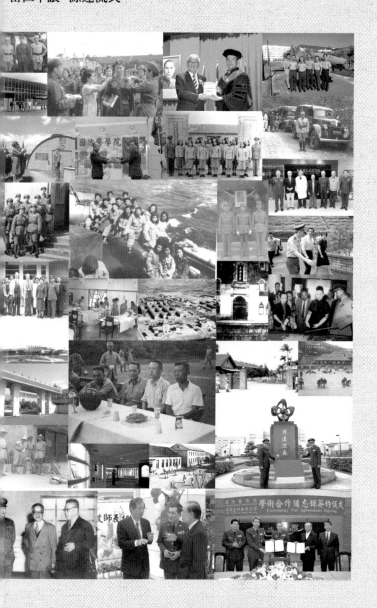

國醫百年 源遠流長

國防醫學院

院史正編

目 錄

序文　【司徒惠康】　001

引言／Foreword to new NDMC History　【John R. Watt】　005

院史編纂與體例說明　【劉士永、葉永文】　009

歷任院長／代院長玉照　013

寫真集錦　021

院本部歷任主官／副主官及主管職期表　061

第一篇　中國軍醫養成教育草創（1902–1927）　001

　　壹　清末到民初之軍醫教育與外力介入　002

　　貳　北洋政府下之軍醫教育發展與困局　018

　　參　時局動盪下之軍醫學生與軍醫　026

　　肆　小結　032

第二篇　中華民國戰時救護與軍事醫學之改革與顛沛（1927–1945）　041

　　壹　奠都南京與軍醫教育之現代化：美式醫學之抬頭　043

　　貳　動盪中進行改革之中國軍醫教育：局部之教育實驗與戰場投入　051

　　參　抗日戰爭與學校之顛沛及戰場軍醫收編　058

第三篇　　國防醫學之集大成（1945– ）　　083

　壹　　上海江灣之國防醫學院：承先與啓後　084

　貳　　國防醫學院在臺復校之經過　099

　參　　遷臺後之國防醫學院：復舊與發展　123

　肆　　「國防醫學中心」之建立　138

　伍　　邁向新世紀之國防醫學　153

第四篇　　國防醫學院之貢獻（1949– ）　　161

　壹　　美式醫學教育在臺灣之橋樑與灘頭堡　162

　貳　　「作新軍醫者來」初衷猶在　183

　參　　偉哉！國防醫學中心　211

國防醫學院百年大事紀要（1902–2013）　　225

單位沿革資料簡表　237

　壹　　醫學系　237

　貳　　牙醫學系暨牙醫科學研究所　248

　參　　藥學系暨藥學研究所　253

　肆　　護理學系暨護理學研究所　257

　伍　　公共衛生學系暨公共衛生學研究所　270

　陸　　預防醫學研究所　288

　柒　　生命科學研究所　292

　捌　　醫學系醫學科學研究所　294

　玖　　微生物及免疫學科暨微生物及免疫學研究所　296

　拾　　醫學系航太及海底醫學研究所　300

　拾 壹　藥理學科暨藥理學研究所　303

　拾 貳　生理及生物物理學科暨生理學研究所　305

拾　參　生物及解剖學科暨解剖研究所　　307

拾　肆　生物化學科暨生物化學研究所　　310

拾　伍　生物醫學工程學科　　313

拾　陸　醫學系病理及寄生蟲學研究所　　315

拾　柒　寄生蟲及熱帶醫學科（裁併）　　318

拾　捌　通識教育中心　　321

拾　玖　動物中心　　326

貳　拾　體育室　　328

貳拾壹　教務處　　331

貳拾貳　總務處　　338

貳拾參　學員生事務處　　340

貳拾肆　研究發展室　　344

貳拾伍　主計室　　346

貳拾陸　資訊圖書中心　　348

貳拾柒　教師發展中心　　356

貳拾捌　戰傷暨災難急救訓練中心　　359

貳拾玖　醫學工程研究中心　　364

參　拾　分子影像中心　　368

參拾壹　實驗動物照護及使用委員會　　369

序　文

【司徒惠康】

　　英國史家卡爾（Edward H. Carr, 1892–1982）在其名著《*What Is History*》中，對於「歷史」的看法如下：其一，歷史事實絕非「原原本本的」（pure）來到我們面前，因爲它們既不會也不可能以一種原原本本的形式存在著，而往往是透過歷史事實記載者心靈反射出來；其二，歷史學家需要對他所討論的人物心境，對他們行動背後的思想，具有一種富於想像力的瞭解（imaginative understanding）；其三，我們只有通過現在的眼睛觀察歷史，方能瞭解過去、展望未來。綜言之，歷史是歷史學家與歷史事實之間不斷交互作用的過程，讓我們現在得以見聞時空之間永無止境的對話。

　　就西醫入華史上兩個重大的歷史事實觀之，一是1902年清政府在天津創辦北洋軍醫學堂，二是1915年「洛克菲勒基金會」（Rockefeller Foundation，簡稱RF）建立美式教育體系的協和醫學院。這兩件大事彼此交會激盪出的亮點，恰成國防醫學院賡續百年歷史長河的源流。

　　前清北洋軍醫學堂於1906年更名爲陸軍軍醫學堂，並於1908年開始招收藥科學生，遂爲中國醫藥學教育的先河之一；1912年改名爲陸軍軍醫學校，1918年從天津遷校北平新校舍，1933年因中日之戰勢所難免，再遷校至南京；1936年以本校畢業人員分發含括陸海空三軍，遂更名爲軍醫學校。1937年抗日軍興而學校前往廣州，爾後隨戰況演變幾度遷址，1939年遷往貴州安順並於西安、雲南設立分校。1945年抗戰勝利後，隔年遷至上海江灣完成復員任務，1947年再與陸軍衛生勤務訓練所及軍醫預備團等單位，合併改組定名爲國防醫學院。回顧抗戰前的軍醫學校在南京時期，即已聘請協和醫學院畢業的柳安昌、盧致德等人同爲良師典範；抗戰後的國防醫學院在上海時期，乃至遷臺後在臺北水源地時期，

更有協和出身的優秀人才相繼投入教育，桃李滿天下。

　　鑑於本校歷史悠久，國防醫學院院史初於1984年成篇，出版後頗受校友及各界歡迎，而提供補充及修正意見之人士亦多，迭有增修建議。1993年9月由李前院長賢鎧召開「院史編纂委員會」，承尹前院長在信及鄔翔老先生兩位主編廣徵史料，得於1995年首編《國防醫學院院史》，分為〈前紀〉和〈本紀〉，可謂體例完整且內容詳盡。1999年國醫中心遷至內湖院區，2001年欣度百年之慶，張前院長聖原認為時逢「再創新猷，不可無紀」，原編者鄔翔老先生亦感事功未了，乃於2002年自動請纓再執筆為書，翌年完成《院史》續編之役。是書除院政紀年仍取沿革史的大事記錄，專以組織遞嬗、事類紀實、人事存錄與統計資料備查為主。

　　2010年張前院長德明有感院務發展進入另一嶄新紀元，鄔翔老先生卻已進耄耋之年且身體違和。張前院長為能延續國醫百年史料保存之功，遂於當年9月召開「院史編纂委員會」，委託中央研究院臺灣史研究所副所長劉士永主筆，由學院通識教育中心教師郭世清、教務處助理林廷叡協助撰寫《院史》再編，並勉以「客觀公正性、研究學術化」為此次撰史軸心。第一階段，劉、郭二人用心蒐整國史館、近史所的張建、林可勝檔案，並前往對岸南京、上海等地閱覽圖檔，亦曾遠赴美國紐約洛克斐勒檔案中心、哥倫比亞大學圖書館等處，以彌補現有「清末民初軍醫教育」相關史料毀損散佚之憾。第二階段，于前院長大雄接任後亦全力支持，編輯小組針對前史文本重新建檔三十萬餘字，冀使未來院史得以典藏數位化，另透過歷任院長及耆老各別口訪，以對照「遷臺前後國防醫學」發展過程的多元記憶。第三階段，本人接任院長後，再請通識教育中心葉永文老師加入「院史編纂委員會」，除共同撰文投稿歷史學術專業刊物，亦聚焦院史編纂探討「國醫中心承先啟後」的社會貢獻與新世紀願景。此外，有幸邀請與我國軍醫淵源甚深的ABMAC（美國醫藥在華促進會）前副主席，

同時也是美國知名歷史學家瓦特博士（Dr. John R. Watt）為院史撰作引言，共同見證國防醫學院的豐富歷史。

　　回首前事，本校創立於清季帝制傾頹的千年變局，徐圖於民初軍閥角逐的時局杌隉，嶄露於全面對日抗戰的烽火漫天，轉進於國府播遷來臺的風雨飄搖，奉獻於救死扶傷防疫的軍民醫療，可謂經緯萬端且銳意求治，完整貼近國家社會現代化過程的百年脈動；放眼未來，本校面對於新世代嚴峻考驗與國內外同儕挑戰，吾人肩負紹繼壯志以揆文奮武的重責大任，猶盼新血注入賡續推動國醫歷史連綿不輟。

　　如今，院史新篇耗時四年終底於成。此期間的約訪協調、舟車往返、資料比對、書信釋疑、專家接待等繁瑣細節可想而知。本人對於各位參與盛事者戮力從公、任勞任怨的辛勞點滴，特表感謝之意。欣見付梓在即，爰綴言如上，以申慶賀！

國防醫學院院長

2014年9月

引言 / Foreword to new NDMC History

〔John R. Watt〕

NDMC has contributed in many ways to the rapid rise of Taiwan as a major medical center in the Asia Pacific region. It has demonstrated a strong commitment to military health and more broadly to campaigns to improve public health and veterans services. During the later 20th century its leaders provided a much-needed bridge with American medical leaders and also attracted the support of American philanthropists seeking to shore up resistance to Communist expansion. Few other army medical colleges have played such a major role in the development of their societies.

These achievements could not have been foreseen in 1949 when NDMC made the painful transition from Shanghai to Taipei. This transition necessitated saying goodbye to many close colleagues who remained in Shanghai, leaving the NDMC in Taipei without significant departmental leadership and with only marginal facilities. Another uneasy transition involved the replacement of the College's former German trained leaders with individuals, many of them graduates or former faculty of the Peking Union Medical College and trained in Anglo-American medical practices. An earlier such transition in 1935 had been revoked in 1937. But this time, with Germany in ruins and American power dominant, the transition was essential to establish NDMC's ability to enlist the support of American medical and political leaders.

A third transition, of a more personal nature, involved the resignation of Dr. Lin Kesheng, the first director of the reorganized NDMC in summer 1949. Dr. Lin had played a key role during the War of Resistance (抗戰) in strengthening the Chinese Red Cross Medical Relief Corps (紅十字會救護總隊) and establishing the Emergency Medical Service Training Schools (戰時衛生人員訓練所). He ended the war as Army Surgeon General of a reformed and unified central army medical service, in other words as Nationalist China's leading army medical officer. Dr. Lin played a key role in organizing the post-war NDMC and supervising its transition to Taiwan. His departure paved the way for his close colleague and former student Dr. Lu Zhide to take on the leadership of the college and put it on a sound professional footing.

We may never fully know what underlay Dr. Lin's decision to leave Taiwan for the U.S. But certainly his situation as an overseas Chinese person, the well-known and documented difficulties that he had with Nationalist party leaders from 1940 on, and his status as an internationally respected physiologist at the Peking Union Medical College, must have weighed heavily. His departure was a blow to those who relied on him to strike a balance between the German and Anglo-American traditions at NDMC. Fortunately the NDMC vice president Dr. Zhang Jian enjoyed the respect of leading Anglo-American physicians such as Drs. Liu Ruihong and Wang Kaixi; and in any case a new challenge in Taiwan after 1949 was to build bridges between physicians with Anglo-American and Japanese training.

Despite these preliminary difficulties NDMC took root in Taiwan. It had friends, among them the directors of ABMAC, who provided visiting professors, fellowships, construction funds and procurement services. In 1977 Dr. Lu Zhide wrote that "I really do not know how to express sufficiently my gratitude and appreciation to our government, to ABMAC and to some other agencies for their timely understanding and generous support, which have made the NDMC of today possible." This tribute, by a leader who never sought the limelight, is indicative of the strengths that NDMC brought and still brings to its work in Taiwan.

John R. Watt

Vice President, the ABMAC Foundation

August 2014.

院史編纂與體例說明

【劉士永、葉永文】

院史編纂說明

　　臺灣當前出版的各類校史，依編輯架構暨內容，大致可區分為三個面向：概述性的年報合輯、校友與師生追憶集冊，以及史學專業性較強的校史編纂等三類。就整體屬性看來，不論質與量，《國醫百年，源遠流長—國防醫學院院史》自編纂伊始，即以史學專業為基調，致力於增補既有之兩份國防醫學院院史。這本院史的編纂動力，亦來自於期待社會大眾對臺灣醫學發展有更深刻的瞭解。所以，全書的架構安排和寫作模式，未因循多數校史與既往國防醫學院院史的「編年記事」體例，而採用因時繫事、議敘併論的模式，期待書寫出既得首尾一貫，又具時代對話的院史發展風貌。以此等體例敘論國防醫學院百餘年來的經歷，除符合近代史學寫作主流外，更希望貼近社會大眾的閱讀習慣和需求。如此讓《國醫百年，源遠流長—國防醫學院院史》一書不僅回應國防醫學院師生與校友之歷史記憶，也能成為我國醫學發展裡珍貴的史料篇章。

　　凡寫史，就不能不考慮「著述體例」。其不僅僅是章節安排等技術性問題，還牽涉到史家的眼光、學養、趣味、功力，以及議論之立場等，誠不能等閒視之。民初史學大儒梁啟超即言：「治專門史者，不惟須有史學的素養，更須有各該專門學的素養。」既然國防醫學院院史的本質屬於軍醫教育機構專史，院史徵詢對象即須網羅醫界人士與本院師生耆老，主要執筆者的甄選亦得兼顧醫學史專業及軍事素養之需求。這本院史的編纂源始於國防醫學院的張德明、于大雄、司徒惠康三位前後任及現任院長大力

推動，即因爲三位院長的大力支持，院史編輯委員會與主筆團隊的組成，才得以根據上述原則順利展開。此外，有鑑於既往之院史流傳不廣，以致於本院對中國與臺灣醫學發展的貢獻罕有人言及。因此，主筆團隊組成後即擬訂以下撰稿原則：一、院史須符合專史寫作與史學基本精神，二、繫時敘事須符合本院之規章與史學慣例，三、行文以社會大眾爲前提，力求通順暢達；期望在前人述史與本院先賢的貢獻上踵事增華，完成這本《國醫百年，源遠流長—國防醫學院院史》。

體例說明

清代桐城派史家姚仲實在《史學研究法》一書中說：「史之爲法大端有二：一曰體，二曰例。必明乎體，乃能辨類，必審乎例，乃能屬辭，二者如鳥有兩翼，車有兩輪，未可缺一也。」據此，一般撰史體例包括的具體內容有：標題、斷限、序言、評議、注解、目錄、凡例、索引等項。這本《國醫百年，源遠流長—國防醫學院院史》依此精神編列體例，共計出版兩冊，分別爲《院史正編》與《耆老口述》。院史正編部分謹奉史學言而有據、議論中肯的原則編寫，然因部分資料徵詢耆老口述，難以徵見於文字史料，故另立《耆老口述》別冊以利日後檢證所需。

至於《院史正編》部分，序言分別由現任院長司徒惠康將軍與美國醫藥援華局前副會長John Watt起稿，各就軍醫專業、校友立場，與史家觀點，爲院史編纂之過程提綱挈領，亦爲讀者提燈引路。繫年方面，國防醫學院成立於1947年，亦即民國36年，又爲中華民國軍事院校之一，理當以民國紀年之。然念及本校肇建於清末1902年的北洋軍醫學堂，時爲前清光緒紀年，復以1937年至1947年間中日戰火焚燒，院史敘事又偶須涉及美、日諸國內部事件，若強以民國紀年實屬失真。況且近年來近代史學界亦多以西洋紀年行之，本院院史寫作慮及上述多端，乃循學界慣例概以西元紀年爲主，僅另於括號中附註民國紀年或前清年號。惟，若有徵引原

文者，爲尊重作者起見，不再修改其紀年方式，敬以原文照錄之。院史又於正文起頭編輯〈歷任院長／代院長玉照〉、〈寫眞集錦〉，以及〈院本部歷任主官／副主官及主管職期簡表〉等，既表〈典型在夙昔〉的心緒，亦饗讀者〈風簷展書讀，古道照顏色〉之情境。各篇以下再依時敘事，以略古詳今爲原則，因內容之繁簡分段敘史。另在行文方面，院史主筆群一本當前現代史學敘、議並列的書寫手法，並顧及一般讀者的閱讀習慣，並未完全依照姚仲實的主張，細分多項。謹以本院自1902年創校以來之歷史進程，區分爲四大篇：〈中國軍醫養成教育草創（1902–1927）〉、〈中華民國戰時救護與軍事醫學之改革與顛沛（1927–1945）〉、〈國防醫學之集大成（1945–）〉，與〈國防醫學院之貢獻（1949–）〉。據此，《國醫百年，源遠流長—國防醫學院院史》年代斷限，始於1902年，下迄當代在臺灣之貢獻。

綜觀全書論之，軍醫學校的發展可概分爲黃金時期、黑暗時期、制度化時期、規模化時期等四個階段。其中，第一篇〈中國軍醫養成教育草創（1902–1927）〉，涵蓋了民國建立後至1921年的黃金時期，以及1922年至北伐成功的黑暗時期。第二篇〈中華民國戰時救護與軍事醫學之改革與顛沛（1927–1945）〉，則敘及北伐成功後至1937年間，我國軍醫教育體系的制度化。然而猶如狄更斯的名言：「那是最好的時代，也是最壞的時代」。1937年至1947年間，軍醫教育快速的現代化與規模化，但也是面臨抗戰砲火最艱難與流離顛沛的歲月。第三篇〈國防醫學之集大成（1945–）〉，正式進入以國防醫學院爲名之校史階段。1947年合併陸軍衛生勤務訓練所與軍醫學校成立國防醫學院，不僅是兩套中國近代軍醫教育之合流，也是近代中國醫學教育裡英美系與德日系的交鋒。1949年國防醫學院遷臺迄今，儘管臺灣醫學史研究漸爲顯學，卻罕有隻字片語言及國防醫學院在臺之地位與影響。因此，院史第四篇〈國防醫學院之貢獻（1949–）〉就本院遷臺後的重要事蹟作重點敘述，並以「前事不忘、後事之師」爲念，期待國防醫學體系能被載入臺灣醫學發展的脈絡中。

篇　名	撰修人
第一篇　中國軍醫養成教育草創（1902–1927）	劉士永
第二篇　中華民國軍事戰時救護與醫學之改革與顛沛（1927–1945）	劉士永、郭世清
第三篇　國防醫學之集大成（1945–）	葉永文
第四篇　國防醫學院之貢獻（1949–）	葉永文、郭世清、劉士永

致謝

　　《國醫百年，源遠流長—國防醫學院院史》的編纂能順利進行，特別要感謝現任院長司徒惠康將軍。司徒院長上任以來，就一直關切院史寫作進度，不但給予最大的資源和時間寬限，也在各種場合給予最大的勉勵。此外，院史編輯委員會的委員們不辭辛勞地參與多次的院史會議，提供主筆群非常多的寶貴意見，這本院史才有可能更準確與迅速的完成。這本院史不是完美無缺，尚有相當多的史料必須有待未來持續挖掘，而負責撰寫的三位編者也將會繼續努力。院史編撰是一項不會中止的過程，如同國防醫學院的發展一樣，永續與燦爛。

歷任院長／
代院長玉照

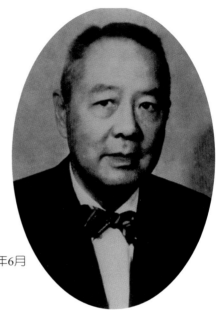

■ 院長林可勝先生
■ 任期1947年6月－1949年6月

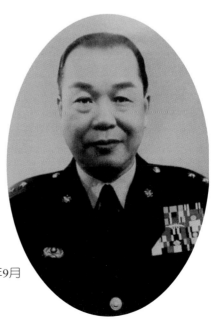

■ 院長盧致德先生
■ 任期1949年7月－1975年9月

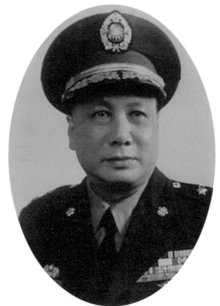

■ 院長蔡作雍先生
■ 任期1975年10月－1983年2月

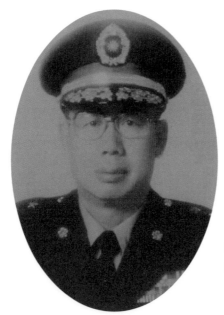

■ 院長潘樹人先生
■ 任期1983年3月－1989年2月

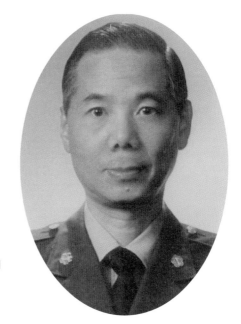

■ 院長尹在信先生
■ 任期1989年3月－1991年11月

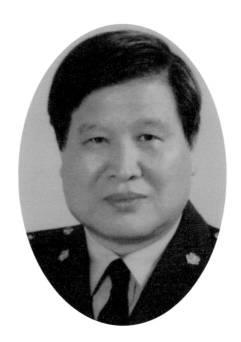

■ 院長馬正平先生
■ 任期1991年12月－1993年6月

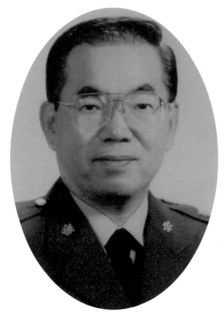

■ 院長李賢鎧先生
■ 任期1993年7月－1996年6月

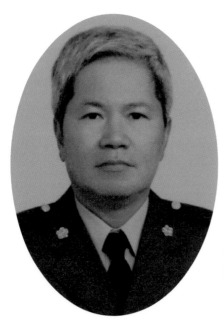

■ 院長沈國樑先生
■ 任期1996年7月－2000年3月

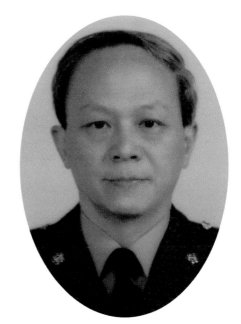

■ 院長張聖原先生
■ 任期2000年4月－2002年8月

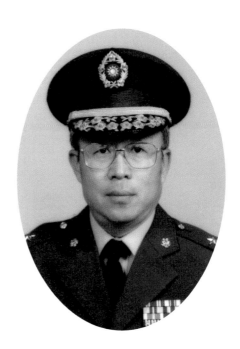

■ 代院長陳宏一先生
■ 任期2002年9月－2003年4月

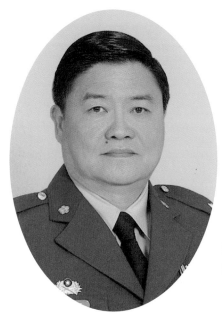

■ 院長王先震先生
■ 任期2003年5月－2005年8月

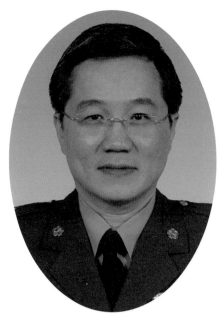

■ 院長張德明先生
■ 任期2005年9月－2011年5月

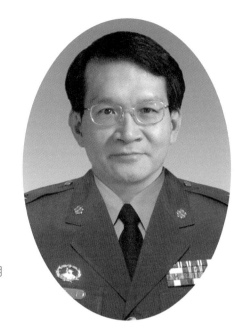

■ 院長于大雄先生
■ 任期2011年6月－2013年3月

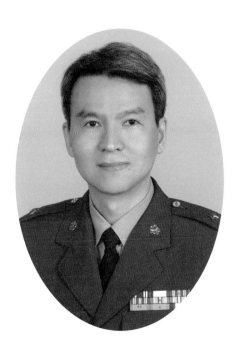

■ 院長司徒惠康先生
■ 任期2013年4月－迄今

寫真集錦

清末至抗戰前時期（1902–1937）

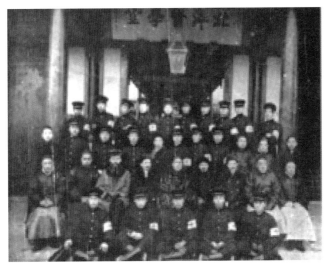

北洋醫學堂

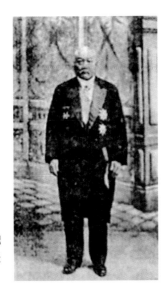

徐華清，北洋軍醫學堂總
辦，後接任陸軍軍醫司司長
兼陸軍軍醫學堂總辦。

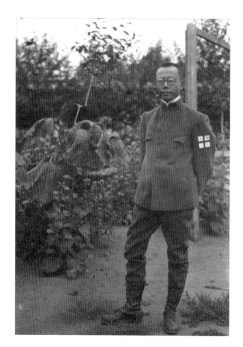

伍連德，陸軍軍醫學堂協辦，
1910年中國東北爆發嚴重鼠疫，
清政府12月指派他為全權總醫官
趕赴哈爾濱，展開大規模的鼠疫
防治工作。

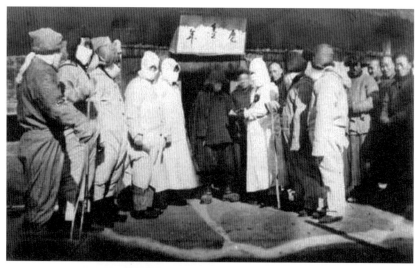

1910年東北大鼠疫防治行動，參與其事的北洋醫學堂、陸軍軍醫學堂，以
及協和醫學院派遣的醫護人員。

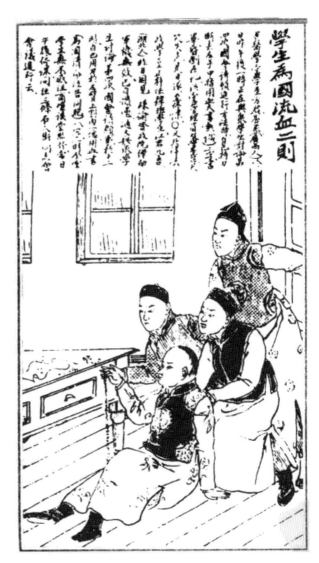

1910年第四次國會請願期間，北洋軍醫學堂學生斷指寫血書。當日，天津〈醒華畫報〉(原〈醒俗畫報〉)繪製此圖，即名為「學生為國流血二則」。

*學生方君（廣西人）與同學討論第四次國會請願事宜時，自己持刀斷去雙手中指，用血書「熱誠」二字，書畢，昏倒在地；另有北洋法政學堂正科法律班學生江君（湖北人），亦因討論第四次國會請願事宜時，自己以刀割左臂肉乙塊，用血書「為國請命泣告同胞」八字。

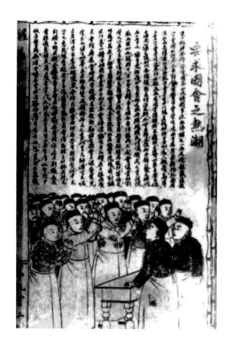

〈醒華畫報〉繪製第四次國會請願期間，北洋
軍醫學堂、北洋師範學堂的學生參加請願活動
的場面。

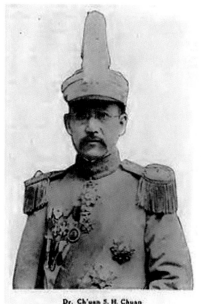

全紹清，1904年畢業自北洋軍醫學堂，1915年
擔任中國軍醫署署長兼陸軍軍醫學校校長。

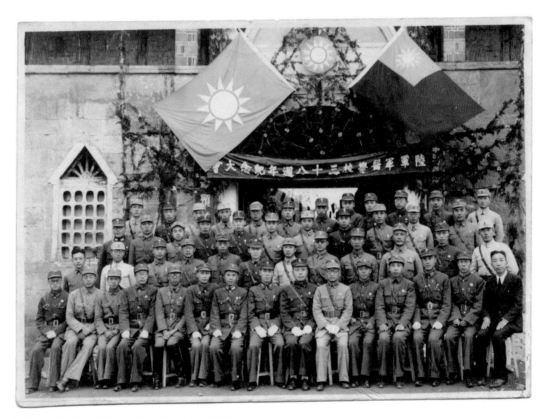

陸軍軍醫學校三十八週年紀念大會合影。

抗戰時期（1937–1945）

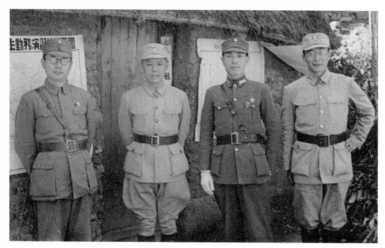

軍醫學校衛生勤務學系李旭初主任、衛生勤務訓練所林可勝主任、軍醫學校張建教育長、軍醫署嚴智鍾委員等軍醫首長（由左至右）。

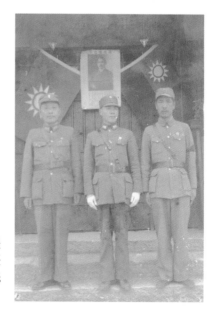

安順軍醫學校張建教育長（中）與教務處長兼醫科主任于少卿先生（右）及張鵬翀先生（左）。

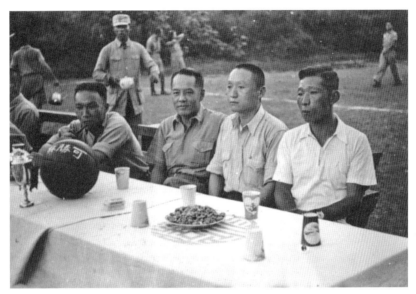

衛生勤務訓練所舉辦球類競賽，林可勝主任（右三）與彭達謀先生（右
二）及張先林先生（右一）於場邊觀看賽事。

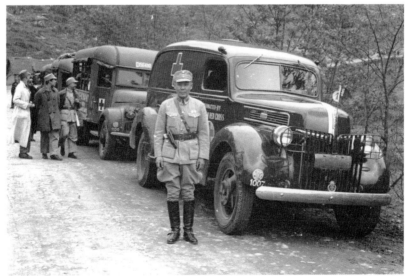

衛生勤務訓練所林可勝主任在海外募捐得來之大批救護車輛，率同投效
之華僑，赴緬甸協同英美聯軍對日作戰（此批車輛戰後皆歸國防醫學院
接管，並隨同遷臺）。

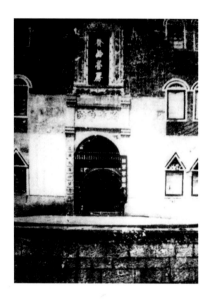

「貴西營房」軍醫學校校本部即設於此。

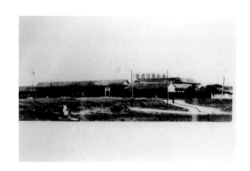

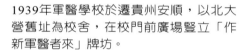

1939年軍醫學校於遷貴州安順，以北大
營舊址為校舍，在校門前廣場豎立「作
新軍醫者來」牌坊。

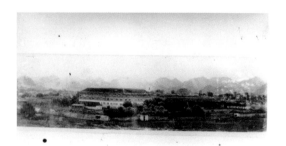

軍醫學校在安順教學大樓及醫院遠景。

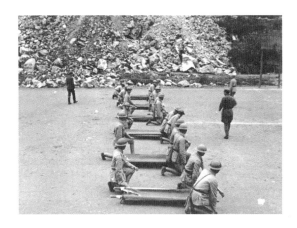

抗戰時期成立之衛生勤務訓練所進行救護訓練之一。

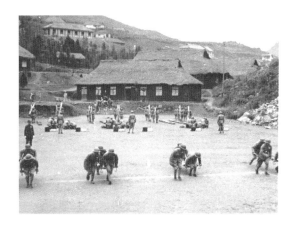

抗戰時期成立之衛生勤務訓練所進行救護訓練之二。

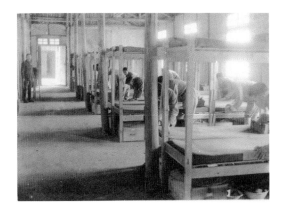

衛生勤務訓練所學員寢室。

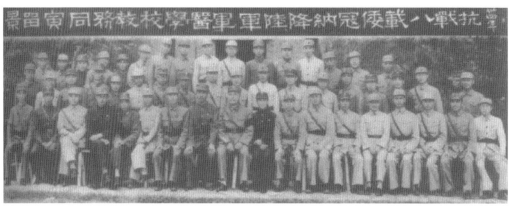

1945年抗日勝利軍醫學校教務同仁合影。

上海江灣時期（1947–1949）

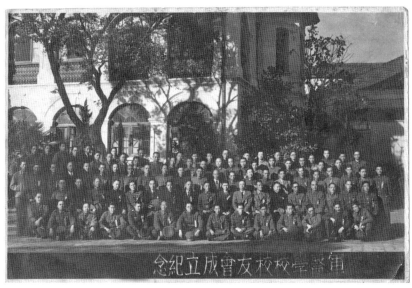

軍醫學校校友會成立紀念合影。

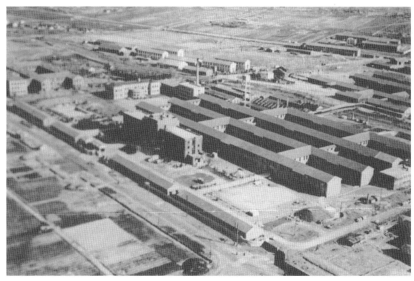

校區鳥瞰空拍之一。

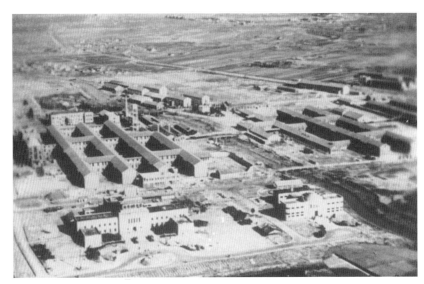

校區鳥瞰空拍之二。

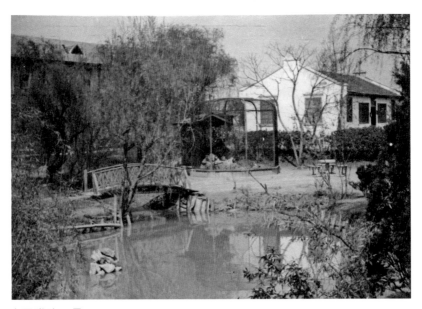

院區雅致一景。

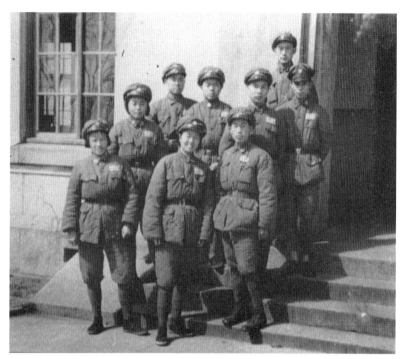

高級護理職業班第一期學生合影。

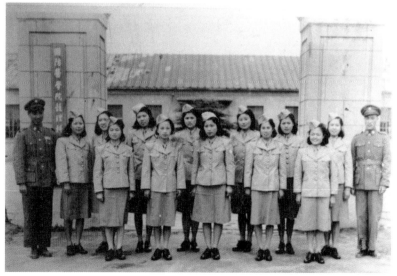

護理科學生於校舍合影。

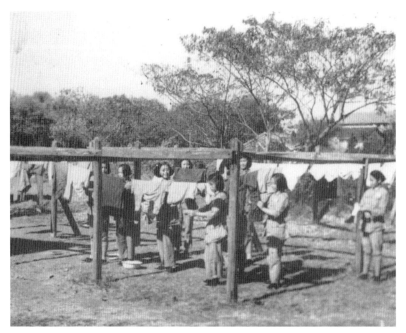

護理學科女學生曬衣服。

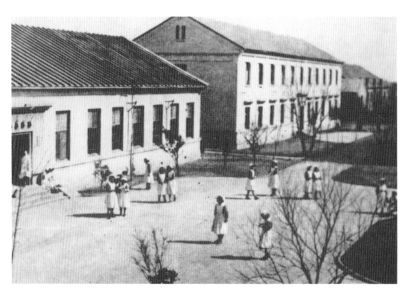

護理學科學生教室外活動實景。

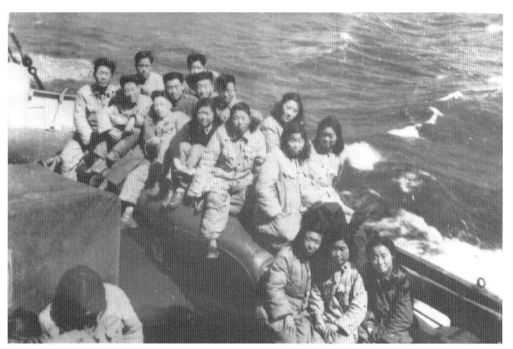

安達輪運送人員與物資遷臺。

遷臺，水源地時期（1949–2000）

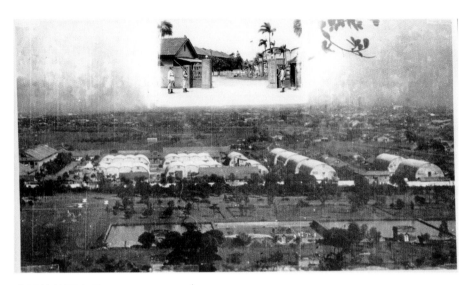

水源地校區全景。

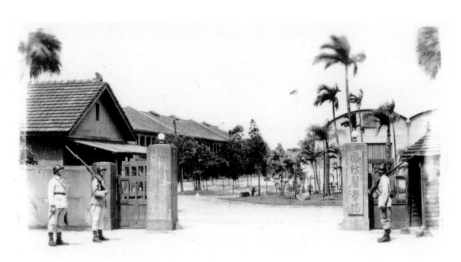

水源地初期校門（全景小圖放大）。

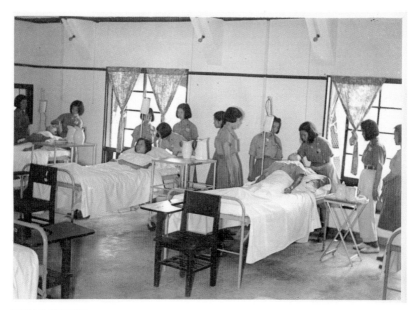

護理教學示範。

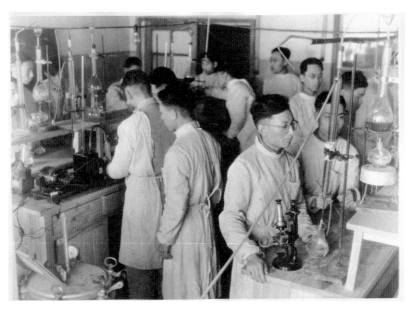

實驗室操作。

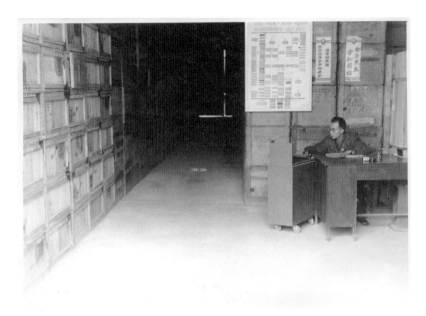

尚未開箱的圖書倉庫。

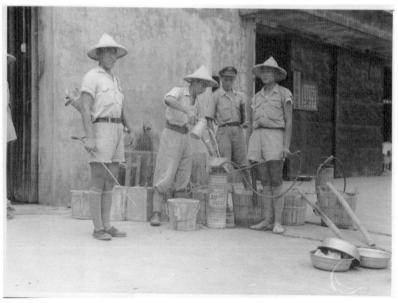

1950年臺灣進行第一次DDT噴灑試驗的準備工作。

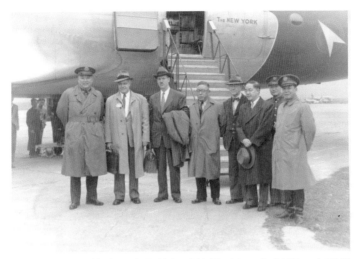

1951年美國哥倫比亞大學韓福瑞教授（左二）訪臺，中國紅十字會劉瑞恆會長（左四）、盧致德院長（右一）、楊文達先生（右二）、臺灣大學錢思亮校長（右三）等人於機場迎接。

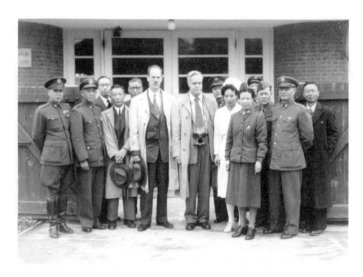

1951年美國哥倫比亞大學韓福瑞教授（左七）與盧致德院長（左一）、張先林教授（左四）、許雨階教授（右三）、周美玉將軍（右五）、楊文達先生（右七）等人合影。

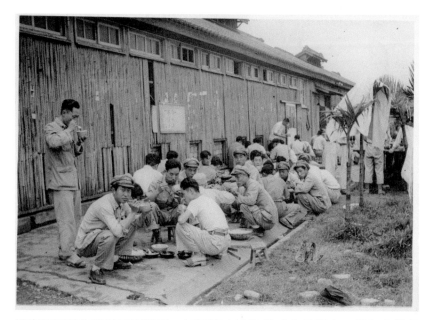

遷臺初期接收殘舊日軍營房，原馬廄未及修繕成廚房飯廳，學生克難蹲踞而食。

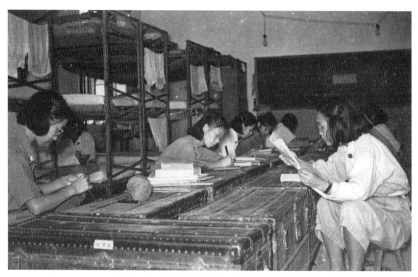

遷臺初期生活艱困，學生以木箱為書桌苦讀。

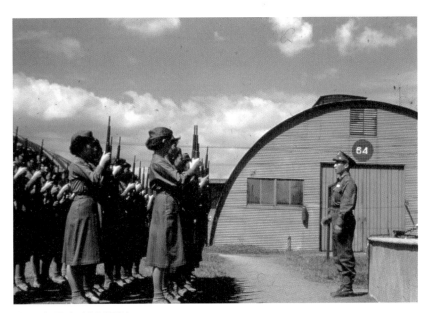

女學生軍事訓練課程。

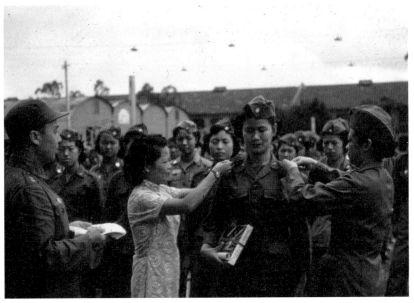

周美玉將軍（右一）與護理學系余道真主任（左二）共同主持護理學系
畢業授階儀式。

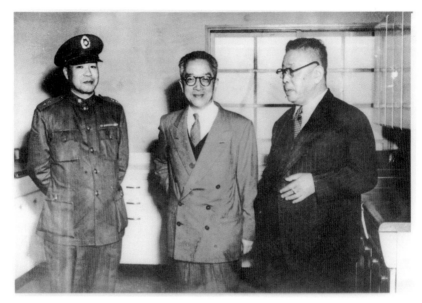

1954年中央研究院胡適院長（中）及中國紅十字會劉瑞恆會長（右一）
蒞臨訪問，盧致德院長（左一）接待。

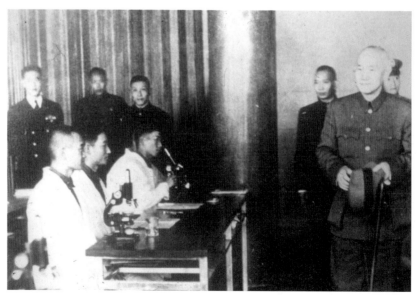

1958年12月12日蔣中正總統（右）蒞臨巡視。

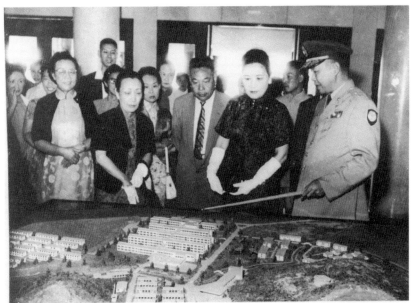

1962年蔣宋美齡夫人（右二）偕同蔣經國先生（右三）蒞臨訪問，盧致德院長（右一）接待。

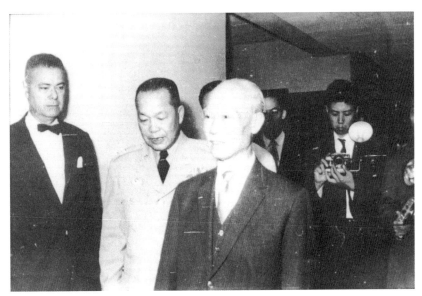

1963年陳誠副總統（中）蒞臨巡視，盧致德院長（左二）接待。

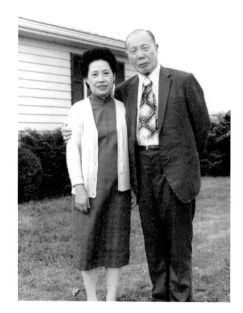

張建（右），曾擔任中央軍醫學校教育長，此照為賢伉儷合影於1973年。

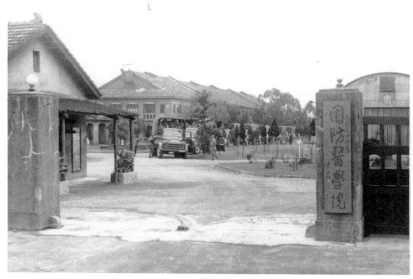

本學院遷校臺北水源地，學院大門幾經整修，此為校區大門景觀之一。

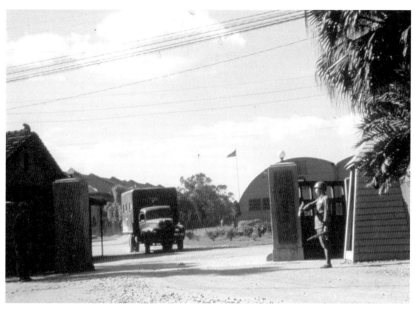

校區大門景觀之二。

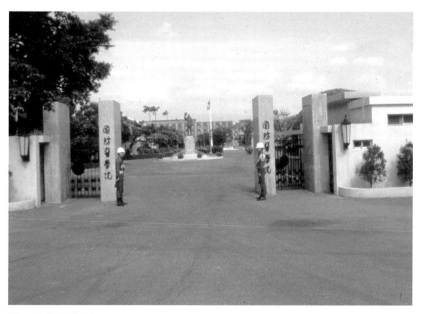

校區大門景觀之三。

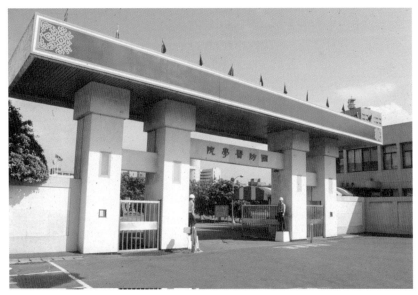

校區大門景觀之四。

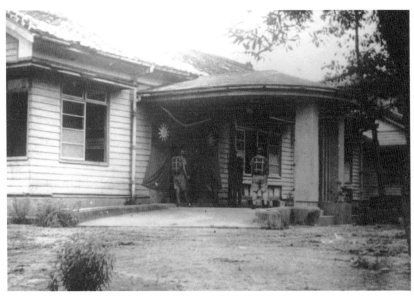

小南門陸軍第一總醫院為本學院教學醫院。

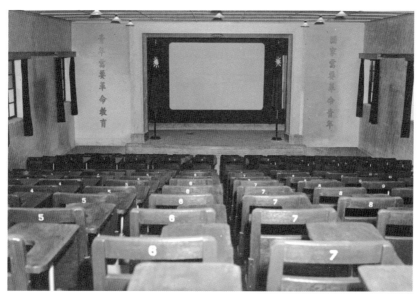

改建成的梯階式電化教室。

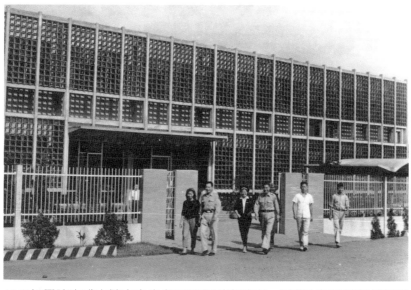

1963年興建完成之健康中心和牙醫學系實驗室,經費由行政院美援運用
委員會補助(後成為三軍總醫院民眾診療服務處)。

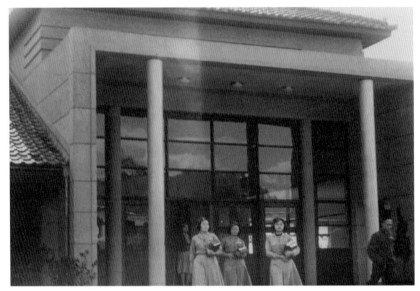

整修後之圖書館大廳前庭，並加建二層樓房書庫，建築費用由美國紐約
中國醫學教育理事會（CMB）捐助。

寄生蟲及熱帶醫學科
范秉真教授於1970年
撰寫〈金門血絲蟲病
防治之重要性〉手稿
之一。

血絲蟲病為一危害甚大之傳染病，世界衛生組織已將本病訂為防治傳染病之一。因此，本世紀各國均有血絲蟲病防治計劃。在中國農村復興委員會及美國海軍研究署支援下，台灣及澎湖之血絲蟲病曾在民國45—51年間，實施為期六年之防治。因此血絲蟲之傳染率在台灣(0.1%)及澎湖(1.9%)均有顯著降低。惟金門及馬祖地區，則迄未實施任何防治計劃，聽其猖獗，□不僅直接影響了金馬軍民之健康及戰力，則間接亦使台灣之血絲蟲擴散。

本人在民國42年首先報告血絲蟲病於澎、金、馬之流行，迄今已二十七載。本病在台澎兩地，經世界之防治，在公共衛生上已無重要性。惟金馬之血絲蟲病，則肆其流行，後果堪虞。

因此，本人擬籌國家科學委員會支援"血絲蟲病之研究計劃"(為期六年)機會，蓋盼曉諸衛生當局，早日制訂金馬血絲蟲病之防治計劃，並希早日實施防治工作，俾在這六年期中，貢獻自己之精力及時間，參與本病之防治計劃，而欲眼看到本病在金馬地區消滅，斯願足矣。

民國五十九年三月三十日　　　　　　范秉真謹稿

寄生蟲及熱帶醫學科范秉真教授於1970年撰寫〈金門血絲蟲病防治之重要性〉手稿之二。

內湖新院時期（2000–　　）

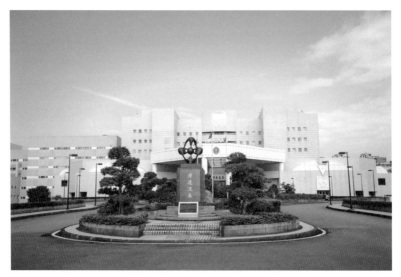

國防醫學院遷建內湖院區。

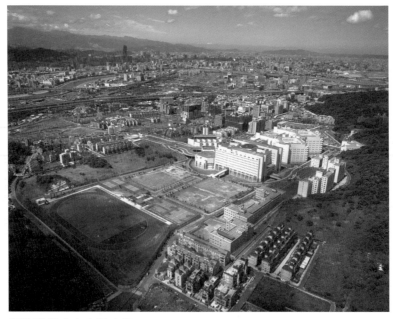

國防醫學中心鳥瞰空拍。

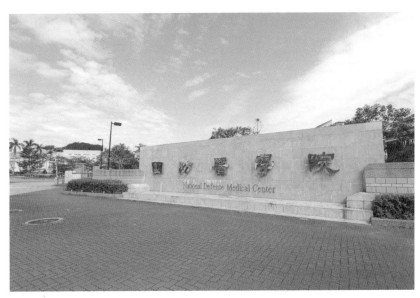

內湖院區校門全景。

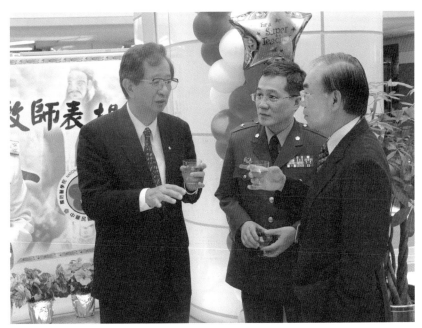

2005年9月28日中央研究院李遠哲院長（左一）擔任本學院學術榮譽講座
教授，李賢鎧院長（右一）與張德明院長（右二）接待。

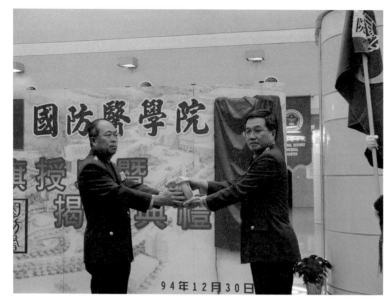

2005年12月30日軍醫局陳宏一局長（左一）與張德明院長（右一）共同主持本學院改編為獨立學院之授旗、授印典禮。

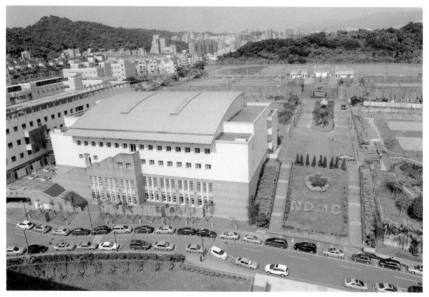

學生活動中心全景。

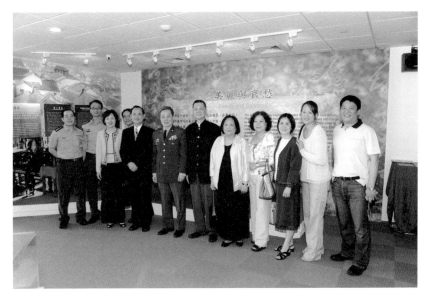

2009年6月5日張德明院長（左六）與王度先生（左七）共同主持源遠典
藏館啓用典禮。

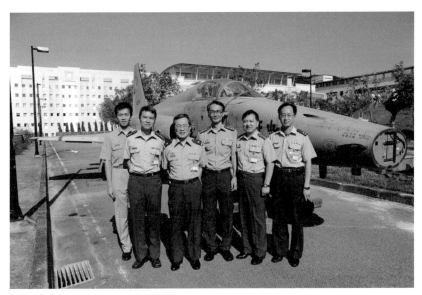

2009年9月11日F5E中正號戰機安置於院內園區後，張德明院長（左三）
檢視擺設情況。

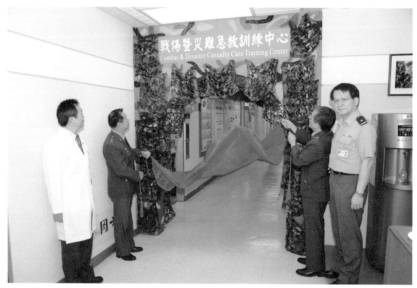

2010年5月25日軍醫局范保羅局長（左二）主持戰傷暨災難急救訓練中心揭牌典禮，張德明院長（右二）與三軍總醫院于大雄院長（右一）接待。

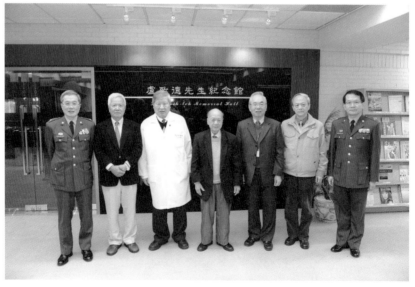

2011年1月20日致德紀念館啟用，歷任院長張德明、沈國樑、馬正平、蔡作雍、李賢鎧、張聖原、于大雄等人合影紀念（由左至右）。

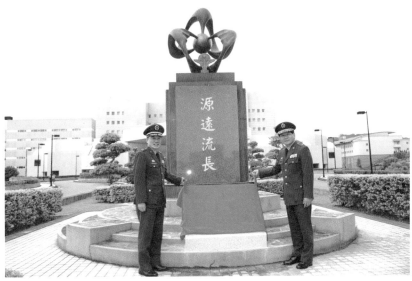

2011年8月31日「天行健」揭牌典禮，由軍醫局張德明局長（左一）主持，儀式由張局長與于大雄院長（右一）共同完成。

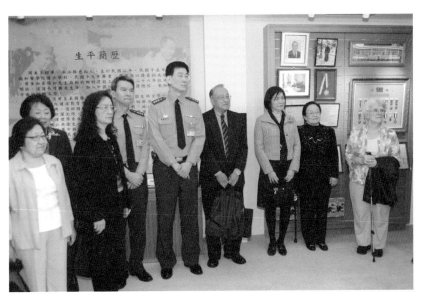

2011年11月24日護理學系周美玉紀念館啓用典禮。

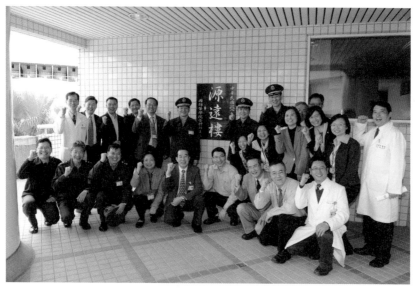

2012年3月20日于大雄院長（後排站立者左六）主持國醫主體大樓命名「源遠樓」典禮，並與教學、行政主管同仁合影。

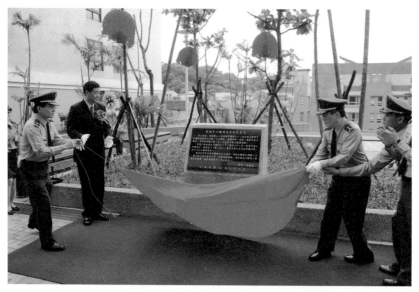

2012年5月9日國防部高華柱部長（左二）蒞臨主持「國醫中心職務官舍落成揭碑典禮」，儀式由高部長、軍醫局張德明局長（右二）與于大雄院長（左一）共同完成。

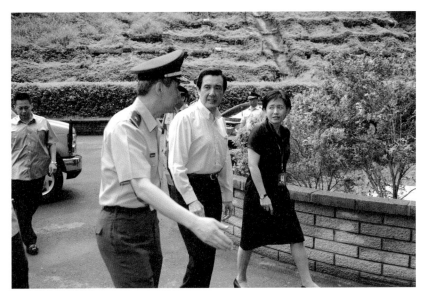

2013年6月11日馬英九總統（中）視導三峽預防醫學研究所，由司徒惠康院長（左）及預醫所動物室葉嘉翠主任（右）引導參觀。

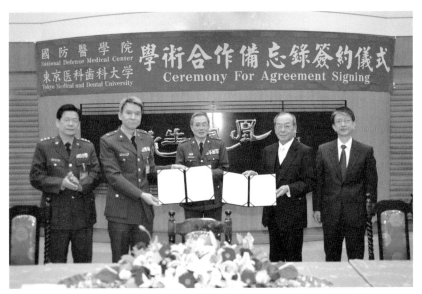

2013年12月2日軍醫局張德明局長（中）蒞臨本學院，於致德圖書館主持本學院與東京醫科齒科大學學術合作簽約典禮，雙方代表為本學院司徒惠康院長（左二）、醫學系蔡建松主任與東京醫科齒科大學大山喬史校長（右二）、醫學系湯淺保仁主任（右一）。

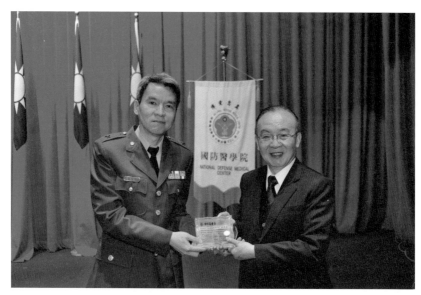

2014年3月17日中央研究院錢煦院士（右）蒞臨本學院，於致德堂進行月
會專題演講，會後由司徒惠康院長致贈紀念牌。

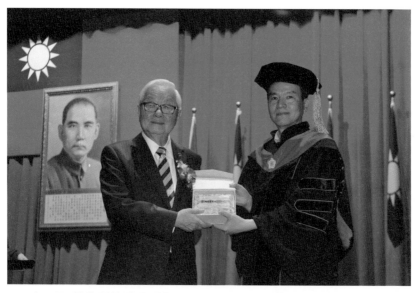

2014年6月7日臺灣積體電路製造股份有限公司張忠謀董事長（左）蒞臨
本學院，於致德堂擔任畢業正冠典禮專題演講貴賓，結束後由司徒惠康
院長致贈紀念牌。

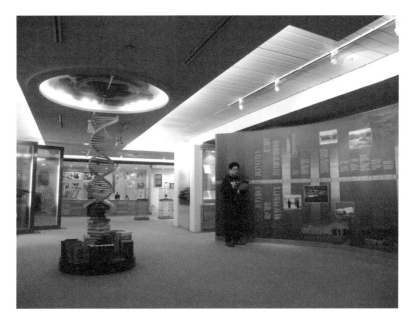

院史一館內部景致。

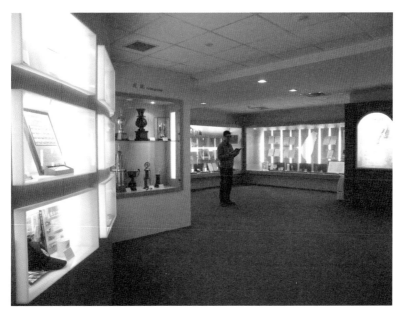

院史二館內部景致。

院本部歷任主官／副主官及主管職期簡表

壹・歷任院長／代院長

姓　名	官階職級	任　期
林可勝	陸軍中將	1947.06.01－1949.06.30
盧致德	陸軍中將	1949.07.01－1953.05.31代院長 1953.06.01－1975.09.30
蔡作雍	陸軍中將	1975.10.01－1975.12.31代院長 1976.05.01－1983.02.28
潘樹人	陸軍中將	1983.03.01－1989.02.28
尹在信	陸軍中將	1989.03.01－1991.11.30
馬正平	陸軍中將	1991.12.01－1993.06.30
李賢鎧	陸軍中將	1993.07.16－1996.06.30
沈國樑	陸軍中將	1996.07.01－2000.03.31
張聖原	陸軍少將	2000.04.01－2002.08.31
陳宏一	陸軍少將	2002.09.01－2003.04.30代院長
王先震	陸軍少將	2003.05.01－2005.08.31
張德明	陸軍少將	2005.09.01－2007.06.30代院長 2007.07.01－2011.05.31
于大雄	陸軍少將	2011.06.01－2011.06.30代院長 2011.07.01－2013.03.31
司徒惠康	陸軍少將	2013.04.01－迄今

貳・歷任副院長

姓　名	官階職級	任　期	姓　名	官階職級	任　期
張建	陸軍中將	1947.06.01－1948.05.31	盧致德	陸軍中將	1947.06.01－1953.05.31
彭達謀	陸軍少將	1949.06.01－1963.12.31	蔣旭東	陸軍少將	1954.06.01－1971.09.30
陳尚球	陸軍少將	1966.03.16－1972.05.31			

姓　名	官階級職	任　期
譚增毅	陸軍少將	1972.06.01－1975.07.31
蔡作雍	陸軍少將	1975.08.01－1976.04.30
尹在信	陸軍少將	1976.07.01－1982.02.28
潘樹人	陸軍少將	1979.05.01－1980.07.15兼三總院長
談毓琳	陸軍少將	1982.03.16－1985.11.30
尹在信	陸軍少將	1983.07.01－1986.09.30兼三總院長
馬正平	陸軍少將	1986.01.01－1986.01.31
宋丕錕	陸軍少將	1986.11.01－1988.09.30兼三總院長
李賢鎧	陸軍少將	1988.03.01－1991.06.30 1990.05.01起兼三總院長
程東照	陸軍少將	1988.08.01－1990.04.30兼三總院長
趙崇福	陸軍少將	1989.09.01－1990.09.30
譚開元	陸軍少將	1990.06.01－1996.10.10
沈國樑	陸軍少將	1991.07.01－1995.03.31兼三總院長
謝士明	陸軍少將	1995.04.01－1996.11.30兼三總院長
王丹江	陸軍少將	1996.12.01－1999.07.15兼三總院長
吳國良	陸軍少將	1997.01.01－2000.10.31
張聖原	陸軍少將	1999.07.16－2000.03.31兼三總院長
孟慶樑	陸軍少將	2000.11.01－2004.12.31

陳宏一	陸軍少將	2001.02.01－2004.01.31兼三總院長
閻中原	陸軍少將	2004.02.01－2005.05.31兼三總院長
朱紀洪	陸軍少將	2005.03.01－2009.06.30 2007.07.01起兼三總院長
于大雄	陸軍少將	2009.07.01－2011.06.30兼三總院長
孫光煥	陸軍少將	2011.07.01－2013.05.31兼三總院長
林石化	軍醫上校	2013.06.01－迄今

參・歷任教育長

姓　名	官階職級	任　期
譚增毅	陸軍少將	1971.03.16－1972.11.30
蔡作雍	陸軍少將	1972.12.01－1975.07.31
尹在信	陸軍少將	1977.03.16－1979.07.31
談毓琳	陸軍少將	1979.10.01－1982.03.15
戴瑤華	陸軍少將	1982.03.16－1983.06.30
李賢鎧	陸軍少將	1983.07.01－1988.02.29
石曜堂	陸軍少將	1988.03.01－1991.03.31
謝士明	陸軍少將	1991.04.01－1995.03.31
孟慶樑	陸軍少將	1995.05.16－1999.04.15
沈建業	軍醫上校	1999.04.16－2001.08.31
童吉士	軍醫上校	2001.11.01－2003.07.31
劉鴻文	軍醫上校	2003.08.01－2006.08.31
孫光煥	軍醫上校	2006.09.01－2009.01.31
司徒惠康	軍醫上校	2009.03.01－2011.08.15
高森永	文職聘七等	2011.08.16－2011.11.15 教務處處長代理
陳震宇	軍醫上校	2011.11.16－2013.06.30

| 高森永 | 文職聘七等 | 2013.07.01－2014.09.30
教務處處長代理 |
| 彭家勛 | 軍醫上校 | 2014.10.01－迄今 |

肆·歷任政戰主任

姓　名	官階職級	任　期
張豐冑	軍簡二階處長	1947.06.01－隨邵力子赴北平參加國共和談不返，遷臺時開缺
成文秀	軍簡二階處長	1949.06.01－1950.04.30
廖濟寰	同少將主任	1950.05.16－1954.01.31
蔣蘊青	少將主任	1954.02.01－1957.04.30
劉濟	上校主任	1957.05.16－1962.03.15
陳練成	上校主任	1962.03.16－1964.03.31
趙泰凱	上校主任	1964.04.16－1966.07.15
陳載熙	上校主任	1966.08.16－1968.06.30
何鑑	上校主任	1968.08.01－1969.12.15
劉啟雄	上校主任	1969.12.16－1973.11.30
步世縉	上校主任	1973.12.01－1974.08.31
段家鋒	上校主任	1974.10.16－1975.05.15
徐梅鄰	少將主任	1975.05.16－1976.09.30
萬德群	上校主任	1976.11.01－1978.09.15
王道洼	上校主任	1978.09.16－1981.05.31
盧之學	少將主任	1981.06.01－1983.03.31
丁憲灝	少將主任	1983.04.01－1985.07.31
藍世彬	少將主任	1985.08.01－1986.08.31
王俊士	少將主任	1986.09.01－1987.08.15
林士堯	少將主任	1987.10.16－1989.07.31

馬銀柱	少將主任	1989.08.01－1992.08.31
張鼎昌	少將主任	1992.09.01－1995.03.31
鍾華中	少將主任	1995.04.01－1997.07.31
李新名	少將主任	1997.08.01－1999.06.30
黃金楠	上校主任	1999.07.01－2000.08.31
馬志堅	上校主任	2000.09.01－2002.08.31
曹潤生	上校主任	2002.09.01－2003.08.31
林明德	上校主任	2003.09.01－2004.08.31
李世明	上校主任	2004.09.01－2005.08.31
徐盛興	上校主任	2005.09.01－2006.08.31
黃鴻翹	上校主任	2006.09.16－2008.11.15
高衍慧	上校主任	2008.11.16－2010.11.15
呂慶良	上校主任	2010.11.16－2011.10.15
劉建華	上校主任	2011.10.16－迄今

第一篇

中國軍醫養成教育草創
（1902–1927）

壹・清末到民初之軍醫教育與外力介入

貳・北洋政府下之軍醫教育發展與困局

參・時局動盪下之軍醫學生與軍醫

肆・小結

壹・清末到民初之軍醫教育與外力介入

　　本校創於國事傾頹之清末，時局杌陧不安，教育難展，又歷經戰亂遷徙，文物散佚，史料難尋。孔子早有文獻不足之嘆，《春秋》一史以一萬七千餘字述二百四十三年之史，猶有「斷難朝報」之譏，然已屬難能可貴，得免時代空白。學校遠久史料貧瘠，而老成凋謝，訪問無門，幸得鄒翔老師與前人力述，尚能按舊史謄錄繕補以續貂尾。抗戰凱歌之餘，軍醫、衛勤兩校編併，史源異流，復以所存舊檔，盡為文書人員銷燬，前賢慨歎無翔實文字可以覆按，姑就前史插補晚近資訊，冀承先賢述史之志，亦張本校為臺灣醫界光耀之實。為符史學以時繫事之原則，暨膺本校史實流變，編者遂就中國軍醫養成教育草創為校史之濫觴。前人筆力深入肌理，後輩自慚難以為繼，惟為求校史周知、後輩稔之，新修校史除踵事增華、增補史事外，文字敘述改求平實為尚。

一、清末民初時期的國力衰頹與西洋醫學發展

　　儘管中國早有衛生的思想，但傳統醫學側重個人養生與保健，相較於偏重集體意識及行動之現代軍陣醫學，顯有理論與實務上未殆之處。然時值清末傾圮之際，內有方家議論醫學教育更張之必要，外見西洋教會醫療乍現於通商口岸，國內醫學西化之呼聲遂紛紛而起。清廷推動自強運動以後，「中體西用」之說成晚清西化思潮大蠹，其中西洋醫學亦成為有識者所欲習得之富國強兵洋學新技。西洋醫學乃至於爾後衍生之軍醫教育，在一洗「東亞病夫」惡名、力挽民族頹亡，圖國家存續之社會共識下，逐步由上而下地引進晚清中國，遂為晚清新式軍隊發展之一環。為呼應上述潮流與社會期望，1865年，清廷於北京同文館特設科學系，乃我國醫學科學正式研究之始。該系聘任蘇格蘭出身之海關醫官德貞（John Dudgeon）

為教授，亦被學者視為中國有西洋醫學教育開端之一。惟此一舉措僅意在瞭解西洋醫學，尚不及於專門之軍事醫學發展。況且，制度之新設並不代表西洋醫學得以穩定在中國生根；多位學者即認為西洋醫學在中國取得較大的發展，事實上是因為清末東北鼠疫（1910–1911）爆發後刺激的結果。而有趣的是，清末曙光乍現的軍醫們，亦在這場抗疫作戰中佔有關鍵的地位。

　　基本上，清末因國勢頹圮、社會憂患意識漸增，「師夷長技以制夷」成為首波推動西洋醫學在華發展的動因。1881年，李鴻章時任北洋大臣、直隸總督，在英籍醫師馬根濟（John Kenneth Mackenzie）的力勸下，於天津設立西式醫院，時人以總督醫院（Viceroy's hospital）稱之。該院附設醫學館，提供西洋醫學教育。馬根濟主持醫學館館務，並自留學歸國的年輕學生中考選八名，於1881年12月15日入學。馬醫生和英、美駐天津的醫生共任教席，學制四年。基礎醫學在醫學館施教，臨床學科在總督醫院實習。

　　1885年，醫學館畢業生六名，第一名林聯輝和第二名徐華清留任助教，其餘四名分別派赴海軍和陸軍任醫官。總督醫院醫學館以後續招二期，第二期人數不詳，第三期十二名。學生畢業後，派赴海軍或陸軍任醫官。醫學館的費用從直隸省軍防經費中支撥；因此有人將總督醫院，視為我國第一間公立西醫醫院；總督醫院醫學館則稱我國第一間軍醫學校及公立西醫學校。馬根濟於1884年去世後，李鴻章停止對總督醫院的經濟援助；醫院被倫敦傳教會收購，而醫學館後於1893年11月1日，改名北洋醫學堂，交由清政府管理，任命林聯輝為總辦（校長）。不過有資料顯示，李鴻章雖對西洋醫學頗為留心而支持總督醫院附設醫學館設立，但李氏此刻似乎並未完全瞭解戰地救護之必要性。據此，總督醫院附設醫學館是否即可視為我國軍事醫學教育之始，或許還有商榷的空間。

二、晚清的軍醫學堂與中國軍醫教育之發軔

軍事醫學作為現代西洋醫學之次專科，在西方約莫可上溯自歐陸的拿破崙戰爭（Napoleonic Wars，1799–1815）；當時之技術重心在於軍事外科，至於內科與用藥方面，則受制於藥物與病理學知識等的限制，尚且沒有太明顯的進展。歐陸軍事醫學到19世紀中葉後，隨現代醫學的發展而有快速進步，其中以普魯士陸軍之軍事救護與軍醫專科教育尤為醒目。日本明治政府自1870年代起即師法普魯士陸軍為軍事現代化之張本，亦將其軍醫教育引入而成立專門之陸軍軍醫學校。但相應歐陸軍事醫學在19世紀的發展，清末中國尚不具備足夠的西洋醫學基礎，也未意識到軍事醫學作為一門專科的必要性，是以李鴻章對馬根濟建議的猶豫，誠有其時空背景的限制。直至甲午戰敗，中國驚覺模仿洋技而未究其理不過徒然，乃隨著日本影響的強化和中國社會對西洋醫學的態度的日趨主動，具有近代意涵的軍事醫學，才在汲取日人經驗的基礎上逐漸展開。

(一)北洋西醫學堂

1893年李鴻章同意天津海關使用當地官商捐款創辦西醫學堂，在過去醫學館的基礎上創建北洋西醫學堂，並附設北洋醫院，其部分目的已涵蓋培養軍醫人才。1894年6月26日，李鴻章擬定《醫院創立學堂折》奏請學堂正式設立。輪船招商局總辦朱其詔捐贈位於法租界海大道，總督醫院及總督醫學館對面的一座房舍，由法國軍醫梅尼在該地構建西醫醫院，命名天津儲藥施醫總局，即今之天津總醫院。同年12月，校舍落成，正式招生開學。北洋醫學堂落成後，李鴻章委任英國愛丁堡大學醫學士、粵人曲桂庭為第一任總辦（校長），派天津稅務署醫官歐士敦為醫學監督，先後再延請徐華清為總辦及林聯輝為督辦，該校教授多是法國人。施醫總局及醫學堂的費用從海防經費中列支。因此，校友葉續源認為「北洋醫學堂」，又稱「北洋海軍醫學堂」或簡稱「海軍醫學堂」，其實是同一間醫學校的三種稱呼而已。李鴻章在議定設立西醫學堂之初，就決心為當時新建之北洋海軍培養專門的西醫人才。故規定學生一旦畢業，即可分配到海

軍各營艦擔任醫官。因此，不論時人或後世史家，也有將之稱爲天津軍醫學堂。據天津地方史料所示：北洋醫學堂要求「選募聰穎學徒入堂」，招收學生分甲、乙兩種；甲種四年，乙種三年畢業，定學制爲四年，第一次招收八名學生，由馬根濟和英、美駐天津的醫生共同擔任教學。西醫學堂開辦頭兩班分習外文，辨別藥性，救治傷科，尤擅專長。

據天津地方史家考證，該學堂內有各行政科室；其中之中院，東有教學樓，上爲課室，下爲禮堂，宿舍樓則在西南兩側。北樓上有圖書館、標本室和儲藏室，下有X光室和健身房。後院則有學生廚房和網球、籃球場等。醫院是舊時平房，有走廊相通，分三道院。前院爲門診部：設內、外、婦產、五官、藥房等科室。中院與學校相通，有病房數間（約有床位五、六十張）、手術室、高壓消毒室、驗光室和調劑、製劑室等。後院亦設有化驗所（巴斯德化驗所）、動物室、解剖室、足球場、太平間和後門等。惟該學堂成立初期歷屆招生只限廣東一省，錄取入學的學員，有關生活食宿均由校方無償提供。另外每人月給紋銀十五兩（約合大洋二十二元），待遇之高，優於全國。但因全國士子爭先恐後地報名考入該校，復以天津地方人士對只招廣東一省學生表示抗議，幾經周折，方才逐步開放應試資格。

北洋醫學堂第一班至1885年畢業時剩六名學生，都被授予九品文官，領五品或六品銜，其餘派往陸軍崗位或海軍軍艦。第一名學生林聯輝和第二名學生徐清華兩名高才生留校充任教師，其餘四名學生被分派至陸軍或海軍部隊任軍醫。第二班學生都是香港師範學校的畢業生，於1883年入學，1887年畢業。第三班學生十二名全爲香港地方學校畢業生，但因爲英文程度不足而延長了學習年限，其中二名還棄醫轉入電報學堂。

根據楊明哲的研究顯示，李鴻章是近代中國引介西方醫學的重要橋樑人物，不僅在於他個人的喜好，更在於他實際的西式醫學經驗。因此，李鴻章底下的幕僚裡，延聘不少來自英、法、美等國的醫師，他們並兼任北洋海軍的軍醫，顯示李鴻章對西方醫學的接納態度。因此，後來產生以培養海軍軍醫爲施教宗旨的北洋醫學堂，完全仿效西式的醫學教育制度也就

不足為奇。從楊氏的敘述中不難看出，從總督醫院附設醫學館發展而來的北洋醫學堂，大抵上是在英、法系醫學教育的影響下，因此授課與外語訓練或許以英語系為主。此外，清末由李鴻章主政的新政，力圖以南、北洋艦隊重振國威，因而師法當時海上強權之英國也不令人意外。是以，這段時間以來的北洋醫學堂發展，就教育本質上來說是屬於英、法系的訓練；而軍事醫學教育之目的，則是為清末新政提供海軍（非傳統水師）醫官。就此發展趨勢言之，比較像是日本明治維新以後，長州藩師法英制建立日本帝國現代海軍的經驗，與日後影響中國軍醫教育之日系陸軍軍醫系統，具有比較明顯的差異。

(二)北洋軍醫學堂（1902–1911）

　　根據鄔翔遺著《國防醫學院院史》記載，我國軍醫教育的始源可能有三：1.1902年11月24日，袁世凱奏准創立「北洋軍醫學堂」，聘徐華清為堂長，此為軍醫教育之嚆矢。2.「軍醫學堂」副堂長伍連德博士說：「1908年5月，連德應袁世凱邀請，回國擔任天津『軍醫學堂』（Imperial Medical College）副堂長，抵天津，拜會北洋醫學堂堂長徐華清，見到三位高級助手，其中全紹清是北京人，對我學習北京話，幫助很大，並知學堂在1881年李鴻章任北洋通商大臣兼直隸（河北）總督時創立，校址在天津法租界；條約規定，學堂必須聘請法國教授，用英語講授。我的月薪三百銀兩，是初任官職者最高的月薪。堂長任職已十五年還只有三百五十兩。」其中「堂長任職已十五年」，說明「軍醫學堂」最少有十五年的歷史，時在1893年以前。3.院史復記，1915年，全紹清繼任校長。全氏於1903年在「海軍軍醫學堂」畢業，其子全陸詩先生說其父生於1884年，二十歲畢業於「天津北洋醫學堂」，次年（1904）出使西藏。其間時間差距，或有三至五年之遙。

　　之前的《國防醫學院院史》將1902年至1918年定調為「天津創校」時期，有云：「我國滿清政府至光緒年間，外侮日亟，國將不國，鑑於歐美船堅砲利，銳不可當，為援救其政權，召袁世凱歸國，於畿輔小站，訓

練新陸軍。袁世凱感於軍隊衛生為建軍重要之一環，奏准創立北洋軍醫學堂，時為中華民國紀元前十年（光緒二十八年，西曆1902年），於是年11月24日成立，此為軍醫教育之嚆矢（爾後即以是日為校慶，民前十八年國父手創興中會亦巧合為同一日）。校址設於天津東門外海運局，委徐華清為總辦，伍連德為協辦。徐伍二氏皆籍隸粵省，留英，為攻讀醫學之先進。開辦伊始，招收醫科第一肄業，期限為四年。翌年繼招醫科第二期入校。創辦初期，羅致師資，購置圖書儀器，新制校具等，煞費周章。」惟是段文字中，較不能解者有「奏准創立北洋軍醫學堂」、「招收醫科第一肄業」諸語。造成此等歷史混沌、事實湮埋的原因，除清末迭經甲午戰敗、拳匪之亂外，國內軍事政制的劇烈變動與新式陸軍勢力的上升，應當也是原因之一。

正值北洋西醫學堂存續之1894年至1900年，也恰好是清末軍事變革的第一個時期。清廷此時意欲師法英、法，將軍事現代化主力置於新式海軍之建設。惟當時清軍步戰主力之淮軍亦稱孱弱，張之洞、胡燏棻等人遂倡議按西式新的軍制編練陸軍；於是有張之洞在南洋練自強軍、胡燏棻在北洋練定武軍。1894年冬，胡燏棻開始編練定武軍，初屯馬廠。1895年9月轉駐小站，開始了所謂的「小站練兵」。甲午戰爭後，胡氏它調，袁世凱率兵自韓返國，定武軍由其接管。1895年，袁氏奉命訓練新建陸軍七千人於天津小站，並接任直隸按察使。袁世凱利用北洋艦隊在甲午戰爭中的挫敗，在京城四處活動散佈詆毀李鴻章的謠言。袁克文曾記述到：「先公既歸聞，李鴻章以朝鮮亂歸罪先公，先公入都訴辯。過天津李鴻章探知，泥先公行，恐以真相入告，將有不利焉。先公不別北上，立謁軍機大臣，悉陳李鴻章誤國狀。」袁氏結交權貴，積極陳述練兵之法，受到榮祿、張之洞、劉坤一等人的賞識。謂其「志氣英銳，任事果敢，於兵事最為相宜。」建議調袁世凱「專意練兵事」。袁世凱乃遵照督辦軍務處王大臣關於「詳擬改練洋槍隊辦法」的指示，擬定新建陸軍營制餉章和聘請洋員合同等文件，於1895年12月8日據實入奏，「請旨飭派袁世凱督練新建陸軍，假以事權，俾專責任」。自此清末由天津而起之新式陸軍，正式定

名改稱新建陸軍。南張北袁最可貴之處，都在於打破自洋務運動以來只重裝備改進而不重編制改革的練兵方法，大膽採用西式軍制。其中，袁世凱在編練新建陸軍時認為新軍既基於西法操練，就「必須參用泰西軍制」。為此，他進一步仿照德國陸軍編制，制定新建軍營制，從編制體制上進行改革。

甲午戰敗（1895）不僅挫折了清廷新式海軍的軍力，也消沉了一批支持該政策之北洋大臣的政治地位。清廷困窘於外患、政爭之際，義和團（拳匪）起於民間終為政爭所用而釀成大禍。1899年10月，袁氏向慈禧太后密告戊戌政變而獲寵信，他亦由直隸按察使，擢升山東巡撫。督察魯事之際，袁巡撫驅逐山東境內的拳匪至境外。八國聯軍攻拳匪於直隸時，袁氏拒拳匪於山東境外，保護在山東避難的洋人。1900年，北洋醫學堂因義和團運動而停辦。1901年，李鴻章即因議簽辛丑和約過勞於5月逝世。慈禧太后率光緒帝回鑾後，特超擢袁世凱繼任直隸總督兼任北洋大臣。1902年10月，清廷批准袁世凱之奏：中樞設軍機部，下轄練兵處，練兵處下設軍令、軍政及軍醫三司。清廷派奕劻為軍機部總辦，袁世凱協辦，鐵良襄辦。

儘管袁世凱與李鴻章在清末政治上互有攻防與權力之升降，李鴻章對西方醫學友好並實踐的態度，對其淮系的下屬將領產生深遠的影響。如袁世凱於1902年擔任直隸總督期間，便致力於發展天津的各項衛生事業的現代化，成立北洋女醫院，並以德日教育系統為範本，恢復北洋軍醫學堂，使得清末中國的西洋醫學發展更加多元。袁世凱於11月24日奏請獲准重設北洋醫學堂，改名為「北洋軍醫學堂」，任徐華清為總辦，聘日本軍醫平賀精次郎為總教習；每班學生四十人，學制四年，以天津醫院為其附屬醫院。據現存資料考證，該校教員多為日人，沿用日文課本。在已知的教育課程安排與學生操練上，看起來頗有沿襲日本東京陸軍軍醫學校的樣態，此亦相當符合袁世凱依德制建置新式陸軍之初衷。1902年日籍總教習平賀精次郎到天津軍醫學堂擔任總教習時，率領的教學團隊成員有：味岡平吉、宮川漁男、我妻孝助、高橋剛吉、藤田秀太郎、三井良賢、鷹巢

福市等人。大約在1908年伍連德受聘爲學堂協辦後沒多久，平賀精次郎便離開。而就本校院史的角度來說，由於是中國相關醫學教育中，首次冠以「軍醫」兩字的醫學堂；是故，爾後衍生之軍醫學校，便以1902年11月24日爲中國軍醫教育創立之日，迄今仍爲國防醫學院每年之校慶日。

　　北洋軍醫學堂恢復後，不僅前身北洋醫學堂之名不再流傳，異名同校之北洋海軍醫學堂亦不再現於史冊。校友葉續源認爲，北洋軍醫學堂當爲前身北洋醫學堂或北洋海軍醫學堂之復舊，其所持理由如下：時任北洋軍醫學堂總辦之徐華清，原來就已經是北洋醫學堂的總辦；其次，因袁世凱恢復北洋醫學堂，培訓軍醫，旨爲他訓練的陸軍所需，非爲海軍作嫁衣，該校更名爲「北洋軍醫學堂」較「北洋海軍醫學堂」較合邏輯。

　　其時，接連遭遇了甲午、庚子兩次對外戰爭失敗的清政府，在內外交憂之際，被迫決定對國家政體予以改革，於1905年宣佈準備實行君主立憲制。在社會預備立憲的熱潮中，自同光新政肇創的中國海軍此時也開始了變革。1907年，根據清政府改革中央政府官制的方案，傳統六部之一的兵部改建爲陸軍部。後來接連遭逢甲午與中法兩次海戰慘敗的海軍則屈居陸軍翼下，僅得暫在陸軍部內設置海軍處加以管理。儘管清廷仍有意擴充新式海軍，分別制定了多個海軍建設方案，其中之中計畫以十二年投入1.2億兩白銀，擴充一支包括六艘戰列艦，總排水量11.7萬噸的艦隊，但總計畫之後都由於經費不足，大多不了了之。1908年11月14、15日，光緒帝與慈禧太后相繼去世，已故醇親王奕譞的孫子溥儀繼皇位，生父小醇親王載灃任攝政王控制朝政，一批滿族年輕貴冑開始走上政治舞臺，接掌軍國重權。攝政王的六弟，特格富態的郡王銜貝勒載洵受命，全面重建國家海軍，與原北洋海軍舊將薩鎮冰一起出任籌辦海軍大臣，中國近代海軍才又進入新建海軍時期。載洵與薩鎮冰上任後，在創設機構、改革艦隊編制，以及四處考察的同時，根據當時陸軍學習德國、海軍學習英國的模式，對於海軍軍制開始全面革新。清末新建海軍發展之際，新設的海軍部似乎也曾續辦「北洋海軍醫學堂」，名爲「海軍軍醫學堂」。只是現有資料尚無法確知，該校是否未如日本海軍軍醫學校般，屬於一所以英制爲藍

本的海軍軍醫學校。

1908年，北洋軍醫學堂改由陸軍軍醫司接管，原學堂總辦徐華清兼任司長，更名為陸軍軍醫學堂，並在天津黃緯路建新校舍。同年，陸軍軍醫學堂增設藥科，學制三年。這是我國首創的藥科，實施藥學教育。北洋軍醫學堂醫科第一期於1906年12月畢業，計三十五員；醫科第二期於1907年12月畢業，計二十員；醫科第三期於1909年1月畢業，計四十九員；醫科第四期1912年7月畢業，計三十二員；共一三六員。藥科第一期1911年畢業，計十八員。均分發軍中服役，乃奠定軍醫事業之初步基礎。

時任陸軍軍醫司司長之徐華清，不僅綜理全國軍事醫護、教育之行政，其名更早在總督醫院附設醫學館時期，即與中國軍醫發展緊密相連，校友葉續源遂以「軍醫之父」尊之。今附上葉氏有關徐華清生平原文，以饗院史讀者。

徐華清（1861-1924），原籍廣東五華，幼年家貧。父親徐良寬赴香港謀生，數年無音信。他與母親在家乞討為生。十二歲時，為尋找父親，一鄉人帶他去汕頭。他在汕頭佯裝碼頭工人，混上一赴香港的輪船，躲在貨艙。他在香港找到其父親，隨父親打（挖、切）石頭，建教堂，工作辛苦，露宿街頭。

監工牧師見徐華清聰明伶俐，工作勤奮，可成傳教人，叫他信基督教；日間工作，晚上讀書，供給吃住，學成回鄉傳教。徐華清聞後立即應允。他在校品學兼優。牧師推薦他讀皇仁書院（張衍崇：五華特性代表人─徐華清博士，網上資料）。因而，他的學歷便記上香港皇仁書院。

1872-1875年，清廷選派一百二十名幼年（10-15歲）學生赴美學習十五年。徐華清是1875年派去的一員。1881年，清廷因故召回幼年留美學生，李鴻章分派他們至福建船政學堂等學堂學習。

1880年，李鴻章在天津設總督施醫局（清末稱局，民國後稱院或所，即公立醫院也），聘馬根濟為醫師。1881年，李鴻章及馬根濟醫生為栽培吾國西醫，在施醫局設立「總督施醫局醫學館」（總督醫學館），

是吾國首所西醫學堂，學制四年。（總督醫學館）自幼年留美學生中考取八名學生，年底開學，1885年，畢業六名，第一、二名林聯輝及徐華清留校任教，其餘四名派赴軍中任醫官。

馬根濟醫生積勞去世，李鴻章停止支援施醫局。「總督醫學館」前後僅招生三期。「總督醫學館」於1887年間停辦後，林聯輝任李鴻章隨從醫生，在京津地區行醫。徐華清赴德留學。

1893年6月，李鴻章奏准在天津設立新的儲藥施醫總局（總醫院），1894年6月在天津儲藥施醫總局設立「北洋醫學堂」，委派天津稅務署醫官歐士敦為醫學監督，先委英國愛丁堡大學醫學士曲桂庭為第一任總辦（校長），後委任徐華清為總辦及林聯輝為監督，並於12月開學，教授多是法國人，專門培養軍醫人才。

1900年，「北洋醫學堂」因義和團運動而停辦。

1902年11月，袁世凱奏准恢復「北洋醫學堂」，易名為「北洋軍醫學堂」，委任徐華清為總辦。1905年，學堂由陸軍部軍醫司接管，徐華清兼任司長，1906年創立藥科。1912-1920年，民國以後，徐華清任軍醫總監及中國紅十字會會長等職而辭去堂長之務。他主持校政十年，精心擘劃，請日本教授任教，建立圖書館，造就醫科一至九期學生四一八名，藥科學生一至五期學生一○七名，少數送國外留學，大部份分發軍中服務，奠定軍醫事業，而被稱為「軍醫之父」。

徐華清自德國回國後，教學之餘，懸壺濟世，醫術高超，名聲遠播，京津地區高官達人紛紛請他診治。

慈禧太后有疾，御醫久治不癒。徐華清經李鴻章及袁世凱保奏，奉召進宮診治太后乳疾，短時痊癒。太后大喜，敕封徐華清一品花翎頂戴，總理醫政。

1919年，徐世昌總統以宗親之誼，關懷徐華清，授以肥職，裨他從中撈利，委他任多倫關監督、山東臨清關監督及安徽大通榷運局局長等職，但徐華清廉潔自持，不為利誘，分毫歸公。

他積勞成疾，於1924年，因腦溢血而辭世，享壽六十四歲。

他去世後，徐世昌總統遣前福建督軍李厚基、江西督軍陳光遠等為其子女主持柝產，但不見任何財物，足證他一生清廉。

(三)北洋軍醫學堂畢業生的活動

雖說檔案資料與近世史家研究，都顯示北洋軍醫學堂乃一所以日德制為張本設計之醫學校，但就其淵源來看，卻也不能排除該校仍深受英、法醫學的持續影響。軍醫學校醫科第九期校友唐曜，於1917年畢業。在他的印象中，袁世凱因為在天津小站練兵的需要，所以將軍醫學校和其他如軍需學校、獸醫學校一起成立，徐華清擔任首位總辦（校長），伍連德為協辦（副校長）。清末隸屬於北洋軍醫局，民國後改由陸軍部軍醫司管轄。學校初建時教職多為日本人擔任，李學瀛繼任後才辭退日本教員，改聘中國人教書。當時只成立醫科和藥科，包括入伍與見習在內，需念五年。日本人的主要外國語是德文，因此學校的第一外國語由日文及德文兩者裡選一種，第二外國語則是英文。此一課程特徵亦可由晚清軍醫活動之國際場合，與嗣後擔任該學堂協辦之伍連德身上尋得些端倪。

1.晚清軍醫之國際活動

在晚清以前，清朝並沒有正式的外交機構，向為西方國家所不滿。於是在英法聯軍之後的《天津條約》中，要求公使進駐北京，迫使清朝開始需要面對新的外交形勢，而成立新的外交機構。1861年1月11日，恭親王奕訢與文祥上奏《統籌全局酌擬善後章程》，擬設外交機構處理新的外交事務，遂有總理各國事務衙門之成立，也是自強運動中最早成立的一個機構。恭親王的權力在1870年代以後，因慈禧的排擠而下降，加上李鴻章1870年開始就任北洋通商大臣，許多外交事務逐漸由北京的總理衙門轉往天津。此後到甲午戰爭前後，李鴻章在天津的衙門成為事實上的中國外交部。直到1901年，在清末新政的呼聲中，才正式將總理衙門改為外務部，成為全國對外政務之樞紐。

根據現存中央研究院近代史研究所的外交檔案來看，外務部每年都接

獲美國要求，希望會辦練兵大臣袁世凱能指派軍醫，前往美國參加軍醫大會，其中不論是美方來文或外務部回文，都表明中國軍醫知識廣博、經驗豐富，且語文對談無礙。如1902年3月21日外務部轉呈美國公使來文〔美國軍醫會北洋有無陸海軍醫堪以派往即查復由〕；1905年7月12日，會辦練兵大臣袁世凱即覆示：〔揀派軍醫何根源赴美國第十四次軍醫會由〕。除何根源以外，北洋陸軍又以陸軍名義，發出〔揀派陸軍醫官徐英揚赴美國第十四次軍醫會由（1905年7月16日）〕；顯見此時比較正規的新建陸軍當中，似乎有了軍醫的階級分化，也代表了中國軍醫體制更臻專業化與制度化。除了持續參與美國軍醫大會以外，如檔案練兵處發：〔北洋派正醫官陳世華等赴美第十五次軍醫會請轉美使由（1906年5月15日）〕、陸軍部：〔美開第十八次軍醫會派軍醫學堂監督唐文源醫官徐英揚赴會請照復該使由（1909年5月22日）〕、禁衛軍訓練處：〔派游敬森赴美國軍醫會並赴英日等國考查軍醫請分電出使各國大臣借用譯員襄助由（1910年7月24日）〕、以及陸軍部：〔美國軍醫大會派正軍醫官黃毅陸昌恩前往由（1911年閏6月4日）〕；中國軍醫亦在世界軍醫舞台上相當活躍。如比利時公使於1910年8月10日來文：〔比京設立萬國衛生飲食公會研究兵隊食品希派軍醫入會由〕，期盼中國能有軍醫前往共同討論軍隊食品之規範。

　　同樣在外務部的檔案中，除了反映晚清中國軍醫之活躍外，也有證據顯示軍醫與相應之教育制度，已然出現在各地之新式軍事制度中。舉例來看，1905年7月24日，外務部電函：〔南北洋派赴美國第十四次軍醫會各員銜名應由本部照會美使由〕，文中即明列分屬南、北洋之軍醫多名；而（1907年閏2月18日，兩廣總督張之洞呈外務部電文：〔那威（按：挪威）國消除癩瘋會擬派廣東軍醫學校總教習鄭豪前往由〕，更點名另有廣東軍醫學校之存在。

2.晚清軍醫之多源養成

　　誠如前所述，李鴻章在天津推展西醫教育的影響，影響到許多淮軍的將領。其中有一些將領，即如袁世凱般在爾後新式陸軍的創建過程中，也

在其籌備新式軍務的過程裡，逐步加入現代軍事醫療的因素。

民初陳邦賢的《中國醫學史》是現代醫學通史的開山之作，其後更有王吉民與伍連德合著的"*History of Chinese Medicine*"繼之，成為向外國學界介紹中國醫學在十九世紀末、二十世紀初發展狀況的重要巨著。陳邦賢在《中國醫學史》中，對清末民初的西洋醫學發展頗有著墨，亦略涉軍醫醫學相關之內容。陳氏是書有云1909年，廣東設立陸軍醫學堂，此或前述兩廣總督張之洞電文中廣東軍醫學校之濫觴。可惜軍醫方面的資料，雖有提及，但敘述略少，蓋因資料搜羅不易之故，陳氏撰述時頗感遺憾，自謂：「辛亥革命以前，尤國家設立者，除陸軍醫學堂外，尚有海軍醫學堂，惜未能蒐集資料，殊為憾事。」而近人楊明哲也曾爬梳清末各省新式軍醫學堂建置時間，今將之表列如下：

(1)北洋（天津）軍醫學堂，1902年袁世凱設於天津，1906年陸軍部軍醫司接管，更名為陸軍軍醫學堂，1918年遷北京。

(2)四川軍醫學堂，1904年錫良設於成都。

(3)保定軍醫學堂，1905年袁世凱設於保定，後遷天津，併入北洋軍醫學堂。

(4)廣東隨營軍醫學堂，1905年岑春煊設於廣州，1907年更名為廣東軍醫學堂。（國立故宮博物院圖書文獻處藏，軍機處奏摺：「為廣東隨營軍醫學堂並附設病院所訂章程請立案由」）

(5)湖北軍醫學堂，1905年張之洞設於武昌。

(6)江蘇衛生學堂，附設獸醫學堂，1906年端方設於江寧。

據此，清末諸多的軍醫學堂雖未必都系出同源，但仍以北洋軍醫學堂為先；而各省新式軍醫學堂或承李鴻章當年理想之流亞，而為袁世凱北洋軍醫學堂之分殊。

3.北洋軍醫學堂協辦伍連德與東北鼠疫

1910年冬，哈爾濱發生鼠疫，死亡數以萬計。在疫情與國際壓力下，清廷指派天津北洋陸軍軍醫學堂協辦伍連德為全權總醫官赴哈爾濱，開始了大規模的東北鼠疫防疫工作，隨後抽調所能調動的陸軍軍醫學堂、

北洋醫學堂和協和醫學堂的醫護人員以及直隸、山東等地方的一些醫生，
陸續前往東北。伍連德生於1879年的馬來西亞檳榔嶼，曾獲得英國劍橋
大學醫學博士學位。就今所知，伍氏中文不佳，但以英文流利，甚受京、
津一代的洋人所信任。伍連德抵達後發現東北鼠疫並非典型的腺鼠疫，且
傳染迅速非既往所見之相似病例。因此舉凡診察病況、隔離患者、消毒場
所等事宜，均要求依西方醫學與衛生檢疫的標準來處理問題。他妥善調
度各地徵調來的醫官及北洋軍醫學堂學生趕赴災區，但因疫情嚴重，陸續
有外籍醫官與學生染病死亡，遂強烈要求清廷給予不幸殉職的醫護人員、
學生優厚撫卹金，以維持第一線人員士氣，北洋軍醫學堂的同仁在對抗東
北鼠疫過程中，亦犧牲不少優秀人才。此外，伍連德決定以火葬處理鼠疫
患者的大量屍體，遭受時人不遵守傳統禮法批評，所幸朝廷官員的支持，
迅速批准伍連德要求火化遺體的決定，為疫病的蔓延情況給予最適當的控
制。當時亦有外電媒體不實報導，云伍連德任意讓死屍被野狗啃咬，或隨
河水漂流，導致人心惶惶，但伍連德的從屬醫官皆願具保其清白，且經調
查皆為子虛烏有之事，遂終止謠言的繼續散佈。防疫工作告一段落，外務
部於1911年4月於東北首府奉天召開我國首次國際防疫會議，這不僅宣示
中國的醫學能力已能控制鼠疫蔓延，更向國際學界展現最新研究發現的肺
鼠疫狀況。會後，外務部要調伍氏到部工作，陸軍部不同意。兩部協商結
果，伍氏名義為軍醫學堂協辦，實職則已轉移至外務部。伍連德在東三省
逐步推展現代化的防疫體系，於各地廣設醫院，並於哈爾濱成立東三省防
疫事務總管理處，奠定中國近代公共衛生防治發展的基石，亦為我國軍醫
參與國際防疫援助之先聲。

　　今比照前述徐華清小傳之編排，根據今人對伍連德之瞭解，略述伍氏
生平如下：

　　伍連德是馬來西亞檳榔嶼的華僑，生於1879年。早年獲得英國劍橋
大學醫學博士學位，並往來於歐陸各國從事研究。伍連德接受袁世凱的聘
任，於1908年擔任北洋陸軍軍醫學堂副監督，不久為此前往歐洲，到德

國與英國接受為時半年的軍隊衛生課程訓練。1910年末，東北黑死病爆發不久，外務部部長施肇基推薦伍連德擔任防疫處處長，伍連德便帶領陸軍軍醫學堂學生林家瑞為助手前往。抵達後廣設消毒站、隔離病房及疫病醫院，因伍連德判斷疫情屬於高度傳染性的肺鼠疫，醫護人員全部穿著防護衣、戴口罩確保安全。因第一線防疫人員法籍醫師Mesny及劉姓學生相繼染病死亡，外籍醫師才遵從伍連德的見解與領導。清廷並派遣軍隊，沿著鐵路層層把關檢查乘客，避免疫情擴散。伍連德認為堆積如山的屍體必須盡速解決，才能免除病菌擴散的疑慮，而最好的方式便是集體火化，朝廷此時也特准允以施行火葬。

1911年4月伍連德在奉天舉辦國際防疫大會，擔任大會主席，日本醫學專家北里柴三郎任副主席，使大會順利進行並圓滿結束。此次會議提升中國的國際地位，亦使俄國與日本無由任意對東北問題干涉過多，是伍連德在外交上的貢獻。

清廷鑑於伍連德的功績，欲授予他掌理所有衛生與醫院事務的衛生部總管的職位，但伍連德想繼續研究鼠疫而婉拒了，而仍繼續擔任陸軍軍醫學堂的協辦。不久，在哈爾濱設立「北滿防疫事務所」，推動東北的防疫事業，而清朝的軍隊也正式設立「衛生連」編制。

中華民國成立後，伍連德曾於1918年協助處理山西的鼠疫問題，1915年參與籌組中華醫學會，由顏福慶醫師擔任會長，伍連德任秘書，發行《中華醫學雜誌》，對醫學教育的推展甚有貢獻。1928年南京政府設置衛生部，1930年劉瑞恆為第二任部長，但因劉氏公務繁忙，因此委由伍連德代理部長職務。伍連德代職期間不僅大力推廣防疫事業，頒佈全國檢疫條例，持續設置醫院及服務站，而且多次出席參加國際會議，為中國贏得許多榮譽。

1937年對日抗戰爆發，元配黃淑瓊女士過世，伍連德便回到馬來西亞開設診所懸壺濟世。1950年起伍連德開始撰寫自傳，完成後於1959年由英國劍橋出版社發行"*Plague Fighter: The Autobiography of a Modern Chinese Physician*"一書。1960年1月21日伍連德因腦溢血病逝於檳榔嶼。

　　正當東北鼠疫退潮之際，中國境內也正發生著關鍵性的變動。1911年的辛亥革命，一來推翻了中國千年以來的帝制政體，但也把袁世凱拉上了權力的高峰，衍生爾後多年的軍閥割據。從1911年以後到1927年北伐成功、國民政府奠都南京前，中國政局處於長期的分裂與動盪之中，晚清以來的各項現代化運動亦只能斷續發展。民國第一個十年的軍事醫學除了延續先前北洋軍醫與東北防疫經驗與架構外，基本上是在軍閥割據、地方分治的條件下，延續清末以來的一些基礎。就實際發展的情況來說，儘管陸、海軍官制都明定專司負責軍事醫療或衛生，但在政府事權未統一且軍閥各自為政的局面下，此時中華民國的軍醫事業，大體處於地方自由發展的狀態。

貳・北洋政府下之軍醫教育發展與困局

　　從1912年3月10日下午3時袁世凱接任臨時大總統，到1928年6月6日韓復榘部抵達北京南苑，這一時期被稱爲北洋政府統治時期。在這一時期內軍閥混戰成爲中國政治生活的主旋律。而這一時期又可分爲袁世凱時期和北洋軍閥混戰時期。作爲大小軍閥亂世立名的根本，軍隊尤其是陸軍，就成爲各個軍閥的重中之重。而北洋軍事集團憑藉其獨有的優勢迅速擴充壯大其勢力，由華北東北地區迅速發展到長江流域。鼎盛時期除西南兩廣及山西外，均爲北洋軍的勢力範圍。

　　1911年，清朝滅亡，民國肇造。陸軍軍醫學堂更名爲陸軍軍醫學校，該年夏，徐華清因調掌海關關務而辭職。他主持校務十年，聘請教師，培養師資，送助教到外國留學，建構校舍，購置圖書儀器，建立學制，厥功至偉。十年內，畢業醫科第一至第四期學生共一三六人，藥科第一期學生十八人。徐氏離職，陸軍軍醫學堂由醫科第一期畢業生及留學日本的李學瀛繼任校長。1912年，政府訂頒陸軍軍醫學校條例二十七條及教育綱領十六條。主要培養醫學、藥學人才，分普通科、本科及研究科三門。但就條例與綱領上來看，尚難以完全區隔其與一般醫學校之差異，惟畢業生有擔任陸、海軍醫之責。另就陳邦賢《中國醫學史》中所示，清末以來逐漸發展的西醫雜誌中，到民國初年時已出現陸軍部軍醫署發行之《軍醫公報》月刊，以及陸軍軍醫同學會出版的《軍醫月刊》兩種，足見當時國內應已累積了相當數量之軍醫人數，而軍醫學校畢業生也組織了自己的團體。另外，廣西軍醫院也發行《健社醫學月刊》；只是該醫院尚未能辦明其與陸軍軍醫學校之關係，抑或屬於前清兩廣總督之廣東軍醫學校之旁出。總的來看，民國肇建第一個十年，我國軍醫教育與政策大抵上不脫前清遺緒，惟軍閥混戰在袁氏死後勢成燎原，軍醫教育雖有兵伐之實際需

要，但其教育內容與訓練要求或不免因時局動盪有所困頓。

一、天津時期之陸軍軍醫學校

　　如前所述，1912年民國建立後，徐華清辭軍醫學堂總辦職，由李學瀛繼任改名後之陸軍軍醫學校校長一職。軍醫教育在民國之後亦取得法源，即陸軍部頒定之軍醫教育綱領，確定教育方針，使軍醫事業成為國家扶持之軍事專業之一。原本在陸軍軍醫學堂時期，各科學生以天津官醫院為臨床實習所，但自教育綱領頒佈後，該校得設立附屬醫院，分設各科，學生不須再赴官醫院實習。此一發展，完全改變了前清以醫院為中心、醫學教育為附屬的架構。將醫學教育與附屬醫院概念結合起來，慮及美國當時也才開始因Flexner Report之故而推動是項醫學教育改革，中國軍醫教育能有此舉誠屬先進。附帶一提，美國洛克菲勒基金會（Rockefeller Foundation）1914年在中國設立的北京協和醫學院（Peking Union Medical College），時稱遠東之約翰霍普金斯醫學院，也是採用此等組織架構。

　　新任校長李學瀛，出身陸軍軍醫學堂醫科第一期並曾留日學習。其奉教育部頒教育綱領，釐訂教育實施計畫，按步施教。所有授課實驗步入正軌，並設立附屬醫院，學生臨床實習場所，組織臻於完善，在職四年。在李校長任內，醫科第五期1913年7月畢業，計五十四員；醫科第六期1914年7月畢業，計四十七員；醫科第七期1915年7月畢業，計四十三員；共計一四四員。藥科第二期1913年畢業，計三十八員；藥科第三期1915年畢業，計十七員；共五十五員。均分發軍中服役。

　　李氏對校務頗有建樹，只因時局不靖且受學生難免時論風潮之干擾。李學瀛辭校長職後，1915年，由全紹清繼任校長，醫藥學生共招足七個班。全氏旗籍，係海軍軍醫學堂畢業，曾赴英考察醫學教育，思想維新，所獲心得甚多。復奉派至美國出席國際軍醫會議，並考察彼邦教育，見聞益增，教育措施得以捨短取長，日圖展佈，擴充班次，招足醫科四班，藥科三班，並選派先期畢業同學數人分赴日本、美國進修，以培養師資。

1916年醫科第八期畢業，計五十三員；藥科第四期畢業，計二十四員。皆分派部隊服役。

1917年醫科第九期畢業，計八十五員；藥科第五期畢業，計九員。均分發軍中工作。1917年綏遠發生鼠疫，由全校長奉命組織防疫隊，偕同教官、學生馳往防治，疫癘得以阻遏，克奏膚功，校譽遠播塞外，獲當軸嘉獎。

全氏曾兩度出國考察，深受科學先進國家影響，好學慎思，謀校務發展不遺餘力，除添置設備，延攬名師施教外，感於校址偏處津沽一隅，聘任師資、採購物質諸多不便，乃有遷校首都之宏圖。以其善與人交，北京政要學者多為素稔，因獲彼等之協助，呈准遷校設校專款鉅萬。遂以北京東城六條胡同北小街地段作新建校校址，經精心擘畫，復僱日籍建築工程師設計藍圖，從事興建。計有辦公室、教室、實驗室、大禮堂、學生宿舍、餐廳、附屬醫院、衛生材料廠二百餘間，實歷二載，得以完成。

二、北平時期之陸軍軍醫學校

1918年北京東城新建校舍落成，全紹清遷學校於北京。該年醫科第十期畢業，計六十八員。學校遷入新校舍、並先後增設軍陣防疫研究科、眼科研究所、耳鼻喉研究所科暨司藥本科（研究科）四個研究科，定進修期限為二年；前述單位所有受訓人員先後抽調本校畢業之在職軍醫司藥返校分別研習。附屬醫院除供學生臨床實習外，時值歐戰，因我國為協約國之一，亦奉命本人道恕道精神，收容德奧俘虜為之醫療，治癒者眾，俘虜衷心感激，深獲國際間好評。此時亦抽調陸軍軍醫學校畢業，在職軍醫及司藥返校研習，進修時間為二年，創辦我國第一間醫學研究所。至此，前後畢業共三個班。

1919—1920年間，由於全氏學驗俱豐，主持校政切合時代，施教嚴謹，學生素質整齊，並選派優秀助教赴美國、日本進修，計陳輝（病理學）、鄭淑（外科）、林鴻（藥理學）、王連中（眼科）、俞樹棻（軍陣

防疫）、鄭壽（製藥化學）等，均先後返國。在校任教職員時有外籍孔
麥克教授主講婦產學、留日學者戴棣齡授任內科精神病學、沈王楨主講耳
鼻喉科、吳克曼講授內科等，人才濟濟。學術研究蔚然成風，馳譽遐邇。
1919年，醫科第十一期畢業，計十九員；藥科第七期畢業，計十八員；
1920年醫科第十二期畢業，計六十五員；藥科第八期畢業七員，均先後
分發軍中服役。

　　1921年冬，東三省鼠疫流行，死亡眾多，軍醫學校奉命組成防疫隊
前往防治，軍陣防疫研究科主任教官兪樹棻率領前往，防治一年而阻遏疫
癘，活人無算。有鑑於其防疫績效，兪氏受政府嘉獎、地方感頌，友邦一
致欽贊。未幾，山東桑園繼東北之後爆發鼠疫，兪氏又奉調前往防治，
未滿一月，疫勢撲滅殆盡，惟兪氏竟以身殉職，實為軍醫為社會付出的
典範。同年，全氏因調昇教育部次長而離職。全氏主持校政七年，辦學嚴
謹，聘請外籍教師，資送助教去日本及美國留學；助教學成回校任教，造
就軍醫學生素質提高，名聞全國。鄔翔即譽之「（原本）校譽丕振，軍醫
教育之鼎盛時期，掀起第一次高潮。」

　　1922年全紹清辭校長職，戴棣齡繼任至1926年。然因政局屢變，先
後由張用魁、張修爵、梁文忠等任校長職。今以鄔翔所著院史補述如下：

　　1922年春，戴棣齡繼任校長。戴氏留學日本，長崎醫科大學畢業，
復於日本陸軍醫學校研習軍醫業務卒業，乃積學之士，深慶得人。是年日
本東京大地震，我政府教育總長湯爾和與戴氏為代表赴日本慰問災黎。時
北京政府政治腐敗，派系傾軋，軍閥割據，兵連禍結，雖欲謀發展，奈環
境惡劣，無由施展，僅任職一年即辭去。同年7月醫科第十四期畢業，計
五七員。

　　1923年，張用魁任校長（醫科第一期畢業），亦因處境艱難，經費
支絀，僅維持現狀，任職一年即辭去。是年7月醫科第十五期畢業，計
四十二員；二月藥科第八期畢業七員，7月藥科第九期畢業十六員，及藥
科第十期畢業十三員。

　　1924年，張修爵任校長，處境乃艱困，校務日形衰頹，任職年餘即辭職。是年藥科第十一期畢業，計十二員。

　　1925年，任梁文忠為校長（醫科第一期畢業），處境亦艱，僅數月即辭職。是年醫科第十六期畢業，計四十四員。

　　1926年醫科第一期畢業，留美哈佛大學進修之陳輝充任校長，惟彼時政治極度混亂，陳氏雖有抱負為母校服務，竭力維持現狀，幾不可能，撐持至1927年底離職。

　　1927年底，北洋政府由奉軍所組成之安國軍把持政權，派其舊部魯景文為校長，到任後無有作為。1928年春，魯隨安國軍退出北京返關外，不辭而去。因校務無人負責，全校組織維持會繼持校務，推由主任教官張仲山主持會務，僅得維持現狀而已，至同年8月國民政府派人接管止。

　　1928年夏，北伐軍事底定平津，旋東三省易幟，全國統一，學校改隸國民政府軍政部。陸軍軍醫學校原定學生醫科四個班，每班四十五人，藥科三個班，每班十五人，合併總額二二五人。然而從1921年至1928年8月因經費支絀，醫、藥各科，逐年畢業而不能照原定額招生。軍事委員會派人接收之際，僅有醫科學生三、四年級各一個班，接收後即委維持主席張仲山為校長。重新組織，另定編制，擴充校務，學生定額為二六○人。醫科學制改為五年（自第十八期起），藥科改為四年（自第十四期起），招新生八十名。其中醫科六十人，藥科二十人。又開辦醫、藥兩補習班，以資深造，計醫科五十三人、藥科十七人。11月軍事委員會取消，改組成立軍政部，該校同時改稱軍政部陸軍軍醫學校。軍政部原發表張仲山為校長，只以人望不孚，學生反對。不久，張仲山辭職，軍政部派伍連德為軍醫司司長，郝子華（醫科第八期畢業）為校長。伍連德旋再辭司長職，郝子華調任司長。郝氏因籌組軍政部軍醫司而任司長，未能到職。

　　1929年春，繼任楊懋為校長，又被學生所阻，楊到任不久即又辭職、同年6月再任命前任校長戴棣齡為校長。此時適逢新軍閥混戰，軍隊占駐學校、醫院毀壞頗多，戴棣齡不久又辭職，校務由醫科科長林鴻代

理。是年醫科第十七期畢業，計四十員。

　　綜合上述，自1923年至1928年期間，北京政府於軍閥挾持下，政令不出部門，戰亂相尋，民不聊生，罔顧教育，京中各大專院校均瀕臨停頓狀態。本校亦受政潮影響甚巨，六年之間，七易校長，至軍醫教育不但毫無進展，抑且趨於低潮黯淡時期。

　　1929年11月30日軍政部公佈《軍醫學校教育綱領》，對教官、教學內容、教育方法、教育目的作了規定。關於教官，要求選任各科功課有專長，能主任一門或兼授其他相關數門功課的教官；教學內容以國文為主，就學生程度參用東西各國文字。教學方法，各門功課均以理論與實驗相輔教授，但須先授學說及實施法，然後實地練習。實驗分試驗室、實習病院（材料廠）實習及軍營見習三種。教育目的，普通科教育之要旨在養成普通軍醫、司藥專門人才，並授以專事衛生勤務必要之學術；本科教育在於教授較深軍事衛生勤務必要之學術，並造就將來研究高等學術之基礎。

三、續存天津之海軍軍醫學校

　　據夏紹堯〈早期拓展軍醫教育的故校長全紹清先生〉一文，全紹清（1884–1951），生於東三省，滿族人；1904年畢業於海軍軍醫學堂，1914–1922年期間擔任陸軍軍醫學校校長。全紹清任職期間，重要貢獻為建設新校地，使學校於1918年自天津遷往北京，自此大學校園的規模約略完備。此外，全紹清的另一大貢獻在於與伍連德等人，共同馳赴東北處理爆發的鼠疫，救治病患並展開符合現代化標準的防疫工作，甚有績效。是文除對全氏之讚譽外，比較值得軍醫史家或院史讀者注意的是，文中對其「1904年畢業於海軍軍醫學堂」的描述。按葉續源之說，此時的海軍軍醫學堂，應當就是1902年袁世凱在天津恢復之陸軍軍醫學堂，但若非夏氏傳記有誤，則兩校關係為何似又再陷撲朔迷離。況以全紹清是對本校早期貢獻之卓著，為院史者亦理當為之整理海軍軍醫教育之斷簡殘編。

　　若就現存天津地方史料觀之，的確無法清楚地區分出陸軍軍醫學堂與海軍軍醫學堂之關係。就師資、校舍、乃至於殘存之歷史記憶來看，兩校實在難以看出太大差異。無怪乎同為天津文史資料單位出版的叢書中，除了將1902年袁世凱重設之軍醫學校稱為北洋陸軍軍醫學堂外，亦有逕稱為北洋海軍軍醫學堂者。唯一比較有差別者在於如何認定這所學校之成立，言及北洋陸軍軍醫學堂者似乎「創立」、「重設」兩類詞意兼而有之，而憶及海軍軍醫學堂者就頗為常見「恢復」一詞。今僅就天津地區歷史材料，並配合後者之敘述脈絡，謹將北洋海軍醫學堂之沿革概述於下。

　　1902年，袁世凱使其恢復辦學並更名為「北洋海軍醫學堂」，又稱「北洋海軍醫院學校」。北洋海軍醫學堂在當時的附屬醫院為北洋醫院，該醫學堂的畢業生多為軍醫。1912年10月，教育部頒佈了《專門學校令》，北洋海軍醫學堂於1913年改名為直隸醫學專門學校。1914年新建樓房及解剖室，醫院門診每日約四百至五百人次。1912年，學校每兩三年向全國招生一次，每次最多三十名，招生考試相當嚴格。錄取新生除本地外，來自廣東、浙江、江蘇、福建、直隸等地。1915年9月，中華民國直隸省政府利用停止招生的直隸高等師範學校部分經費和校舍，在保定重新建立了獨立的直隸公立醫學專門學校。同年10月，天津原校址收歸中華民國海軍部管轄，改為海軍軍醫學校，教育經費由中華民國海軍部補給。校內設有預科及本科，修業年限，預科一年，本科四年。1925年奉系軍閥張作霖佔領北京時，夏初即派軍醫總監王宗承，偕同陳麗南來津接受該校，當任校長張子庠負責辦理接交事宜。1930年，該學校因經費不足停辦。自從全紹清將陸軍軍醫學校遷往北平後，續留天津之海軍軍醫學校似乎就經常發生財務上的困難。現存中央研究院的外務部檔案中，即存有不少該校欠款華洋藥局藥品與衛材費用，或洋人教席委託所屬公使要求校方歸還欠餉的往來公文。這些零碎的往來文件，甚至在外交部還保留有專卷：「天津海軍醫院醫校基產糾紛（020-991300-0015）」。該專卷含張學良與法領事私訂合同，處分天津海軍醫院校房屋地產海軍部請求交涉取消、天津海軍醫院校基產剪報、天津市政府遵奉軍委分會指令清理北洋

海軍醫校基產經過情形、外交部查調有關天津海軍醫院校檔案、行政院召開天津海軍醫院校基產審查會並將決議交外交部等分別照辦，以及天津海軍醫院院長電稱法工部局將拆屋闢路請求交涉制止。從這批檔案中至少可以確認，1912年之後海軍軍醫學校即已存在於天津，1918年亦未隨陸軍軍醫學校遷往北平。陸軍軍醫學校遷往北平、保定醫學專門學校的設立，乃至於北洋時期的政局混亂，都讓這所存留於總督醫院附設醫學館基礎上的軍醫學校，遭受到不少人力與財政上的困難。人力短缺與財用不足，造成海軍軍醫學校存續上的瓶頸，儘管在愛國主義的驅使下，海軍軍醫學校學生仍在乒乓球競賽中，力克天津日本青年會（《北平世界日報》（北平）（1928–03–05）），但在桌球勝利喜悅的氣氛中，這所學校事實上已瀕臨關閉的窘境。

　　天津海軍軍醫學校自開辦至1930年3月止，學生畢業共十六屆、二一九人。該校畢業生在醫務界多有建樹。有任徐世昌大總統醫官者，亦有任職海軍部醫政處校級醫官，或如高升衛生部當司長的蔡鴻和當科長的景紹薪。又據地方文史資料與口述材料顯示，該校畢業生也有留校任教又從醫的教師，還有不少自己開業的地方名醫。該學校因經費不足於1930年停辦，附屬醫院維持到1933年停辦。同年，天津市市長周龍光擅與駐津法國領事簽訂有損主權的協約，竟將該校地產讓與法租界，許其拆除以改築馬路。後由國民黨政府海軍部部長陳紹寬據理力爭，由外交部及北平軍事委員會分會等赴津交涉，乃收回成命。12月29日，由國民黨行政院召集內政、財政、教育、海軍等部商討關於復興天津醫學校計畫，但終以經費無著而擱置。儘管學校因經費不足已於1930年停辦，但附屬醫院還維持到1933年停辦。這一現象隱約顯示，海軍軍醫學校仍沿襲總督醫院附設醫學館的訓練架構，亦即以醫院為中心、醫校為輔的模式。相較於已遷往北平之陸軍軍醫學校與同在當地之北京協和醫學院，天津海軍軍醫學校的訓練架構就顯得有些過時了。

參・時局動盪下之軍醫學生與軍醫

　　清政府在庚子拳亂後，派遣大臣前往海外考察列強各國實施憲政內容，於1906年下詔預備立憲。1907年，清政府提出要在中央籌設資政院，在各省籌設諮議局。張謇、湯壽潛等人在上海成立預備立憲公會，之後各地立憲公會紛紛建立。各地主張立憲的政治團體陸續發表宣言，鼓吹實行君主立憲政體，同時發起國會請願運動，提出速開國會、頒佈憲法、縮短預備立憲期限等訴求。1908年，清政府頒佈《欽定憲法大綱》，規定大清帝國萬世一系，同時宣佈「十年後實行立憲」。1909年9月，各督、撫次第奏報舉行各省諮議局選舉。1910年9月1日，資政院開議前後，國會請願運動也進入最高潮，直隸、山西、河南、四川、福建等省先後出現數千人集會。

一、北洋軍醫學生之政治參與

　　1910年11月，國會請願代表團開會討論了今後如何行動的問題。12月上旬，國會請願代表團遭解散，但派生組織「國會請願同志會」通告全國其政治綱領。一是督促政府迅速成立新內閣；二是要求參與制定憲法，對朝廷指定的草擬憲法的大臣表示不信任，更擔心朝廷出於繼續專權的目的，而將日本憲法簡單移植到中國；其三，要求朝廷開放黨禁，既說是要做立憲國，卻又不開放黨禁，真可謂豈有此理；其四，向國民灌輸憲政知識。據此國會請願代表團雖然解散了，但發動起來的民眾請願運動，則仍在繼續，尤以危亡之感最深重的東三省和北洋軍醫學堂所在之直隸最為積極。終止第三次請願運動的上諭剛剛頒佈，奉天各界民眾數千人即自動聚會於諮議局，決定進行第四次請願。

　　第四次請願運動的特色是學生充當了主力。據《盛京日報》當日記

載，1910年12月4日上午，奉天省城學生五千餘人手執「請開國會」的旗幟前往總督衙門哭訴：「學生等都知道東三省就要亡了，非即開國會不能保存」。總督錫良很同情學生，也贊成速開國會，對學生說道：「上諭有言：『民情可使上達，民氣不可囂張』，固然很有道理。但依我的心理，不怕民氣囂張，若是民氣不囂張，便不能知道國家之亡不亡。你們學生都知道亡國的道理，本大臣也是很喜歡的。」學生遂一齊叩頭，高呼皇上萬歲、中國萬歲、東三省萬歲，然後返回學校。

　　學生亦是直隸請願的主力。12月15日，東三省籍在天津學生與各省在津學生暨奉天代表，共一千三百餘人開會續請立憲。與會者公決組織「全國學界同志會」，開展第四次請願。19日，學界對外發佈公啓，斥責「政府喪心病狂，唯恐亡之不速」，呼籲全國學界罷課，以向朝廷施壓。22日，又推舉出了進京代表，並決定派各省在津學生回本省活動，以造就一場全國學界的大請願運動。正值第四次國會請願期間，北洋軍醫學堂學生曾斷指寫血書。爲此，當時天津《醒俗畫報》繪製「學生爲國流血二則」以爲報導。

　　只是當全國性學界運動尚在醞釀之際，即遭到了直隸總督陳夔龍出動軍警武力鎮壓。陳氏的處置方式得到了朝廷的嘉獎，遂又升級爲悍然調兵包圍學堂，勒令學生們開課。政府的彈壓引發了學生更激烈的反抗，最後，陳夔龍竟急調軍隊包圍學堂、不准學生自由出入，往來函件必須拆視，晝夜巡防，不稍鬆懈的程度。而吉林、江西、四川、湖北等省學界所掀起的請願運動，後來也相繼被當地政府以武力強行鎮壓；第四次請願運動至此失敗。然而，《醒俗畫報》所留下的圖繪，卻也爲天津北洋軍醫學堂學生推動清末新政、參與晚清政治，意外留下一筆歷史註腳。北洋軍醫學堂學生用心國事，參與立憲運動，足見軍醫學生們並非僅懂醫事之武夫而已。其報國熱忱與投身改革之心，日後亦再現於艱苦的八年抗戰時期。

二、北洋政府時期的軍醫學校的困頓

史家所謂北洋政府時期，指的是中華民國建國初期以北京爲首都的中央政府與政治時期。承襲前清新建陸軍勢力之北洋派，因控有北京城與軍事實力，在這段時間中的權力格局裡佔有優勢地位，直到1928年北伐結束後被國民政府替代爲止。1912年3月，臨時參議院選舉袁世凱爲第二任臨時大總統，中華民國政府從南京北遷至前清故都北京，宣告進入北京時期。當時在清末各省都督實已掌握地方的政經與軍事大權，成爲日後軍閥養成之溫床。1913年，中華民國國會選舉袁世凱爲第一任大總統，但袁氏意圖恢復帝制未果。1916年袁世凱猝逝後，無人有統御整個北洋派的能力，遂分裂成直系、皖系、奉系等三大派系的軍閥勢力。由於中央闇弱，各地軍閥也開始擁兵自重、相互攻伐。各地軍閥在名義上仍受北京的中央政府支配，但北京的中央政府實際上成爲北洋軍閥相互爭奪權力的舞臺。現今史家對北洋政府多有詬病，原因是在這段時間內中華民國的國家元首與政府首腦頻繁更迭，北洋派中的各派系軍事衝突不斷。對當時陸軍軍醫學校之影響，即是前述鄔翔評曰：「本校亦受政潮影響甚巨，六年之間，七易校長，至軍醫教育不但毫無進展，抑且趨於低潮黯淡時期。」

民國初期、軍閥亂政，早期軍醫學堂的畢業生身處亂世，雖有志堅守軍醫事業者仍衆，然以社會紛擾、兵家凶險，亦有如劉夢庚之類棄醫就財政的傳奇人物。今以曾念生專文爲本，將劉夢庚生平略記如後：

劉夢庚字炳秋，直隸省撫寧縣洋河郭莊人。1881年出生。早年曾在教會學校學習。劉夢庚考入北洋軍醫學堂第一期（共四十人）學習。精通英、俄、日、法四國語言，對世界各國政治、經濟、軍事研究造詣均深。前清變法期間，劉氏亦受命赴美國留學。軍醫學堂畢業後，劉夢庚派充曹錕營任軍醫官，傳與曹錕結拜爲盟兄弟。民國改元後，歷任直隸督軍署軍醫課課長，保定陸軍軍醫院長，直隸督軍署參議。1917年任直魯豫巡閱使署軍醫總監。1919年任天津造幣總廠廠長。根據曾念生的文章，劉

夢庚亦曾擔任過北京尹（即北京市市長）兼直魯豫巡閱使署駐京偵緝處處長、京畿警備司令部副司令等職務。

劉夢庚雖以軍醫躋身北洋政府，早期的發跡卻是在情報工作上。1920年直皖戰爭中，由於劉夢庚出色的情報，探知徐樹錚的重大錯誤，使得直軍在短短七天時間裡，就徹底擊敗皖系，直、奉兩系軍閥共同控制了北京政權，並共推靳雲鵬組閣。1922年1月，受英、美支持的直系軍閥吳佩孚聯合六省軍閥，通電攻擊梁士詒內閣媚日賣國，迫梁離職，直、奉矛盾日趨激化。4月上旬，奉軍開入山海關與直軍對峙，29日第一次直奉戰爭爆發，在長辛店、琉璃河、固安、馬廠等地展開激戰。由於劉夢庚的情報和研判，利用空軍（中國歷史第一次使用空軍）和金融貨幣戰在不到半個月時間裡擊敗張作霖。5月5日，張作霖敗退出關。5月10日，大總統徐世昌下令免除張作霖東三省巡閱使等職。此時劉夢庚已任北京京兆尹，升陸軍中將授將軍府輯威將軍。6月，因積極幫助直系軍閥頭目曹錕賄選總統，曹錕登上中華民國第五任大總統寶座，晉加陸軍上將銜。

1924年9月，直系江蘇軍閥齊燮元與皖系浙江軍閥盧永祥爆發浙江戰爭。張作霖以援助盧永祥為名，通電譴責曹錕、吳佩孚（直系）攻浙，第二次直奉戰爭爆發。吳佩孚急赴山海關督戰之際，直軍第三軍司令馮玉祥突然回師北京。23日，馮玉祥、胡景翼、孫嶽等人發動「北京政變」，推翻了直系總統曹錕政權。吳佩孚見大勢已去，率殘部南逃。10月，劉夢庚去職隱居天津，被奉系軍閥張作霖親定直系八大禍首之一（吳佩孚、曹銳、陸錦、劉夢庚、高凌霨、張志潭、吳毓麟、王毓芝）。馮玉祥亦指謫劉氏為直系四凶之一（曹錕、吳佩孚、曹銳、劉夢庚）。1925年10月，劉夢庚出任吳佩孚十四省聯軍司令部機要處處長，成為直系軍閥曹錕嫡系、特務頭子、職業軍事員警，專門負責情報、監視等工作。1926年1月，他再代表吳佩孚與奉系軍閥張作霖的代表張景惠，促成直奉聯合。同年被吳佩孚任命為井陘礦務局總辦，積極為直軍籌備軍餉。1928年，劉夢庚親赴東北聯絡奉系張學良、楊宇霆，南方桂系李宗仁，反對蔣介石，為曹錕謀求出路。1931年九一八事變前，日本在東北之勢力為拉攏

曹錕、吳佩孚，力留劉夢庚。1932年劉夢庚作為曹錕的代表，出任偽滿洲國軍政部高等顧問及黑龍江省高等顧問，負責監視投降的馬占山部。

1937年中日戰爭全面爆發後，劉夢庚返回天津，力勸曹錕、吳佩孚萬不可為日人傀儡。這或許是抗日期間，曹、吳兩人始終隱居不出的原因之一；而劉氏亦相當保持作息低調，以致卒年未見史冊。

相較於劉夢庚得以輯威將軍頭銜，及折衝於軍閥政治的手腕傳世，此刻位居北平的軍醫學校卻遭逢莫大的困難，其人事更迭之速，以及外在軍閥的干預以為前述。今再舉檔案中所見數例，以呈現該校在北洋政府後其所遭遇困難之大，並為鄔翔是書定見之註腳。

1918年8月，任職軍醫司的前軍醫學堂協辦伍連德上文：「請設行軍醫事救濟會由」，希望能撥付款項救助戰地醫護之需要，並備戰陣救護人力、衛材、藥品不足之事實。顯見軍醫學校建立迄今雖已歷時數年，但戰地實際醫藥需求仍常感捉襟見肘。問題是，提供軍醫來源的北平陸軍軍醫學校，本身也正面臨著欠款難以償還、教員薪餉無以為繼的難關。1923年9月，英國公使來函：「陸軍軍醫學校欠付本國商行人民等款項一事催請速復由」，強力要求該校儘速償付過去數年對屈臣氏藥房等洋商之積欠貨款。爬梳中央研究院近代史所藏相關檔案後，發現類似的情況普遍發生於京、津一帶的華、洋藥商。除了貨款之外，軍醫學校的教員薪餉也出現問題。同年10月外交部轉來為該校洋教員索討薪餉的公函：「陸軍軍醫學校欠付孔美格薪金暨利華藥房貨價事希速復」。然而屋漏偏逢連夜雨，原本向鹽商攤派之軍醫教育經費來源，在1925年3月3日也出現了問題，如外交部檔案所示：「長蘆鹽商捐輸軍醫費已停止徵收由」。

軍醫學校外憂內患不斷，清末以來勉力維持之國際關係似也無以為繼。1926年7月11日的《北平世界日報》，有則新聞：〈凌繼揚出席軍醫大會 由施肇基就近選派〉。其中，施肇基時任駐美大使，而凌繼揚並非軍醫，為一在美習醫之粵籍華人，趁便受命參加1926年8月美國召集的萬國軍醫大會而已。惟外交部之揀派凌繼揚出席萬國軍醫大會，事後引發不

少濫用公帑與成效不彰的批評。

　　軍醫學校經費短蹶，並不代表各軍閥派系不重視軍事醫護。1926年8月7日之《北平世界日報》，又有報導：〈直魯聯軍後方醫院 由財部撥款五萬元籌辦〉；內文主述陸軍部軍醫司將與直魯聯軍商准設立後方醫院云云。以其所謂後方醫院之描述看來，當時戰場上應已有應付前線之救護設備，只是後送醫療單位不足，加上歷來征戰兵士折損甚多，故擬請陸軍部同意設立後方醫院，冀求支應戰事醫護之需，亦對平時後方之平民醫療有益。事實上，此時中國境內亦似有許多未經訓練之軍醫，醫術不精猶如江湖郎中。如《北平世界日報》（1928年2月13日）曾有〈庸醫殺人 一針扎死徐煥章〉一文，報導。北京前門外，趙錐子胡同，住戶鄭某，據云曾當過軍醫官，卻因誤診濫藥致病患於死。據此，直魯聯軍後方醫院的計畫，與其擬徵調合格軍民醫師一體共治的想法，如能實踐，也不失為一佳音。

肆・小結

　　軍醫學校醫科第九期校友唐曜，於1917年畢業。在他的印象中，袁世凱因爲在天津小站練兵的需要，所以將軍醫學校和其他如軍需學校、獸醫學校一起成立，徐華清擔任首位總辦（校長），伍連德爲協辦（副校長）。清末隸屬於北洋軍醫局，民國後改由陸軍部軍醫司管轄。學校初建時教職多爲日本人擔任，李學瀛繼任後才辭退日本教員，改聘中國人教書。當時只成立醫科和藥科，包括入伍與見習在內，須念五年。日本人的主要外國語是德文，因此學校的第一外國語是由日文及德文兩者裡選一種，第二外國語才是英文。直到1916–1917年的時候，校方才開始聘任兩位教導英文的教授，其中一位是前協和醫學院的院長（按，可能是劉瑞恆），兼任本校醫學教授。由於他的關係與介紹，有許多同學到協和醫院去實習（fellowship）。學生畢業後，分發到軍中，聽由連長派遣。軍人服務是終身職，可以請假而自由到各地軍隊去，但不允許自行在家中掛牌行醫，必須在軍醫職位上工作。

　　唐曜的回憶有幾點意義：首先，我國軍醫教育的歷史已歷百年，且自始即與民族之自強革新相互依存。其次，從清末總督醫院附屬醫學館成立，各省紛起效尤成立類似之軍醫教育機構，乃至於北洋政府時期之勉爲賡續。粗估到東北九一八事變前夕，中國境內應至少已有二、三百名軍醫在各處活動；這個數目如果再加上隨營受訓者或自願參軍之民醫，總數當不止於此。第三，以唐曜所述：「軍人服務是終身職，可以請假而自由到各地軍隊去，但不允許自行在家中掛牌行醫，必須在軍醫職位上工作。」足證中國至少到北洋政府時期，是把軍醫視爲一門醫學專業也是一個軍事專科，因此其執業雖以醫學治療爲本，但舉止行誼仍須受軍事規範。最後這一點，對於釐清國防醫學院師生的自我定位，尤有意義。

　　儘管到1928年前後，中國境內應當已有近二、三百名的合格軍醫，但相較於廣大之人口數與士兵總量，仍應該顯得不足。因此，各系部隊除自辦軍醫訓練外，廣徵民間醫生從軍服務，似乎也是一個選擇。正因如此，孫傳芳部隊中就曾經出現過一位臺灣籍軍醫。黃煙篆於清末的1880年出生在雞籠（即今日的基隆），排行次男。根據1937年臺灣新民報社所編之《臺灣人士鑑》，黃煙篆於1905年臺北醫專畢業後旋進入臺南醫院任職，但不知何故在1916年加入孫傳芳的軍隊，在其手下當二等軍醫約有十五年左右，才返回臺北州基隆郡瑞芳庄自行開設診所。儘管不知黃煙篆在孫傳芳麾下時，是否曾與軍醫學校的畢業生接觸；但這個小插曲，從國防醫學院遷臺的淵源來看，倒也不失是個有趣的歷史偶然。

　　如前所述，早期軍醫充滿愛國之情緒、投身學習先進之醫學，但也因為正式軍醫學校畢業者人數有限，部隊中可能充斥著各式各樣提供戰地醫護的人員。這樣無法保障醫療品質與軍醫倫理的醫護人員，毋寧是陷槍林彈雨下之士兵更為不安的處境。然而，此等現象也正是北伐成功、國民政府奠都南京前的景況。是故早在 1927年，時任北京協和醫學院生理學教授之林可勝，即欲以類似美式大學預備軍官團（ROTC）的方式，於北京組訓部分軍醫，親自領導投入戰地救護。儘管現有資料無法證明林可勝1927年的組織，就是當前美式大學預備軍官團的在華翻版，但根據1933年華北紅十字救護總隊狀況，或可推論林可勝部分汲取了1914–1916年參加英國印度軍團的經驗，也可能有部分影響來自愛丁堡大學醫學院代訓軍醫之傳統。但無論如何，林可勝此時所組織的戰地救護組織，似乎都有著臨時性戰地組織與「寓兵於民」的特徵。這一點，顯與唐曜記述中國近代軍醫訓練體制不符。然而，林可勝「常親冒砲火，臨戰指揮所屬執行救護及輸送傷患工作，於戰力之維護及士氣之鼓勵甚多。」林氏個人的親身投入與愛國熱情，看來是讓這個臨時性戰地衛生勤務組織，日後得以正式成校並與軍醫學校分庭抗禮的重要因素。

　　抗日槍聲初發，我國已有軍醫與軍醫教育運行，其後更與林可勝組織的戰地救護單位，共同成為八年抗戰時期軍醫體系之兩大來源。謹以張建

教育長所著〈敬悼軍醫長才于少卿博士——兼述抗戰時期軍醫教育〉爲本篇句點，並下啓我抗日時期軍醫教育之篇章。

敬悼軍醫長才于少卿博士——兼述抗戰時期軍醫教育

張建

民國二十六年二月我奉蔣委員之電令，接任中央軍醫學校教育長，屢辭不獲（原廣東軍醫學校則改爲第一分校）乃於三月率復先兄及張鵬翀（岳庭）先前往南京接任。張係本校藥科四期畢業，曾在本校任教有年，時任廣東軍醫處藥科上校技正。中央軍醫學校教育長職，原係由衛生署署長劉瑞恆先生所兼任，其時學校範圍很小，人數也不多。學生方面：醫科、藥科學生雖各有四期，但總人數僅一百餘人，專任教官僅有醫科基礎科學四人，解剖學孟庭秀、生理學柳安昌、生物化學萬昕、細菌學李振翮，其餘均係兼任，及醫科、藥科主任，亦係由中央醫院院長沈克非及衛生署技正孟目的兼任，而沈且代主持校務，故復先兄與岳庭兄之來，剛好接任醫科主任及藥科主任之職，而復先兄接受之功課實用解剖學及外科技術學實習係復先兄所專長。

盧溝橋事變爆發，八一三上海戰起，軍醫學校奉令遷移廣州，醫科二十五期、藥科十九期提前畢業，我決定辭去軍醫署長職，專任校務，余於九月中旬始抵廣州學校。

中央軍醫學校在南京市內，佔地甚小，除兩層樓房外，僅有兩排平房，且周圍盡是民房，無可發展，陸軍醫院雖較寬敞，有病床百張左右，然醫療設備亦簡單，殊難與廣州軍醫學校及廣州陸軍總醫院相媲美。那時以廣州軍醫學校之寬敞校舍及基礎醫學大樓容納南京本校員生約一百餘人綽有餘裕，尤其兩校合併使用自然更感充實。本來兩校設備各有長短，在基礎科學方面，京校以生理學和生物化學的設備較好；粵校以解剖和病理見長。兩校的細菌學設備都不差，此種情形，要視各部門有無專任人員主持及主持人之努力如何而定，當然其經濟情形如何亦有關係，在那時粵校之經濟情形當較京校爲優，故粵校雖然僅成立三年，但其成績亦較京校爲

優。

　　其時抗日戰局逐漸逆轉，我們認為：軍醫學校必向內地遷移，或先遷至廣西，然後再遷貴州。

　　正在那時原廣東軍醫學校及總督醫院所合聘之四位德國教授奉令返國，幸而我們所邀的知名學者，亦先後到廣州任職，如孔錫鯤（病理）、梁舒文（外科）、邢文嶸（藥理）、高襈瑛（皮膚）、陳任（眼科）、沈毓楨（外科），以上諸人均係留德同學且有博士學位。袁開基留美（藥物化學），生理學方面又添了李茂之。

　　二十七年四月，各方戰事益緊，學校乃等內遷，並決定先遷桂林，醫科二十六期、藥科二十期奉令提前畢業。本校在桂林被分配地點，有桂林、陽朔及大墟三處，建議以大墟為校本部及醫科駐地，以桂林為藥科駐地，以陽朔為新歸併之軍醫預備團駐地。其時日寇正向粵之惠州登陸，戰況激烈，學校連同廣東陸軍總醫院由水路遷往梧州轉向桂林，因船隻充裕，所有人員器材均全部安全搬出，而廣東陸軍總醫院到達桂林以乘火車經衡陽而至其預定地南雄。於是軍醫學校（包括第一分校）於七月間分批由梧州到桂林，校本部及醫科學生皆駐大墟。藥科則由張鵬翀率領駐桂林，軍醫預備團由王永安率領由湖南武岡進駐陽朔。

　　早在廣州討論學校內遷時就決定以貴州為最後終點，且選定兩個城市，一是貴陽通經雲南公路上的安順，一個是貴陽通往四川公路的遵義，我們選擇安順。遷移過程：(一)所有教學設備與公物均循公路運輸，員生由學校代運之物每人以十五公斤為限。(二)公路運輸其間，在柳州以北之河池及貴陽各設中間站，以利招呼，第三日便可抵安順。(三)所有運輸事宜由藥科主任張庭岳指揮。(四)官長則自由搭乘公路車赴安順，至遲二月中向校報到，學生則由部隊率領行軍直達安順。因獸醫學校早遷來兩天，城內的大地方，都被他先佔了。我校所佔用的：(一)北門外大營房及其大操場。(二)東門坡的孔廟及其殘破的附屬房屋，但佔地很大。(三)北門的地藏廟及其他各處小廟宇與小祠堂。於是以大營房為校本部，並以醫科前期醫學及藥科實驗室作防空疏散地，建在營房之附近空曠地。其次以東門

坡之孔廟為中心建立教學醫院及臨床教學中心。其他地藏廟等廟宇則保留作新生訓練場所及本校醫藥器材與被服倉庫之用。張元春工程師設計的營房係磚石建築，四面有相當高之圍牆，正面向西，當面為辦公室的兩層樓，大門即開於此樓之下，辦公樓對面為口型平房，平房前伸出小平臺，可用為每週舉行紀念週之講臺，此平房即作為授課教室，但東北一角可作為圖書館，辦公樓及平房之間，排列四棟很長約二層樓房，可用作學生宿舍，營房有很大的操場。惟年久失修，一切均待修補，所費當然不少。其次原定築建的實驗室，為一寬敞之平房，以能容學生六十人上課及實習作業。於是建立生物化學實驗室及細菌學實驗室。（此兩實驗室以後擴建為陸軍營養研究所及血清疫苗製造研究所。）出北門之外之右側武當山有一通路離營房左側數百公尺，有崎嶇不平空曠地，先後散建前期醫學的解剖學系、病理學系、生理學系、藥學系及藥科的生藥學系、基本化學系、製造化學及藥劑學的實驗室。在生藥學系旁有荒種的農地，商借作為藥用植物苗圃，後來藥科設立藥品製造研究所，則在營房對面之小梅山興建，於是藥品鑑定學系、工業化學系及化學兵器學系一併設在此所內。北門外各實驗室與營房間有一段距離，在這空間，我在操場南邊路旁設計高豎兩支鐵柱，架有鐵絲網橫框，懸著我寫的六個大字「作新軍醫者來」。在東門坡臨床教學中心，租借一祠堂設立門診部，為民眾及軍人治病，只收藥費。二十八年十一月本校週年紀念，初次開放本校校舍、各學系實驗室、教學醫院及門診部，供安順地方官員、紳者、民眾及學生參觀，使彼等瞭解本校教育設施及教育概況。

　　那時我們學校的教學陣容是這樣的：

教務處處長　　　于少卿

醫科主任　　　　于少卿兼

藥科主任　　　　張鵬翀

附屬醫院院長　　李雨生　李博士於二十九年離校，改由張靜吾接充。

　　一般課程及專門課程：英文─甘毓津、何榮貞；德文─王位中、包克蘭女士（德國人）；生物學─郁康華；物理學─俞鈞權；化學─華乾吉；

衛生勤務學系—李旭初、邱倬；軍隊衛生學系—江世澄。

醫科基礎醫學：解剖學系實驗室—張岩、馬仲魁、沈尚德、巫祈華、陳伯康；病理學實驗室—孔錫鯤、陳履告、何凱宣、李志上；生理學系實驗室—李茂之、沈雋洪、張香桐、諸相堯、盧振東；藥理學系實驗室—邢文嵊；生物化學實驗室—萬昕、陳尚球、楊丞宗、陳素非、陳美瑜；細菌學系實驗室—李振翩、葉宗藩、彭淑景、江克覺、蔡宏道、顧德鴻、向近敏。

醫科臨床醫學：內科學—楊濟時、楊澤光、張靜吾（兼附屬醫院院長）、曾憲文、朱師晦、徐鶴皋；外科學—梁舒文、阮尚丞、朱裕璧、孫生桂、鄭寶琦；婦產科學—楊漢志（女）；眼科—陳任；耳鼻喉科學—陳序圖、張西華、陳世斌；皮膚花柳科—高禩瑛。

藥科：基本化學實驗室—袁開基、嚴仁蔭、鄭法玉、胡乃釗、王志鈞、呂世枋；生藥學系實驗室—李承祜、徐岩、趙仲雲、管光地；製藥化學實驗室—龍康侯、葛祖良、王贊卿、崔鑠才、陳勛臺；藥劑學系實驗室—林公際、劉壽文、張奕棟。以後成立藥品鑑定學系—孔憲保、張繼宗、譚增毅、黎漢德。

本校遷入安順，教學基礎穩定後，因全面抗戰，日益緊張，前方需要醫藥人員甚多，於是自二十九年起，每年招生兩次，但限於設備，醫科仍為六十人，藥科三十人，另設牙科，以謝晉勛為主任，張錫澤、戴策安為教官，三人均係華西大學牙科畢業，謝去職後由蕭卓然繼任。旋又增設護士訓練班，以鄧南陽為主任，管祖桂為教官。此兩科每年亦招生兩次，每期三十人，但均招不足額。又將第一分校遷往西安，以滕書同為主任，並派其兼任軍醫預備團分團主任，兼辦軍醫調訓及速成教育。另接收昆明雲南軍醫學校改組為第二分校，先以原校長周晉熙為主任，後有景凌灝擔任，如此一來，每年造就軍醫人數較多，投入戰場，以增軍力。

三十年為實施研究發展與應軍隊需要，創設三個研究所，一為藥品製造所，由張鵬翀主其事，一方面供藥科學生實習，一方面製造大量軍隊需要的藥品與注射液，以供軍用；二為血清疫苗製造研究所，由細菌學系

主任教官李振翩兼任,因戰時戰區甚廣,常有若干地帶發生霍亂、傷寒及副傷寒及天花等病例,故製造大批各項疫苗,運送戰區作預防疫疾;三為陸軍營養研究所,由生物化學系主任教官萬昕擔任,緣戰時食物生產力缺乏,加以物價高漲,以致各戰地區軍隊常患營養不良及維生素缺乏症,因此常派員至各部隊視察官兵營養情形,加以等級區分,及指導其實物素質之改善,且常發刊通俗淺明的小冊子,分發各部隊。此三個研究所也培養出許多青年技術人才及專家。

我們到達安順後,初設立門診部,門庭若市,惟醫院則設在靠近孔廟的一所廟宇,已收容七、八十名傷病官兵,因院舍欠佳,又恐軍民混雜,不便收容民眾,於是商得地方紳耆籌款在孔廟旁空地建築醫院,建了兩排病房,各可容三十張病床,特別病房每人一間,普通病房兩人一間。在孔廟大殿對面築一過道房,一邊為藥局,一邊為掛號室及事務室,孔廟大殿保留至聖先師牌位,大殿用作後期教室,用作病人示範。醫院後方,其西北角,有兩個小院是縣學原地,及用作醫院辦公室及醫生休息之地,在北邊病房之後,便建了一個手術室、消毒器材室及更衣室。以後學校增設專科部,學員生驟增,內外兩科常有四班學員、學生合班上課,又在手術室改建了一個階級教室,此教室建築費用較多,由學校負擔。於是又在孔廟對面租了兩間民房,修建為護士訓練所所址,再加以東北城角城根山上有一座小廟,使用作為醫院藥品及器材庫。如此,這一切在東門坡的機構,便為醫科後期的教學中心了。

本校赴戰地考察團報告為前方軍醫素質太差、醫藥設備簡陋、藥物太缺,及軍隊衛生無法改善之原因。於是學校同仁聯想到部隊中之軍醫,是軍醫學校或其他醫校畢業者僅佔少數,大多所為軍醫,係從看護兵作起,逐漸累積些治病經驗,才升為尉官及校官級的軍醫。但抗戰期間有許多流亡的高中學生,參加軍隊而被派至衛生隊或軍醫院工作者,經若干年磨鍊使成軍醫,其中也有軍醫速成班畢業生,而戰時需要軍醫人員甚多,此班軍醫自亦聊勝於無。本校雖在戰時每年招收學生兩次,然每年畢業者不過百數十人,而兩個分校在這些年內畢業生更少,故深造非正式出身之軍

醫，乃濟戰時之急，亦圖謀改進軍醫之道，於是擬設立專科部，請由軍政部就此般曾受高中教育及同等學歷、在部隊服務三年以上之軍醫，擇優選送來校帶薪留職求學。此等專科部之教育，分兩期完成，每期兩年，於是決定以資深主任教官高禩瑛為主任，專科教育每年招收一次，每期六十人，受正式醫學教育四年，分兩期實施，及入校受教育兩年後，遣回其部隊，在部隊兩年後，再回學校完成其餘課程，全部教程，偏重於實用醫學。原有正規教育改稱大學部，以示區別。專科部教育不獨在改進軍醫業務卓著成績，且間在學術上亦有卓越表現。

此時學校編制也隨實際需要更擴大了，除教務處外，設總務處，處長倪世璜；政治部以部派張豐胄為主任，轄有政治教官六人；總隊部，總隊長姚步烈，轄有入伍生隊、學生大隊及學員隊。就中以教務處責任最為繁重，該處直轄醫科、藥科、牙科、護理科及醫科之專科部之教育，雖附屬醫院、藥品製造研究所、血清疫苗製造研究所及營養研究所直隸於教育長，然亦受教務處之指導。本校學員生經常有一千數百人，教務人員（包括主任教官、教官、助教及佐理員）計有三百餘人，且有一教育副官室，其人數亦二十人。工作甚為繁重，而處長復先兄（于少卿）肆應裕如。

自二十八年冬起，及自醫科二十八期及第一分校第一期起，畢業學生每期可留任助教，其在前期醫學者，故可在其實驗室做研究工作，但在後期者，因附屬醫院病床無多，如留助教人數較多時，則輪流派遣至其他醫院，如重慶中央醫院學習外科（劉青彰），且有派至成都華西醫學院學習眼科者（許尚賢）。

三十二年秋，我國派遣遠征軍入緬，外科工作人員，由復先兄領隊，率領資深助教陳壽康、蔡用之、區惟杰三人及男護士與士兵共十三人，組成遊動手術隊，赴滇緬路遠征軍第二十集團軍部隊工作，於三十三年二月完成任務返抵安順，此行表現極佳，深受緬甸路高級官長及士兵推崇。

復先兄是一位愛國者，他學問淵博，對工作毫不厭倦，我和他同事十三年，倚之如左右手，事之如兄長，學校同仁皆能披肝瀝膽，甘苦共嚐，度過抗戰艱苦歲月。

　　民過三十四年冬，抗戰已勝利，在上海召開軍醫會議，會中決定軍醫教育訓練機構合併改組。軍醫學校將第一、第二分校先行合併，然後復員上海江灣，與陸軍衛生勤務訓練所編併改組為國防醫學院，由軍醫署署長林可勝先生兼院長，余與盧致德先生為副院長。我在上海江灣不及一年，便奉派赴美國考察醫學教育，然後又受英國文化會之邀，赴英國考察大學教育及醫學院，在考察期間復奉政府之命，往日內瓦出席聯合國衛生組織會議，考察完畢返抵廣州時，國防醫學院已遷至臺灣。余受薛伯陵先生之邀，參加廣東省政府工作，為教育廳長。

第二篇

中華民國戰時救護與軍事醫學之改革與顛沛（1927–1945）

壹・奠都南京與軍醫教育之現代化：美式醫學之抬頭

貳・動盪中進行改革之中國軍醫教育：
　　局部之教育實驗與戰場投入

參・抗日戰爭與學校之顛沛及戰場軍醫收編

中國現代軍醫養成之源始，如前篇所敘，雖有北洋一脈之犖犖大者，但也不捐細流，廣東、河北等地亦在清末至北洋政府時期致力於該項事業。惟中國此時兵馬倥傯、內政不靖，位於北京之軍醫學校亦不免遭受波及，以致校務、訓練屢伏屢踣，難以對發展中國現代軍醫產生關鍵性的影響。1928年夏，北伐軍事底定平津，旋東三省易幟，全國統一，軍學校改隸國民政府軍政部。發表張仲山爲校長，只以其人望不孚，學生反對，乃命郝子華爲校長（醫科第八期畢業）。郝氏因籌組軍政部軍醫司而任司長，未能到職。繼任楊懋爲校長，又被學生所阻，校長職務權由醫科科長林鴻代理。

1928年北伐完成，南京國民政府擬依憲法逐步實現國家建設現代化之理想，遂在行政院轄下設衛生部，內置五司：醫政、保健、防疫、統計及總務；省（市）政府設立衛生處（局），縣政府設立衛生院，爲我國正式中央醫務與衛生行政系統之濫觴。10月，薛篤弼接掌中華民國首任衛生部部長，但眞正具有影響力的是不久後接任的部長劉瑞恆。

劉瑞恆爲美國哈佛大學醫學博士，回國不久即任北京協和醫學院（PUMC）教授、院長，醫院院長等職。1925年，他曾與PUMC教授蘭安生（John B. Grant）共同籌劃北京衛生示範區。衛生部成立後，劉瑞恆一身兼衛生行政、技術及醫療三個最高機構之首長。1932年，他再奉命成立軍醫總監部，並擔任總監，兼陸軍軍醫學校校長。

劉氏接任總監與軍醫學校校長，對我國軍醫訓練之根脈影響甚鉅，一洗既往德系醫學之基礎及思維，逐漸向美式教育模式靠攏。此一變動替1927年始投身戰地救護事業的一群協和校友，如林可勝、盧致德，與周美玉等人，開啓奉獻中國現代軍醫事業的大門，並爲日後國防醫學院的發展預奠基石。

壹・奠都南京與軍醫教育之現代化：美式醫學之抬頭

　　1929年，國民政府勵精圖治，鑑於戴棣齡學術精湛，眾望所歸，為適當人選，再畀以校長職。各方冀望甚殷，戴氏亦以重振校務為己任。據醫科第十八期校友景凌灝陳述，為增進學術水準，於是年將醫科肄業期限由四年改為五年，所增一年為醫院臨床實習；藥科由三年增加一年為四年；均蒙採納，經呈軍政部核准實施，校務大有改進，有復興之勢。復為培育軍中醫事較優人員，無正式學資者，增設補習班，招收醫科補習班第一期及藥科補習班第一期，以原職帶薪肄業兩年（以後改稱為專科部）。詎意是年冬，戴氏返江蘇故里，以年邁體衰辭職，校務又由醫科科長林鴻暫代。1930年，再度任命陳輝為校長。以戴氏陳規，並參照國際醫學教育趨勢，循序改進，校務頗成新氣象。1931年，招收醫科第二十四期及藥科第十七期學生，分於北平南京兩區舉行考試。入校後，奉部令以四個月實施入伍訓練。此後本校招收新生，均照此規定實施入伍訓練。是年秋，日本軍閥侵略我東北各省，是為九一八事件，陳氏調升軍政部軍醫司司長。1932年時以嚴智鍾任校長。嚴氏係日本東京帝國大學醫學部畢業。時日寇謀我日亟，擴大戰爭，沿長城各口入侵。國軍於喜峰口、古北口抗戰，予敵重創，傷亡頗眾。附屬醫院改為臨時重傷醫院，收容重傷官兵，治癒者眾。

　　日本在1931年正式合併滿州國後，旋即劍指華北地區，引發史家所稱之「華北事變」。1933年5月10至14日華北戰事進逼長城邊上，也是靠近北京的隘口—古北口。整個華北戰役包括古北口之長城保衛戰，死傷原因除了直接的戰火傷害外，亦包括各式各樣疾病所造成的損失。當時任職北京協和醫學院（Peking Union Medical College, PUMC）的生理學教授林

可勝，即在1933年組織華北紅十字救護總隊，親自領導投入戰地救護。期間，林可勝於1924年秋到PUMC履新，而1933年長城古北口戰役爆發之際，他因組織華北救護總隊，意外投入軍事醫護事業的這段時間。既然中國之有軍醫訓練始於1902年的北洋軍醫學堂，爾後歷北洋政府與國民政府而賡續不絕。據此，當林可勝於1927、1933年籌組戰地救護時，國內當已有軍醫奔走於砲火之中，只是此時中國軍醫多受日德影響。林可勝「常親冒砲火，臨戰指揮所屬執行救護及輸送傷患工作，於戰力之維護及士氣之鼓勵甚多。」林氏個人的親身投入與愛國熱情，看來是讓這個臨時性戰地衛生勤務組織，日後得以發展成校並衍生為今日國防醫學院前身的重要因素。

政府奠都南京不久即有衛生部之設立，然大陸局勢實未完全底定，而各省軍閥雖已易幟，然仍盤據地方各擁勢力，中央規劃之推展顯有困難。是以至1938年抗戰軍興前後，相關衛生設施與醫學訓練機構雖日漸實施，然部會編制與職掌卻仍未臻穩定。1931年4月4日，衛生部以組織不備、財用不及等因素裁撤；改設內政部衛生署，組織縮小。1932年另於全國經濟委員會下設立中央衛生設施實驗處，次年改制為中央衛生實驗處，旨在研究衛生技術問題並培養人才。此後組織歷經更迭：1936年，衛生署由內政部劃出，成立行政院衛生署；南京設置公共衛生人員訓練所。1937年國府以日軍侵我日急，下令實行戰時體制，統籌軍民前後方衛生工作，於8月設立衛生勤務部，統轄軍醫署與衛生署業務。1938年1月又將衛生勤務部裁撤，復設內政部衛生署，同時亦撤銷全國經濟委員會，中央衛生實驗處改隸衛生署管轄。1940年衛生署再度升格直屬行政院，內設總務、醫政、保健、防疫四處。1941年將中央衛生實驗處與公共衛生人員訓練所合併，改組為中央衛生實驗院。但部會功能已因戰情急轉直下而停滯不前，不旋踵又再改組行政院衛生部（1947年）、內政部衛生署（1949年）、內政部衛生司（1949年），職掌與編制都更較以往不穩定。但在動盪之中，中國的現代軍醫教育卻在既有的德系訓練基礎上，逐漸添加了美式訓練的方法。而抗戰期間，中美兩國在戰事與醫療上

的合作，更讓此一轉向逐漸成爲大勢所趨。

　　在軍醫訓練方面，1928年北伐宣告成功，國民政府奠都南京。然月旦進逼的日本勢力，加上美國從1919年即在外交上採取孤立主義，導致中國政府尋求德國的軍事援助。1928–1937年間，德國顧問穿梭於南京政府尤其是陸軍體系之間。值此同時，出身PUMC並曾任其校長的劉瑞恆，以衛生部部長之姿身兼衛生行政、技術及醫療三個最高機構之首長。劉瑞恆爲美國哈佛大學醫學博士，回國不久即任北京協和醫學院教授、院長，醫院院長等職。1932年，他再奉命成立軍醫總監部，並擔任總監，兼陸軍軍醫學校校長。根據《國防醫學院院史》所載，劉氏主持軍醫學校校務期間，將原本的德式訓練全盤改爲美式教育模式。然而若以張建的傳記或個人檔案來看，除張建本人遠赴德國學習軍醫，返國後接任軍醫學校教育長（當時軍校校長統一爲蔣中正擔任）外，即便是軍醫學校日後遷往貴陽後，仍有不少德籍教師往來的資訊。

　　張建是廣東省梅縣人，家族長輩多是生意人，唯獨父親爲一小學教員，家境清苦。因幼時喜愛讀書，承蒙祖父和小學校長勉勵支持，得以突破「經商發財」的傳統觀念。他六歲啓蒙入私塾就讀，十歲進入瑞士及德籍傳教士辦的樂育小學，遂立志要出國留學。兩年後改讀公立高等小學，再考入省立梅州中學，半工半讀完成學業，於1919年以第三名入榜北京陸軍軍醫學校醫科第十五期。1923年夏，畢業即返梅縣任潮梅粵軍定立醫院軍醫。1926年，轉任國民革命軍第四軍第十一師中校軍醫處長。1930年秋，得其長官余漢謀師長及總指揮陳濟棠將軍之首肯及資助，赴德深造。1934年6月，獲德國柏林大學醫學博士及哲學博士學位。同年11月歸國，即奉命創辦廣東陸軍軍醫學校。時任少將校長的張建博士，決心以創造「新軍醫」自許，透過構築校舍、延聘名師、精進課程等步驟，大力號召有志青年投身軍醫志業。

　　當時在廣州市郊區觀音山外側，介於流花橋與西村之間的大韜山下，已設有廣東陸軍總醫院，軍醫學校的校舍即籌建於此醫院之兩側。東側爲校本部，新建簡樸整濟的磚牆平房，包括普通課程教室、辦公室、教職員

休息室、學生宿舍及飯堂浴室等；西側則興建三座醫科基礎醫學的兩層大樓，病理學及解剖學同一樓，生理學及藥理學同一樓，公共衛生學及細菌學同一樓，樓上樓下各設一研究所，各樓分設教室及實驗室。教學大樓內部設計，均按德國醫學院的實驗課室為藍圖。

張建有感於僅具醫學專業知能猶嫌不足，必須兼備軍醫行政與領導統御等能力，乃決定先以羅致人才協助為要務。他得知就近的廣州燕塘軍事政治學校（燕塘軍校），聘有德籍軍事顧問二十多人，教授新式武器及戰術思想，嗣經友人推薦一位擔任德文編譯的教官，原來也是留德的醫學博士、外科專家于少卿，正符合醫校所需，乃商調前來擔任解剖學主任，並成為日後同甘共苦的得力助手。其他各科專業教授，諸如留德醫學博士李雨生（醫科科長）、邢文嶸（藥理學主任）、陳世慧（護理科）、陳任（眼科）、陳序圖（耳鼻咽喉科）、吳世綏（外科），加拿大醫學博士徐如悅（生理學主任）等，各系均有助教一至三名。校方還特別再聘四位德籍教授貝廷蓋（Hans Bettinger）、海德（Heide）、史列曾邁爾（Schretzenmeyer）及賴默斯（Reimers），分別擔任病理學、細菌學、內科學及外科學的主任教官，以提高軍醫學校的學術水準及臨床經驗。

廣東軍醫學校教育編制，承襲先前之軍醫教育系統，採取德國制，不單取其課程編排與教學方法，教育學生尤以學習德國人之務實精神為原則。一方面，努力爭取德國洪堡（鴻博）基金會獎學金之名額，俾利優秀助教人員之進修；一方面，在訓練現職軍醫的既有基礎上，1935年春開辦軍醫補習班，一班四十人，為期一年。同年秋招收正式醫科生，錄取對象為高中畢業生，學制五年。並且開辦護理科，初中畢業即可報考，學制三年。此外，指定廣東陸軍總醫院為學校的教學醫院。

1930年代由於中國北伐後初步統一，以往軍閥割據、各自為政的壞習氣仍舊積存在部隊裡，當時就流行著這句順口溜「窮參謀，富軍需，跑腿副官，吊兒郎噹是軍醫」；經由張建和于少卿、李雨生等醫學博士的縝密籌劃，確立「創造軍醫新生命」的教育方針，軍醫教育氣象為之一新。1935年夏，廣東軍醫學校招收醫科第一期學生六十名、護理科學生三十

名、獸醫科學生三十名。此時，從國內外訂購的教學設備、實驗器材及圖書也已運到，新生入學的第一天晚點名，張建校長特別勉勵學生立志以軍醫為終身事業，並效法基督殉道的精神，為發展軍醫事業而努力奮鬥。

適逢西南與中央失和，而日本軍閥又謀我日亟，遂於1936年參與余漢謀領導的聯名擁護中央抗日政策，廣東割據之局得以化解，同意一致抗日。事平後，中央命余將軍為第四路軍總司令，掌管全粵軍事，黃慕松為廣東省主席，張建仍主持廣東軍醫學校並兼任第四路軍總司令部軍醫處長、廣東總醫院院長，使廣東軍醫教育與相關行政業務歸於一統。

1936年冬，蔣委員長南下廣州視察，張建亦被召見。蔣垂詢他籌辦廣東軍醫學校之情形甚詳，隨即面諭張建赴中央主持軍醫教育。幾經請辭未准。對於張氏人生此一重大轉折點，張建女兒張麗安在她的專論有較生動之描述：「委員長乘飛機來時，在空中特別注意到西村附近的建築物，整齊壯觀。隨從人員告以是『廣東軍醫學校』。召見時，委員長起先以為父親是日本留學生，……獲知是留德醫學博士，委員長甚感意外。接著，又問他是不是同濟畢業的，回答的卻是『軍醫學校第十五期的畢業生』。委員長面露驚喜之色，隨即垂詢詳問有關廣東軍醫學校的各類問題及德國方面的情形，長達二十多分鐘之久。最後，委員長決定性地對他說：『你到中央來，我把全國的軍醫事業交給你辦。』」張建遂於1937年2月奉命接任中央軍醫學校的教育長，全權處理校務（原校長為劉瑞恆，後由蔣介石兼任）。廣東軍醫學校則改編為中央軍醫學校的第一分校，校址仍在廣州。

當時在南京的中央軍醫學校範圍很小，醫科加上藥科的學生總人數僅一百二十餘名，專任教官僅有醫科基礎醫學四人：孟廷秀（解剖學）、柳安昌（生理學）、萬昕（生物化學）、李振翩（細菌學），其餘均屬兼任。甚至連醫科及藥科主任，也是由教育長、中央醫院院長沈克非及衛生署技正孟目的兼任，而沈並代理主持校務。同年3月，于少卿、張鵬翀等人陪同張建前往南京，分別擔任該校醫、藥兩科主任職務。張氏極力挽留所有的教學人員，以求人事安定，並先後羅致留德醫學博士張岩等人

擔任主任教官。軍醫學校遷往安順後，原廣東軍醫學校併屬為第一分校，1939年原雲南軍醫學校改隸為第二分校。當時軍醫學校配有德國野戰醫院標準設備一套；另配屬之X光機，除北平協和醫院外，為當時國內最新型且最精密者，儀器十分先進。

身為軍醫學校教育長的張建，又須擔任軍訓部內的軍醫總監。5月，再奉兼任軍政部軍醫署署長，為負責全國軍醫行政之最高幕僚主管，其重責大任集於一肩。孰料，就在他主持中央軍醫學校僅四個月、接掌軍醫署長僅兩個月，7月7日「盧溝橋事變」爆發，張建全力以赴投入支援抗戰。為明瞭前方衛生勤務狀況，張建奔走於各戰區。視察歸來後發現全國軍隊有三百多萬人，精銳部隊幾乎全部投入戰場，官兵傷亡數量甚多，萬事莫如醫療急。戰鬥部隊最感痛苦的即是缺乏醫藥，因為若不能立即給予診治裹傷，對戰鬥力將是嚴重削弱。

因此，他首先在一個月之內成立野戰醫院六十個及兵站醫院四十個，並組織由戰區撤出之醫學院校人員，設立六個重傷醫院，以應廣大戰場之需求。各重傷醫院的負責人，計有：山東醫專尹莘農、同濟醫大張靜吾與李宣果。原軍醫署訓練班結束，其外科教官武仲常亦擔任其一；其次，縱使已在一個月內迅速成立上述野戰醫院與兵站醫院，但在基層部隊的醫護人手仍是不足。畢竟，要造就一位正式醫官至少需要五年時間，並非一蹴可幾。在緩不濟急的情況下，特別成立「軍政部軍醫預備團」，以王永安為主任，將各地投效前來的愛國青年，給予短期衛生勤務訓練，然後編組派往各軍醫院，協助救護衛生醫療工作。「軍醫預備團」，負責辦理短期的軍醫補習及速成教育：軍醫補習班，召訓部隊現職行伍出身的尉級軍醫，受訓半年，結業後返回原部隊服務；速成班，則招考初中畢業生，訓練一年，結業後分發部隊充任初級軍醫。此舉雖屬急就章，卻是補救戰時軍隊醫護人力嚴重缺乏的唯一辦法。這些速成班軍醫，在部隊只負責處理輕微傷患，使受傷官兵裹傷後仍能再戰，以增強戰鬥力。重患者，則送後方醫院。

幾乎同時，也因為抗日戰爭奔走於戰場的林可勝，卻顯然發展出一套

不同的戰地醫護訓練思維。不同於北洋軍醫學堂或張建創校此等以日德醫學系統成立專門軍醫學校的作法，林可勝把軍事醫護訓練放在一般的醫學院裡。對於林可勝的戰地醫護訓練體制，雖說紅十字會的紀錄以英文的ROTC（大學預備軍官團）稱呼其1927年的軍醫預備訓練班，但因林可勝回國前僅在美停留一年，故美式醫學教育對其影響實恐難超出實驗室範圍以外。但他在英國生活與求學的經歷卻應該影響深遠，而林可勝除了曾經自願加入印度軍團參加第一次世界大戰外，其畢業之愛丁堡大學醫學院，也特設軍事外科以備所需。或許正是英國軍醫訓練傳統與制度，讓林可勝自始就沒有成立專門軍醫學校的想法。1933年之後的林可勝與戰地醫護訓練制度，似乎就走在類似英國體制的軌跡上，但此時還需加上美國PUMC與中華醫藥董事會（China Medical Board, CMB）的援助，才能推動中國大陸的戰地救護事業。尤其，美國援助的對象本就是一般公共衛生事業，並非針對軍事衛生而來。1923年，PUMC公共衛生學系教授兼主任蘭安生（John B. Grant），已提出對全中國公共衛生體制的計畫書，並在兩年後於北京城內設置衛生示範區，成為現代中國公共衛生的首座實驗基地。

　　國民政府定都南京後，PUMC與CMB對國府衛生部之人士影響尤深已如前述，更密切支援相關衛生機構之建立。例如，1933年中央衛生設施實驗處在CMB的支持下於上海成立，次年改制為中央衛生實驗處；這所中國第一個中央醫學實驗單位，除了進行醫學檢驗外，亦著力於研究衛生技術問題並培養公衛人才。由於CMB刻意拉近PUMC與衛生部之關係，林可勝等PUMC教授不意外地列入該所人員名單中。1936年，南京設置公共衛生人員訓練所，更是PUMC全面介入中國公共衛生事業與培植相關人員的關鍵工作。然而，1937年國府以日軍侵我日急，下令實行戰時體制，軍事委員會統籌軍民前後方衛生工作，遂於8月設立衛生勤務部，統轄軍醫署與衛生署業務。1938年1月又將衛生勤務部裁撤，復設內政部衛生署，中央衛生實驗處改隸衛生署管轄。1940年衛生署再度升格直屬行政院，內設總務、醫政、保健、防疫四處，但實已無能運作如常。

1941年再將中央衛生實驗處與公共衛生人員訓練所合併，改組爲中央衛生實驗院，後於1946年遷回上海，仍爲戰後接受美援重要機構之一。

原本1937年國府以日軍侵我日急，下令實行戰時體制，軍事委員會統籌軍民前後方衛生工作，於8月設立衛生勤務部，統轄軍醫署與衛生署業務，全權交由林可勝掌理。淞滬戰役之後，儘管國府力求運作如常，但事實上原本爲承平社會所設計的公衛制度，早已爲戰時應變體制所取代，這樣的轉變意外，造就了林可勝在戰地醫護制度上與美國醫藥助華會（American Bureau for Medical Aids to China, ABMAC）的密切合作。古北口戰役或許激發了中國境內抵禦外侮的民族主義情緒，但具體的海外醫藥援助到來，卻仍需等到淞滬戰役爆發，上海、南京失守後才相繼來華。1938年6月，國府軍隊爲延遲日軍南侵的速度，決定炸開河南鄭州附近的黃河堤岸。6月5、7日兩天，黃河南岸的花園口開炸潰堤，水患漫延河南、安徽，與江蘇大部，造成黃河向南溢流數百公里。

根據二次大戰後一項保守的估計，花園口決堤約莫造成了一千二百萬人的死傷與流離失所。災民悲慘的情況在新聞披露後，引起西方社會不小的騷動與同情。爲救助花園口災民，國際紅十字會早在1937年，即與中國紅十字總會（林可勝爲會長）在南京，爲國府訓練戰地醫護人才；訓練計畫中原本不足的醫藥衛材，在1938年後因爲海外捐贈的緣故，開始有明顯的增加。在這波海外醫藥援華來源中，以美國爲大宗，其中就包括了1937年才剛成立的美國醫藥助華會。

貳・動盪中進行改革之中國軍醫教育：局部之教育實驗與戰場投入

　　中國早期軍醫之多源與教育中具有日德色彩，已如第一篇與之前段落所述。而軍閥亂政時期，個別軍醫學校亦有所宗，時與中央醫政之發展幾無相關，是故也和北洋軍醫學堂以來一脈相承之軍醫教育理當無涉。然而中日抗戰卻意外地促成了中國軍醫教育之第一次統合，以及接受美式訓練基礎之先聲。

　　1933年5月，軍事委員會北平分會忍辱簽訂塘沽協定（史稱何梅協定），戰事暫告結束。政府鑑於日寇頻頻無端挑釁，中日之戰勢所難免，乃於政治、軍事、經濟各方面，作抗戰之準備。駐北平之各軍事學校處於危城，有礙教育進行，故先後遷至首都南京。本校於是年暑假遷至南京，指定漢府街前陸軍第三軍醫院院舍（簡稱北校）及東廠街前江蘇省立工業學校校舍為校址（簡稱南校），低年級在南校上課，高年級在北校上課。是年冬，京滬地帶謠傳淮鹽含有毒質，大江南北人心惶惶。本校藥科第十七期在科長鄭壽指導下集體研判，以無機、有機、定性、定量分析及動物實驗，證明無毒質，撰寫萬言專論，詳實報導，於京滬各大報端發表，謠言得以澄清，獲當軸傳令嘉獎。是年11月21日，京中舉行大規模防空演習，喚起民眾對防空警覺。嗣後政府訂是日為防空節。統裁部設於第一公園，黃鎮球將軍任統裁官。本校奉命組織救護隊參加，多隊分置於京中軍事要地，各攜裝備，演習逼真，動作熟練，並施放校製煙幕彈一枚，即將公園全部籠罩，獲得嘉許。

　　1934年，本校改隸軍事委員會軍醫設計監理委員會，由監委會主任員劉瑞恆兼任校長。劉氏為我國現代醫療事業拓荒者之一，亦為英美醫學教育制度推行於我國之早期領導人，曾任北平協和醫學院院長。時劉氏之

主要職務爲衛生署（後改爲部）署長，另身兼中央醫院（國立醫院）院長、中央衛生實驗院院長、軍醫署署長、禁煙委員會委員長、軍醫監理委員會主任委員及軍醫學校校長等九職。劉氏接掌本校之初，將所有教職員進行撤職，曾遭部分校友及在校師生之反對，一度掀起學潮。劉因銳意整頓，決心不進，乃毅然停課兩週，並罰學生代表八人禁閉一週於陸軍官校，以俟學潮平息，並大力推行其改組學校之計畫，當時劉氏雖有仗勢攬權之嫌，然其改進軍醫教育之成就，自亦功不可沒。我國國防醫學能有輝煌之成就，劉氏實已發其端；而軍醫教育之革新，由黯淡至光明，劉氏之改組學校或亦爲一重要之轉捩階段。

劉氏接長本校後，即以大刀闊斧之姿積極進行改組計畫，其重要措施略有下列諸端：

一、重新釐訂各科教育計畫，逐步實施。

二、派沈克非爲教育長，實際主持校務。其時劉因身兼九職，至校時間不多，除政策性事務由其決定外，餘均由沈氏代行。據悉沈係清華大學畢業，留美，獲醫學博士學位，回國後任北平協和醫院外科醫師有年，時任中央醫院外科主任。其人矮胖，精明幹練，操刀手術則眼明手快、乾淨俐落，允稱一時翹楚；授課（親授實用解剖學及臨床外科等課）簡單扼要、條理分明，深受學生敬佩。沈氏非獨爲一外科專家，亦具行政長才（後升任中央醫院院長），故輔佐劉氏推行校務，頗有成就。

三、撤換所有基礎醫學各科之教師，幾全部易人。任用教職人員，計有生理柳安昌、病理艾世光、細菌李振翩、解剖陳振華、生化萬昕、診斷徐鑣南、藥品鑑定梁其奎等人，均爲一時之選。

四、取消德日語文課程（醫科及藥科一年級之外國語文課程），改授英文。

五、藉助中央衛生實驗院有關基礎醫學各科之人才設備，充實基礎醫學方面之各項實驗室，使學生由黑板教育進入實驗室教育。大部分課程改爲一小時教室講授，繼之以三小時實驗室實驗，學生必須提出實驗報告。

六、以中央醫院爲教學醫院，醫科五年級學生全部派至該院，住於

該院醫師宿舍，擔任實習醫師之工作。每有新病人入院，實習醫師須於二十四小時內完成體格檢查、各種常規檢驗（每一學生各保有一架顯微鏡及檢驗所需之簡單設備），及全部病歷，於次晨主治醫師巡視病房時提出報告。主治醫師當場講解，糾正錯誤，訓練極為嚴格，學生受益良多。各科主任亦不時選擇重要病例，集中各級醫師，詳作臨床演講，時中央醫院兼任各科臨床教學主任計有：內科戚壽南、外科沈克非、骨科游維義、眼科林文秉、耳鼻喉科王鵬萬、婦產科李士偉（隨國防醫學院來臺任婦產科主任）、小兒科陳翠貞（沈克非妻），及精神科課程玉麐（曾任國防醫學院教職後赴美，後曾應聘來臺任榮總客座教授）等人。藥科四年級學生至衛生實驗院中央醫院實習，規定所有試驗應作報告，訓練極為嚴格，學生受益良多，但教學人員多係兼職，均蜚聲國內，名噪一時，未及兩載，因抗戰軍興未竟全功。

　　七、以南京市（特別市，今稱院轄市）衛生局及江寧縣實驗衛生院為公共衛生實習場所。

　　另一方面，抗戰初起時，中國軍事醫療人才不濟、醫藥衛材又普遍缺乏，民間醫學與護理教育雖發展數年，但仍屬高度不足。有鑑於現實的困窘，花園口決堤發生不久之後，ABMAC即於7月以救助花園口洪患災民為由在美發起募款。之後籌得善款1,000美元，透過在華教會網絡贈予Hankow Rest House；又以1,000美元贈與南京大學附屬醫院。然而，贈與南京大學附屬醫院的款項卻因戰事逆轉而被迫中止，據時任主席之Dr. Co Tui稍後表示：「由於當時該城正好落入日本傀儡政權之手，我們只好暫緩給南京的贈款。（We had to hold on to the Nanking （Nanjing） funds, as the city fell into the hands of a puppet Japanese government at just about that time）」；而另一筆更大的款項，給予「緊急救助中國委員會（China Emergency Relief Committee）」的美金100萬元，也因相同理由暫止匯出。

　　盧溝橋事起，林可勝出任紅十字會總會救護總隊總隊長，以PUMC人員為基幹，組織衛生人員訓練機構，成為日後的陸軍衛生勤務訓練所。日

軍進攻上海期間，他領導紅十字醫療隊參與救援。受到美國洛克菲勒基金會與PUMC方面之引導與協助，全面抗戰爆發前夕，南京國民政府已陸續在上海、北京完成部分公衛措施。即便是戰時的大後方，也在極為困難的情況下推動了四川省衛生處設置（1939–1945年）、傷寒防治（1945–1946年），乃至於橫跨戰時與戰後的瘧疾控制實驗計畫（1940–1949年）。其部分原因除美國洛克菲勒基金會、CMB，與ABMAC持續支援中國經費、器材與藥品外；在國府轉進西南途中，林可勝主張以軍隊駐地衛生作為日後推廣鄉村衛生的根源，培植士兵公衛觀念以利復員後改善全國的鄉村環境衛生，也是讓衛生事業能在西南大後方局部維持的原因之一。再者，中華醫藥基金CMB之教育事業委員會（China Medical Education, CME）原定對各地醫學院學生實施公共防疫的訓練計畫，雖因抗日作戰的爆發而延緩，但仍持續資助林可勝建立的戰時衛生人員訓練所，培養大批現代化的醫護人才。就在共赴國難的使命感驅使下，林可勝由生理學家轉變成軍醫領導者。

對林可勝處理戰地醫護事業的評價，ABMAC主席Dr. Donald D. van Slyke、該基金會前執行長John Watt、中華醫學會（Chinese Medical Association）前秘書長及中國衛生聯盟前主席Dr. Szeming Sze、生理學家Horace Davenport、協和校友周美玉和國防醫學院人士文忠傑、羅澤霖、夏紹堯、蔡作雍、盧傑、陳幸一、林茂村、國防醫學院院史編撰人鄔翔、除役軍醫陳韜、歷史學者張建俅、生理學者潘震澤等人多持肯定看法。戰後擔任ABMAC副執行長的Dr. John R. Watt認為，當日本部隊往中國華北及華中進軍時，原為PUMC生理學教授的林可勝，除自任中國紅十字會救護總隊隊長，他和同事及學生們組成醫療團隊，前往各地區的前線醫治傷兵外。1938年更以之為基礎成立戰時衛生人員訓練所，為戰時中國培訓許多醫護人員直至1945年。而時為ABMAC主席Dr. Donald D. van Slyke亦認為：「自上海淪陷後，林先生所組成的中國紅十字會，為中國軍隊提供了幾乎所有的醫療服務。直至戰局穩定後，林博士再度改善中國軍隊的衛生勤務；如果無此項衛生改革，我將懷疑中國軍隊能否繼續維持其

戰力。」值得一提的是，1937年美國紅十字會即因諸多考慮不願再資助中國，而其在華主要任務如現代公衛建設與相關人員訓練等，恰由新近成立之ABMAC代為接手。據此，林可勝的戰時衛生勤務教育及規劃，當與ABMAC在華工作目標一致，自也造就ABMAC與林可勝在抗戰時期的唇齒相依。

　　至於張建所代表之德式軍醫訓練，則在民族大義與美援的形勢下，逐漸在中國軍醫教育中褪色。抗日戰爭全面展開之後，各戰區對於醫務人員的需求益形迫切。僅以上海「淞滬戰役」，國軍三個月即傷亡十八萬人。張建目睹沙場上遍地傷殘，而救護人手不及、醫藥短缺，尤其是部隊軍醫人員遠不敷使用，至為心痛，深感根本之道在於軍醫人才之欠缺。遂於盧山集訓時，面陳蔣委員長，並堅辭軍醫署署長之職，以便集中全部精力，專心一意主持軍醫教育。1937年9月，張建始得卸下軍醫署長兼職，並獲准將軍醫預備團撥歸醫校，成為中央軍醫學校的短期訓練機構。隨後並在湖南邵陽成立第一分團，以蔡善德為主任；在西安成立第三分團，以滕書同為主任。

　　張建為服膺民族大義與軍醫志業戮力從公，軍醫學校醫科十六期孔樂知（原名孔繁謹）同學，追憶當年情景，猶感慨萬千，敘述如下：「抗日戰爭開始，建公任軍醫署署長，號召同學們共赴國難，我應召前往南京被任命為第三後方醫院醫務主任。1938年，我調任七十三軍軍醫處長，隨軍在湘鄂一帶抗日，傷亡慘重。軍醫人員十分缺乏。對於初級軍醫人員，則辦理各種訓練隊自行訓練給予補充；對於師資缺乏問題，曾向建公教育長求援，建公對於前方救死扶傷之工作非常重視，先後派來軍醫學校醫科二十六期至三十一期的畢業生前來支援。因此，七十三軍的衛生陣容不斷壯大，素質也大大地提高。我七十三軍參加常德會戰時，為國捐軀者甚眾。醫科分校一期李其芳，被包圍身亡；醫科三十期畢業生湯人秀，被日寇用刺刀戳死。救死扶傷烈士血，母校在建公領導下，同學們前仆後繼，勇於犧牲，壯烈成仁，為抗戰史冊寫下了輝煌的一頁。」

　　對於中國軍醫教育當採日德制抑或美式訓練，張建有過一番精闢之言

論，為留本校轉型之關鍵，於史冊亦為彰顯張建之貢獻，謹將原文照錄如下：

我對教育的理想，認為應該平凡實際和合理實用。因此我對於學校所有一切的課程，即不另行擬訂，就根據教育部所頒佈的課程標準，而按部就班去實施。至於教授的內容和方式，則全著重應用。我素來是不存有學派界限的，我國醫學教育尚在發軔初期，但歐西各國對於醫學有關的自然科學，卻已研究兩百多年，我們欲使醫學學術向歐美水準迎頭趕上，實非採歐西各國現行的教育制度與其技術不可，但也不能盲目的採取或專限於一部分的狹小範圍，應將各國所長的制度技術參照本國國情與實際需要分別取捨共一爐而冶之，才算合理而不至發生流弊。我國現行的醫學教育制度，有仿英美的，有仿德日的，我以為各種制度都有它的優點，德國是注重於學術理論的，而美國則注重於應用。我們能以德國制度之高深學術理論為基礎，而參酌美國制度之注重應用，則收效必大。可是我們軍醫教育時間和工作場所，便為決定制度的因素，我們的教育，只能注重於應用，至於純理論的高深研究，只能在養成師資及專門技術人才方面去努力。而且我認為在應用的技術方面植培人才，對於學術也未必沒有貢獻。美國著名的物理學家密立根博士在彼於戰前赴歐美考察後，承認美國自然科學，在理論方面程度落後，然而在應用方面，美國絕不讓人，所以發明家發明的東西層出不窮，仍不失為科學化的國家，這一個例很可以作為我們良好的借鏡。

我認為軍醫教育應以全國整個軍醫業務為服務對象，學校成績如何，全視全國軍醫業務改進的程度如何為斷，不能單憑少數畢業生的成績而遽下評判。同時主持教育的人，固然要注意到學校內學生的造就，而對於全國軍醫的整個計畫，也不能不加顧及。當時據調查：我國平時需要軍醫及司藥人員約八千，其中校官階級的人員佔十分之三約為二千四百人。據二十五年的統計，屬於中央部隊及院校的衛生人員四千餘人，其中官校階級的一千二百餘人，多數是屬學校出身，若就學校出身的人數加以分析，

則軍醫學校畢業的佔百分之三十（即三百六十人），其餘二千餘至三千人多非學校出身。我是主張人治的，認為國家一切事業，如果沒有健全幹練人才去主持，是不能得到進步的。一個龐大的軍醫業務，由統計上證明，學校出身的人員竟不到三分之一，而非學校出身的人員，竟超過三分之二，無怪乎軍醫業務要停滯而不進展。因為這個緣故，當時有人主張仿效歐美的辦法，將醫藥科停辦，而改辦衛生勤務訓練，招收國內外醫藥院校的畢業生，即可打破軍醫界學派的糾紛，又可多量造就人才。這種辦法本來甚善，可是進一步觀察，行之我國仍嫌過早。我對於本校現在招收高中學生作長期教育的辦法，也認為應該避免，不過這種長期教育的辦法，在一般新興的國家是不能避免的。一般人只看見教育部二十四年度的調查報告，以為國內已有二十九個醫學校院，殊不知每年在醫學院畢業的人數，平均尚不及五百人，而其中有有五分之一是女生。根據上項報告，全國醫學院畢業人數，由光緒29年至民國24年止共五三五八人，其中除死亡改業等約在百分之三十以上，現做醫師的約三七四〇人，再加入軍醫學校畢業人數一〇五五人，亦照上立除死亡改業等外，實際服務者約七三八人，兩項合計不過四四七八人，若以全國人口平均計算，每萬居民只有醫師〇·一六人。但以歐西各國，每萬人民佔有醫師做比較，如德國在1930年有七·七五人；法國1926年有五·九人；比利時1926年有六·二人；則我國相差疏遠。況且醫學校院區區畢業人數，因社會需要迫切，雖欲招之入校訓練亦不可得，所以我的主張是一面將原有教育擴充學額，一面舉辦大規模衛生勤務訓練與補助教育，以適應全國軍醫業務人才上的需要。

　　張建文詞中流露之務實態度，以及對於當代中國軍陣醫療與相關需求之熟稔，恐怕正是他可以不執著於日德傳統與英美新制的影響，獨問何者對中國軍醫訓練最佳，孰能為中國抗日將士貢獻最眾的心緒根源。

參•抗日戰爭與學校之顛沛及戰場軍醫收編

　　1937年學校授命遷抵廣州後，遂與廣東軍醫學校合併上課，廣東軍醫學校旋改為軍醫學校廣州分校。其校舍寬敞，以兩校人才教材匯合，教學實驗足資應付裕如。原有德籍教授受其軸心政府召回，遂延聘留德留美具有醫學博士學位數員，各就專長任教，弦歌不輟，教授陣容益形增強。時日寇航空母艦及艦隊麕集大鵬灣沿海地帶，粵港受其威脅，於施教之同時，飭由工程人員日夜趕工，完成防空洞設備。時因抗戰軍興，醫科第二十五期及藥科第十九期提前三個月於是年八月於南京畢業。

　　1938年時敵機頻來襲擊，警報數分鐘即臨粵垣上空，全體官員生兵集體入防空洞避難，一俟警報解除，及在洞之附近空地授課或夜間補足之。至示範實習科目則照常舉行，未受影響。處此艱困，咸無間言，蓋同仇敵愾之精神使然。同年4月，西南戰區戰事益繁，日寇至惠州登陸，學校籌備內遷，奉准先遷廣西。經派員前站擇定桂林、陽朔及大墟三地，乃由水運經梧州轉桂林。因船隻充裕，所有人員物資全部撤出，遂以大墟為校本部及醫科駐地，以桂林為藥科駐地。時軍醫預備團併入本校系統下，以陽朔為該團之駐地（軍醫預備團之概況另述）。高年級學生經洽准廣西省立柳州醫院實習。駐桂歷八閱月，因駐地分散，房舍以各地會館廟宇權作教室，白晝以神座或露天為講堂，夜間則以為寢室，實驗室則搭蘆蓬為之，以木箱木板為實驗臺，雖艱苦萬分，然教學未輟，教學器材大部無法容納，多未動用，校政措施亦無展佈，教學授課只憑書本黑板為之，然師生施教求學之精神未曾懈怠。

　　中央軍醫學校原在南京市內，佔地甚小，除兩層樓房外，僅有兩排平房，且周圍盡是民房，無可發展，陸軍醫院雖較寬敞，有病床百張左右，然醫療設備亦簡單，殊難與廣州軍醫學校及廣州陸軍總醫院相媲美。那時

以廣州軍醫學校之寬敞校舍及基礎醫學大樓容納南京本校員生約一百餘人綽有餘裕，尤其兩校合併使用自然更感充實。本來兩校設備各有長短，在基礎科學方面，南京校以生理學和生物化學的設備較好；粵校以解剖和病理見長。兩校的細菌學設備都不差，此種情形，要視各部門有無專任人員主持及主持人之努力如何而定，當然其經濟情形如何亦有關係，在那時粵校之經濟情形當較南京校為優，故粵校雖然僅成立三年，但其成績亦較京校為優。

只是抗日戰局逐漸逆轉，中央認為軍醫學校必向內地遷移，或先遷至廣西，然後再遷貴州。正在那時原廣東軍醫學校及總督醫院所合聘之四位德國教授奉令返國，幸而軍醫學校所邀的知名學者，亦先後到廣州任職，如孔錫鯤（病理）、梁舒文（外科）、邢文嶸（藥理）、高禩瑛（皮膚）、陳任（眼科）、沈毓楨（外科），以上諸人均係留德同學且有博士學位。袁開基留美（藥物化學），生理學方面又添了李茂之。1938年4月，各方戰事益緊，學校乃等內遷，並決定先遷桂林，醫科二十六期、藥科二十期奉令提前畢業。本校在桂林被分配地點，有桂林、陽朔及大墟三處，建議以大墟為校本部及醫科駐地，以桂林為藥科駐地，以陽朔為新歸併之軍醫預備團駐地。其時日寇正向粵之惠州登陸，戰況激烈，學校連同廣東陸軍總醫院由水路遷往梧州轉向桂林，因船隻充裕，所有人員器材均全部安全搬出，而廣東陸軍總醫院到達桂林以乘火車經衡陽而至其預定地南雄。於是軍醫學校（包括第一分校）於7月間分批由梧州到桂林，校本部及醫科學生皆駐大墟。藥科則由張鵬翀率領駐桂林，軍醫預備團由王永安率領由湖南武岡進駐陽朔。

時值軍醫學校南遷廣州並與西移之際，林可勝之戰場救護訓練亦在成軍中。「七七」全面抗戰事起，全國人心沸騰，林可勝應國民政府衛生部部長劉瑞恆之召，趨赴南京首都共謀支援抗戰救護工作大計。遂即成立「中國紅十字會救護總隊」，並以林可勝先生為總隊長，即時各方響應，醫護人員奮臂參加，協和醫學院師生及校友更是義無反顧投入行列，匯為一股為國家存亡絕續，無條件的報效救死扶傷任務。中國紅十字會救護總

隊遂撤至湖南長沙，在不遑寧處之際，救護總隊配合戰場需要，先後成立各救護大隊分佈於各戰區，大隊下設若干中隊，投入人力日多。

　　我國當年教育不甚普及，受正規醫學教育者尤少，統計全國不過萬人，且多集中於大都市，北平、天津、南京、上海及沿海各大商埠相繼淪陷，除間道投奔追隨政府者外，多留在淪陷區不能脫身。軍中醫官具正式醫學者資歷不多，僅有少數軍醫學校養成教育畢業校友分配軍醫機構服務，直如鳳毛麟角，實有杯水難救車薪之嘆。紅十字會救護總隊雖擁有相當數量之高級醫護人才，但難以應付全面抗戰遼闊戰場，其中尤以中下級幹員需要更為殷切。林可勝高瞻遠矚，以為應從加速大量培訓戰時醫護人員著手，建議中央成立機構專事訓練，一以培養中國紅十字會救護總隊及所屬救護大隊所需之基層人員；一以收訓戰區後撤之衛生人員施以戰時醫防教育及招收各淪陷區外逃之愛國青年，加以技術訓練有求學謀生機會；亦建議調訓部隊之在職各級軍醫幹部。遂奉准於1938年5月1日成立「內政部戰時衛生人員訓練班」於長沙，以林可勝先生兼主任。其組成人員以中國紅十字會總隊人員為主幹。此後兩機構相依相存，合作無間。機構皆成立於戰爭最激烈之時與瀕臨戰場之地，其處境之艱難可想而知，教育設備與裝備自是因陋就簡。所幸，救護總隊人才濟濟，師資不虞缺乏，而器材物資救護總隊有外來捐贈，可以依賴併用。

　　於此又不得不為中國紅十字會救護總隊先做簡介：緣抗戰事起，中央衛生部命成立救護機構以支援戰爭，已如上述。時國人基於義憤，同仇敵愾，皆有共赴國難之心，紛紛參加救國行列，醫護人員尤不後人，且多已有昔年參與華北抗日之醫療救護事功，是以中國紅十字會救護總隊成立，愛國醫護人員爭先投效，雖在戰事不利之時，皆不畏艱危，不計待遇，冒險犯難，貢獻其技能。除國人之外，有遠自海外歸來之僑胞，如來自南洋馬來西亞各邦，緬泰港澳地區，更有遠道返國之歐美僑胞，亦有外籍專家學者前來效力。自成立以至遷徙流離各地迄貴陽定居，先後皆有專家學者加入，不斷壯大。救護總隊擁有醫生約五百人，其中多為成名專家；護士數百人，亦多系高級護理人員。此外有來自匈牙利、荷蘭名醫之外籍人士

參加湘北戰役救傷工作。故衛訓所師資有其優越之來源。

　　至言設備及器材，中國紅十字會堪稱充足，蓋自抗戰發生以後，林可勝先生後多次赴美，向彼邦人士奔走勸募，請求援助醫藥，以林先生在醫界之聲譽德望，迅即獲得各界之迴響，美國醫學與社會人士適時熱烈捐款，且因而成立「美國醫藥助華會」，在六年間，美國各界先後捐款達6千百餘萬美元。此一數字以五十餘年後我經濟發達、外匯存底雄居世界之今日視之，似無足輕重，惟以當年價值及海岸受封鎖，經濟物資皆困時作比，則其數目之龐大與需要用途之廣之急，則不可同日而語。例如：我政府全年度預算亦不過10餘億美元，用以支應全國，應付戰爭。自可想見外援之助力為數不菲。且我國自抗戰發生不久，沿海地區已盡入敵手，物資來源阻斷，日感貧乏，貨幣連年貶值，所獲捐助何啻大旱之甘霖。此項外來醫藥器材由美國源源假道香港以空運或海運經過越南之海防以及印緬仰光進入畹町、保山轉輸內地，是以紅十字會救護總隊醫藥物資充盈，如治瘧之奎寧丸一項，竟可以噸位計，故衛訓所醫藥與教育器材亦不虞匱乏。

　　衛訓所於長沙成立後，至1938年11月在長沙會戰前即與紅十字會救護總隊撤至湖南之祁陽，旋於1939年春復由祁陽輾轉遷至貴陽之圖雲關，遷徙過程沿途所歷之艱難險阻自不待言。抵貴陽後兩機構喘息稍定，即展開教育訓練工作。衛訓所之師資既來自中國紅十字會救護總隊，且以其主要人員為基幹，故特列出救護總隊之較高級人員：總隊長林可勝，醫學各科有周壽愷、張孝林、榮獨山、屠開元、柳安昌、容啓榮、施正信、聶重恩、楊文達、熊榮超、陶桓樂、陶瀠、葉天星、蔣旭東、張祖棻等（以上皆醫學專家學者）；過祖源、劉永懋（二位工程師為環境衛生專家）；周美玉、孫秀德（二位女士皆護理權威）；鄒玉階（社會學專家）；林紹文（生物學專家）；李冠華（生化專家）；以上人員於衛訓所成立後或專任或兼任教務行政主管，或為高級教官。

　　衛訓所先後成立五個分所及昆明訓練所，其主要人員亦與中國紅十字會相關連─中國紅十字會救護總隊下轄九個大隊，大隊下轄若干中隊，小

隊共百餘。九個大隊分佈於九個戰區，第一大隊駐陝西襄城，大隊長萬福恩（協和醫學院畢業，外科專家）；第二大隊駐江西弋陽，大隊長何鳴九（同濟大學醫學院畢業）；第三大隊駐福建邵武，大隊長劉培；第四大隊駐四川黔江，大隊長彭達謀（協和醫學院畢業，公共衛生專家）；第五大隊駐湖北老河口，大隊長馬家驥（協和醫學院畢業，公共衛生專家）；第六大隊駐湖北恩施，大隊長董先奎；第七大隊駐廣東曲江，大隊長錢惠倫；第八大隊駐廣西柳州，大隊長朱瀾琛；第九大隊駐湖南長沙，大隊長林竟成（同濟大學醫學院畢業，公共衛生專家）；第十大隊駐雲南昆明，大隊長錢崇恩。（註：駐地時有遷移，機構亦有裁併，人事屢有調動，文內僅摘錄所能取得之資料，未經確實考查。）各大隊下轄若干中隊，中隊下有小隊。中隊皆有醫師、護士檢驗員、環境衛生員，員額十五至二十人。裝備有：標準藥箱、急救箱、手提器械箱、飲水消毒箱、檢驗箱、輸液設備及高壓滅菌器等。大隊部並設有X射線裝置及技術員。皆與中國紅十字會救護總隊之大隊相連，醫療與訓練相依相存。

　　正當林可勝的衛勤隊在西南立穩腳跟之際，張建帶領的中央軍醫學校也在逐步西遷中。1938年7月，軍醫學校內遷廣西桂林，同年10月廣州淪陷；1939年初，再內遷貴州安順，此早為預定遷校的終點目標。

　　1938年暑假，全校學生三百六十餘人，連同官兵攜帶所有裝箱的教材、儀器、設備，分成四、五梯隊，陸續由廣州乘江輪到廣西梧州，再改乘小船或行軍至桂林。藥科學生駐桂林，醫科學生駐大墟，軍醫預備團及醫、藥科入伍新生駐陽朔。在此進駐期間仍繼續上課。1939年1月初，按照計畫再由桂林遷至貴州安順。因路途遙遠、山路難行，張建特向余漢謀總司令懇請，借得運輸車八輛協助搬遷；學生則隨身攜帶輕便行裝，分成四大隊，以行軍方式徒步至安順。學生沿途還表演街頭劇，以宣傳抗日。路程由桂林出發，沿兩江、百壽、雅瑤至榕江，再攀爬苗嶺山脈，越過桂黔邊界後轉向西北，經貴州都勻走向安順。此行全程一千八百餘里，歷時約兩個月，悉數安全抵達目的地─安順。

　　遷往西南之初，已派教務處長于少卿偕同主任教官萬昕為前站，前往

查擇校址。據電告，遵義已由其他軍事機關駐入；安順縣北門外之桂西營房地曠屋多，堪作校舍。遂派藥科主任張鵬翀主持再遷校事宜，官員及眷屬乘公路汽車前往。校有物資，呈余總司令漢謀派汽車八輛輸送，賴以全部撤出。學生則分四梯次編隊由隊職官率領沿公路前進，以馬匹駃載糧秣隨行，並沿途設站照料宿食，攀山越嶺，備受辛苦，然皆精神抖擻，沿途對民眾宣傳抗戰意義並以含有同仇敵愾意識之話劇歌詠助興，於年初安全抵達目的地。

　　1939年2月中旬教育長張氏抵達貴州安順，師生於離亂中違別月餘，官員學生聞訊，群圍歡呼相迎，有如家人重聚，情況感人。經查北門外貴西營房內有廣闊操場，然雜草叢生。其他東門坡孔廟、地藏廟、大神廟等地，房舍雖有多棟，然均陳舊失修，殘破不堪。遂召集行政教學高級人員開會，策訂營舍分配修繕及環境整理計畫。僉以大營房為一莊嚴偉大磚造之三層建築，且操場廣闊，可容納數千人，集中學生，便於管理。加以地處城外，周圍空曠，爾後發展當無困難。醫藥科各班次前其教學及藥科實驗室等均設置其中，並以校本部設於此營房之中心地帶。至孔廟房舍則以之設立教學醫院及臨床教學中心，尚有地藏廟等廟宇作新生入伍訓練場所及校有器材儲藏庫之用。

　　如此大致安排，即由主管人員按訂計畫，分繕呈文圖表，由教育長張氏親往重慶，呈報軍政部，面謁部長何應欽上將，蒙予支援，賜發鉅額修繕專款。旋即返校，從事修葺。責由張工程師元春細部作業，排定整修優先順序。除先修理各教室及校本部與學生宿舍外，另於北門外右側武當山之崎嶇空曠土地，建立醫科前期之學系等之實驗室。在生藥系近旁有荒種農地約二畝許，經商准地主租用，闢為藥用植物苗圃。復於對面之小梅山興建製藥化學學系、工業化學系、化學兵器學系等教學場所及實驗室。他如人文科學、物理化學、生物學等教學及實驗室、圖書館等，則安置於大營房之內。在此同時，黔省省會貴陽，日處於敵機空襲中，間有敵機經過安順上空，須修築防空設備以策官員學生士兵之安全。全部工程經半年時間次第完成，校舍雖非巍峨葦廈，卻井然有序，切合適用。環境經大事整

理後，校園花木扶疏，景觀雅致宜人，堪稱優勝園地。實由於策畫周詳，全體官員生兵與張教育長戮力同心積極進行之辛勞與地方官吏紳耆大力協助有以致之。

學生課業不能使之荒廢停輟，故一面修繕，一面因陋就簡授課。此時教學人員除由粵桂來黔者外，京滬粵各大學教授亦多避亂來後方，不分畛域，兼容併儲，遂延攬留美英德日有關醫學專家學者，各就專長任教，計有博士學位者十九員，碩士及國內外積學之士多人。於是教學陣容益形增強，擔任重要職務者，校長為軍委員會委員長　蔣公兼任。教育長張建實負其全責。教務處長兼醫科主任于少卿，留德醫學博士。藥科主任張鵬狪，本校藥四期。附屬醫院院長李雨生，留德醫學博士。英文：甘毓津，留美；何榮貞女士，金陵女子大學。德文：王位中，留德；包克蘭女士，德籍。生物學：郁康華，留美。物理：兪鈞權，留德。化學：華乾吉，留德化學博士。衛生勤務學系：李旭初，本校醫十七期，留美專供衛生勤務學；教官邱倬，本校醫十四期。軍隊衛生學系：江世澄，本校醫十二期，協和進修。醫科基礎醫學部門之解剖學系：張巖，留德醫學博士；陳伯康，留美，胚胎學博士；馬仲魁，本校醫二十一期；沈尚德，同濟大學醫科；巫祈華，河北醫學院。病理學：孔錫鯤，留德醫學博士；陳履告，本校醫二十一期；何凱宣，中山大學醫科；李志上，本校醫二十六期；李茂之，北平大學醫科。生理學系：沈雋淇，留美醫學博士；張香桐，北大醫科，專攻神經生理；諸相堯，本校醫二十四期；盧振東，本校醫二十六期。藥理學系：邢文嶸，留德醫學博士。生物化學系：萬昕，留美碩士：陳素菲女士，留美化學博士；陳美瑜女士，留美；陳尚球，東吳大學化學系，協和進修；楊承宗，中山大學化學系。細菌學系，李振翩，湘雅醫學院，留美，曾任教於協和醫學院；葉宗藩，中山大學醫科；彭淑景，同濟大學醫科；江先覺，本校醫二十六期；蔡宏道，本校醫二十七期；顧德鴻，本校醫二十八期；向近敏，本校醫三十期。醫科臨床醫學中之內科：楊濟時，協和醫學院，留美醫學博士；楊澤光，協和醫學院，留美醫學博士；曾憲文，留德醫學博士；張靜吾，留德醫學博士；朱師晦，

留德，洪寶獎學金進修；徐鶴皋，北京大學醫科。外科：梁舒文，留德醫學博士；阮尚承，留德醫學博士；朱裕壁，留德醫學博士；孫生桂，河北醫學院；鄭寶琦，本校醫二十四期。婦產科：湯漢志女士，協和醫學院，留美醫學博士。眼科：陳任，留德醫學博士。耳鼻喉科：張洒華，留德醫學博士；陳序圖，中山大學醫科；陳世彬，湘雅醫學院，留美。皮膚花柳科：高禩瑛，留德醫學博士。藥科設有五個學系，基本化學系：袁開基，留美化學博士；嚴仁蔭，留美化學博士；鄭法鈺，留美；張繼宗，本校藥二十二期；朱陳福，本校藥二十二期；王志鈞，本校藥十五期；呂世枋，本校藥十七期。生藥學系：李承祜，留日；管光地，留美；徐岩，本校藥十八期；趙仲雲，本校藥十九期。製藥化學系：龍康侯，留德製藥化學博士；葛祖良，留美；王贊卿，留美；崔鑠才，本校藥十六期；陳勛臺，本校藥十七期。藥劑學系：林公際，本校藥八期；劉壽文，本校藥十五期，留美；張奕棟，本校藥十七期，留美；李蔚汶，本校藥二十三期。藥品檢驗學系：孔憲保，留美化學博士；胡乃釗，藥十四期，留美；譚增毅，本校藥二十三期，留美碩士；黎漢德，藥二十四期。由於各級教學人員學驗俱豐，施教嚴謹，循循善誘，學生亦奮發有為，師生共體時艱，呈蓬勃朝氣，造成新學風，使教育步入正軌。

校遷安順後，物資頗感困乏，尤以教育器材為然。經呈准專款，派藥科張主任鵬狪於1939年冬化裝，冒險犯難，攜款前往淪陷區港滬搜購大批圖書、儀器、藥品計五十大箱。越二月、器材運抵浙江海門，日艦雲集海門港外，正進犯溫州，時適教育副管吳祥明在金華招生，令飭協助搶運，於農曆除夕趕往於砲火聲中，運至金華轉運，滿載而歸，教學器材更臻充實。

校本部操場之南端高豎鐵架，懸掛「作新軍醫者來」六個大字，以作精神昭示，使來校就讀員生注入新觀念，知所警惕，而興肅然起敬之心。如此良好學習環境立定自身砥礪立國報國之志願，足見環境與學風對青年人影響之深遠。

1939年本校奉頒新編制，員額增加，除教務處外，設有總務處、政

治部（後改爲新聞部）及學員生總隊部。所有教育設施以一切爲抗戰爲勝利作重點，復以行政支援學術研究爲前提，按照教育部醫學教育水準、抗戰態勢及本校特性，重新釐定教育計畫施教。此時軍醫署第十二重傷醫院由桂林遷至安順，院長徐津芳（本校醫二十六期畢業），旋經改爲本校附屬醫院–教學醫院。當即由校方加強其功能，指派各科臨床教學技術人員，增派各種醫藥器材，分別擔任醫療作業，供學生見習實習，兼加強傷患治療效果。是年夏，留柳州省立柳州醫院之實習學生應屆畢業生，教育長張氏邏往主持畢業典禮。是屆醫科第二十七期及合班上課之分校一期畢業，於安順，計十一員。

　　1939年11月24日爲本校成立第三十八週年紀念日，校舍整建及教學設施均具規模，初次開放各學系、實驗室、教學醫院及門診部兩日，供安順地方官員紳耆民眾及他校學生參觀，使之瞭解本校教育設施內容及教育概況，準備相當齊全。繼開放醫藥科實驗室十餘處、所，醫院之實驗室、藥局、手術室、病房、門診部亦一併開放，各處皆派員說明，前來參觀者絡繹不絕，均留有深刻印象。不僅轟動安順，亦且聲名遠播。其時中醫學院院長王子旿先生，係醫學界耆宿，亦遠道蒞臨參觀，茶會中曾謂：「貴校歷史、人才及教學設備均爲第一，國難期間有此氣概，實難能可貴。」贏得在座地方官員紳士之共鳴，讚譽之聲不絕於耳，允稱盛世。

　　1940年時，學校遷至安順已逾二載，教學基礎穩定，除依據教育計畫逐步實施外，並責由政治加強宣傳「抗戰必勝建國必成」之國策，以堅定官員學生信心。時全面抗戰日益緊張，野戰部隊及後方醫療機構均急迫需要醫事人員甚眾。爲因應軍中需要，奉命擴大招生暨增設科系。自本年起，每年招生二次。以限於設備，醫科仍招六十名，藥科仍招三十名。後創辦牙科，由謝晉勳爲主任，張錫澤、戴策安等分任教官。謝等均係華西大學牙科畢業，學術精湛，教學不懈，獲其助益良多。後謝辭職，繼由蕭卓然主持。蕭氏亦華西大學畢業之佼佼者，教學益形進步。旋增設護士訓練班，以鄧南陽爲主任，管祖桂女士等爲教官。鄧、管均係上海護士學校畢業，學驗俱豐。藥劑班以何池爲主任（藥科十三期）。牙科及護訓班每

年亦招兩次學生，每期三十名，但均不足額。

繼辦專科部醫學組：據戰地考察團報告，略以「前方軍醫素質太差，醫藥設備簡陋，藥物缺乏，乃軍隊衛生無法改進之原因。」引起一般之重視。其時部隊中之軍醫，本校或其他醫學院校畢業者甚少，多數係從看護兵作起，逐漸累積診病經驗即升爲尉校級之軍醫。抗戰期間，高中流亡學生參加軍隊而被派至衛生隊或軍醫院工作者頗多，經若干年磨練後變成軍醫。其中亦有軍醫速成班結業者。因戰時須要軍醫人員甚多，以此類醫事人員任職，聊勝於無。

本校雖於戰時每年招收學生二次，然每年畢業者僅百數十人，兩分校畢業者更少，故作育非正式學資之軍醫乃當務之急。爲圖謀改進當時之軍醫業務，乃擬訂設立專科部方案，呈准軍政部就此類曾受高中教育及同等學歷在部隊服務三年以上之軍醫，擇優考選來校，帶薪帶職求學。此一專科部教育經釐訂計畫，分兩階段完成。即入校受教二年後遣回原部隊服役，二年後再返校就讀二年，修畢必修課程。所有教材偏重實用醫學。此一計畫同仁多表贊同，間有少數學院派人士以無此種學制而持異議，但因濟戰時之需，遂於1940年夏起每年招收學員一次，每次計六十人，接受正式醫學教育四年。原有正規教育部分，改擬爲大學部，以示區別。資深主任教官高禩瑛爲專科部任主任。此一教育，爾後不僅對改進軍醫業務卓然有成，且學術上亦間有優越表現者，是乃始料未及。

本年秋，因鑑於軍醫教育須與部隊軍醫及其作業密切連繫始克有濟，擬派專家學者若干人組團前往各戰區實地視察及指導醫務。經奉准由校組織戰地醫務考察團，以教務處處長于少卿任團長，兼理軍陣外科；軍醫預備團主任王永安爲副團長，兼司軍醫行政。團員李旭初司衛生勤務，江世澄司軍醫隊衛生，萬昕司軍隊營養，曾憲文司軍隊傳染病，陳任司砂眼防治。前往第九、第七及第四戰區考察，行前均各就所司作充分準備，圖表齊全。到達戰區後，分發至各軍師考察醫務狀況，然後與部隊軍醫舉行座談會。會中詳細說明應加改進事項及注意重點，並作專題學術講演，立論精闢，內容充實中肯。因部隊長亦多出席聽講，咸表示敬佩，故參加者益

眾。當初不爲戰地部隊所重視，及後得知前情及團中人員有將級二人、醫學博士四人，始引起高級長官之注意。迨往第一集團軍總司令部時，總司令楊森將軍親自接待，參加會議，晚宴並有樂隊伴奏，備受禮遇。此團赴戰地考察，曾深入部隊基層，由士兵營養不良而指導改善食物素質，由斑疹傷寒流行而指導滅蝨及改善環境衛生，他如外傷治療應行嚴格消毒，預防砂眼播散及強調預防注射之重要性等亦均涉及。此行歷時二月餘，得各戰區長官之贊助，對部隊影響至深且巨。返校後，將考察經過及建議詳實呈報軍政部，深獲嘉許。

時抗戰已進入第二期之末，中央策訂戰略，以空間換取時間，以西南之廣西、貴州、雲南、湖南等省爲右翼支柱，以西北之陝西、甘肅、寧夏、青海、新疆等省爲左翼支柱，各駐重兵，互爲支援，並以西康、西藏作四川根據地之後方，所有軍事設施悉依此準則部署。故軍醫學校之兩所分校爲因應戰略，亦本此原則安排。其課程水準、教育方計，悉與本校所訂者無異。第一分校奉令設於西安，由滕書同爲主任。滕氏係本校醫科十四期畢業，留德習外科，乃勤奮儉樸刻苦耐勞之士。由其與西北醫學界人士切取聯繫，延聘知名之士任教，如張同和、姜渭綸等諸氏分任外科、內科教學。在職期間，施教嚴格。並以西安陸軍醫院爲實習醫院，績效甚爲顯著。1945年夏4月改稱爲軍醫學校西北教育班。未幾抗戰勝利，於1946年遷滬，併入本校。

另以接收之雲南軍醫學校改組爲第二分校，以原任校長周晉熙爲主任，周氏係本校醫三期畢業。時敵機頻來空襲，常疏散至郊外山洞下上課，或於夜間補授。1942年11月周氏以年邁請辭，由其外科主任教官景凌灝繼任。景氏係本校醫十八期畢業，留日多年，攻外科，獲博士學位。繼任主任後，銳意經營，盡心擘畫，建立專科教室，籌辦教學醫院，整理環境，校園煥然一新，教學設施大備。所授課程中人文及物理化學等課，則聘請西南聯合大學教授兼任。醫學專業課程，則延攬專家講授。時美空軍駐昆明，設有醫院，聞其教學認眞，學生程度頗高，乃前來觀摩，並邀其應屆畢業生前往該院實習，協助醫療，表現良好，合作無間，博得好

許。1945年改稱爲軍醫學校西南教育班。抗戰勝利，於1946年遷安順，併入本校。

安順係黔西之通都大邑，爲工商業城市，教育亦發達，爲貴陽通昆明之交通孔道，人才輩出。時有谷氏三昆仲─谷正倫，任甘肅省主席，正綱、正鼎均任中央政府部長，韓文淵、文煥兄弟，皆爲陸軍中將。地方紳士如黃堯丞先生於民初任國會議員，時任貴州省議會副議長。其智慧過人，學識淵博，見地遠大，邑人均崇敬之。尚有韓雲波（韓中將之兄）、董淑明（保定軍校出身曾綰兵符）、帥燦章、鄧義之諸先生（帥鄧皆爲富有紳商）對地方公益莫不樂襄其成。

本校遷至安順之初，困難重重，多承惠助，得以解決，盛情可感。惟該縣醫療機構缺乏，原只有美國教會醫院一所，僅美籍醫師一人應診，力有未逮，且不諳我國語言，終嫌不便。另一天主堂診所由修女問病發藥，其效驗可想而知。縣城環境衛生欠佳，到處有蝨子，致有斑疹傷寒流行。本校學生亦有少數蒙受其害，於是由全體官生使用DDT作滅蝨運動，以資防治。其巷弄老鼠橫行，唯恐發生鼠疫，即商請縣政府合作，發動民眾推行城中滅鼠運動。並採懸賞方式進行，凡捉鼠送來者即發薄酬，故斬獲甚多。從此斑疹傷寒得以阻遏，亦無鼠疫發生，對民眾之防疫大有裨益。由令人詫異而他處所未見者，乃家庭豢養之貓，鼠見貓毫不畏懼，貓亦不敢捕食，蓋貓食鼠後必死，而不知其原因。經飭由病理學系將生鼠、死鼠及生貓、死貓作病理解剖檢查，反覆作動物實驗，其結果爲老鼠腸中含寄生蟲甚多，鼠能耐受無礙生存，而貓對此寄生蟲有敏感，如食之致死無疑。故貓不敢捕食老鼠。此一歷久不知之謎，於是揭穿。

由於防疫運動頗具績效，深獲各界感戴與信賴。在此期間，由校邀請安順縣縣長朱大昌先生及士紳多人（上列諸氏均出席）商議撥款建立醫院事，告以興建醫院之要旨：一爲學生實習，以提高臨床醫學教育之水準；再爲地方民眾提供醫療服務；只因經費難籌，請予協助。當場一致響應，欣然願由地方撥地籌款興建。旋獲鉅款，以孔廟爲中心，從事改建，越三月即竣工，附屬教學醫院於焉成立。派內科主任張靜吾兼任院長。開幕之

後，爲本地民衆診病，僅收平價藥費，以示本校服務市民之眞誠。嗣求診者日增，鄰近各縣市患者亦遠道前來就診，治癒者衆，致與民衆情感亦增。

安順期間，各國醫藥專家常來校訪問，並作短期講學，如美國洛克菲勒基金會洛克博士、英國科學家李約瑟博士伉儷，及另一生物學家，均來校逗留數日，並舉行專題講學。李氏熱愛中華文化，著有中國科學發明史話，聞名於世，曾謂：「現值世界大戰，整個人類遭受戰火威脅，在戰亂期間，貴校友如許多學者授課，設備亦甚完善，人員精神煥發，工作勤奮，此即勝利保證，實屬難得，在歐洲各國亦所罕見。」年來經由貴陽赴昆明道上往返之政要或學者，每邀之來校作學術演講或精神講話者頻繁，但苦無適當處所供其住宿，遂於小梅山之麓，擇地築茅屋數椽，權作招待所。此地有蒼松翠竹，溪流清澈，並補植花卉，景物幽靜。內部明朗靜潔，竹籬茅舍，頗饒野趣，甚作高人下榻之所，暑假期間曾邀請中央大學校長羅家倫，西南聯大教授曾昭掄、潘光旦、湯惠蓀諸先生到校作兩週講學。彼等亦藉此來校參觀，並作休假。嘉賓相聚，談經論道，心感情契，頗獲相互攻錯匡扶之益。每次社會科學演說，常邀集當地士紳官吏與其他教育界人士及學生參加，藉以激發愛國情操，調劑身心，加強抗戰必勝信念，增進新知，誠非淺鮮，對學員生亦大有裨益。

1941年，因軍政部歷年蒞校校閱，績效卓越，均序列優等，張教育長奉准晉升爲軍醫總監（中將）。本校爲實施研究發展與因應戰時國軍需要，另創辦三個研究所。一爲藥品製造研究所，由藥科主任張鵬翀（岳庭）主其事。除作藥科學生實習場所及製造大量藥品注射液，以供應部隊之需要外，時物資艱難，爲謀自給自足，所內有電力廠、車鑽廠、酒精廠、玻璃廠、印刷廠等設備，得抒解艱困。二爲血清疫苗製造研究所，由細菌系主任李振翮教授兼任。時戰區遼闊，戰地常發生霍亂、傷寒、副傷寒及天花等病例，乃由該所製造大批是項疫苗，運送至各該地帶作預防注射及接種，抑制此類疾病之發生，得以保持戰力。三爲陸軍營養研究所，由生物化學系主任萬昕擔任。緣戰時食品生產缺乏，致物價高漲，加以戰

地各部隊常患營養不良及維生素缺乏症，該所常派員至各部隊視察，將官兵營養不良情形予以等級區分，指導其食物素質之改善，且常發刊有關營養通俗淺明小冊，分發各部隊參考，實施以來，大有裨益。此三研究所除具上述績效外，並於戰時培養出若干青年技術人才及專家，是為另一收穫。

教育長張氏鑑於歷屆畢業學生均分發軍中服役，固事理所必然，而軍中設備簡陋，學術無由精進，有似培養良好幼苗移植在荒山曠野，不加維護，何能茁壯成才，致後起無人，實屬隱憂。遂呈准酌留優秀畢業生任助教，並輪流派助教至國內外著名醫院進修，如派劉青彰至重慶中央醫院習外科，許尚賢至成都華西醫院習眼科，朱師晦獲得德國洪寶獎學金進修，期成專才，接掌任務。時學校編制隨時代實際需要再行擴大，除教務處外，另設新聞部（政治部）職掌政治教育及訓育；總務處主管一般行政、補給及事務；總隊部負責學生、學員軍事教育及軍事生活管教，下轄入伍生隊、學生大隊及分隊、學員隊。就中以教務處責任最為繁重，因該處直轄醫科、藥科、牙科、專科部醫藥學組、高級護士班等之教務。尚有附屬醫院及藥品製造、血清疫苗製造、營養等三個研究所，雖直屬教育長，亦由該處指導。時有教學人員（含各科主任、各學系系主任、主任教官、助教等）三百餘人，行政人員、隊職官等官員百餘人，士兵二百餘名，受教學生、學員經常達一千數百人，均能各盡其力，達成任務。

時值抗戰進入第三期，國步維艱，交通困難，任何人對擴充設備不存奢望，只有就原有物資儘量加以利用，亦足以應付裕如。處此艱苦時期，由於教育長張氏領導有方，各學科、學系、訓導、行政人員，多屬專家，且學識經驗豐富，對醫學教育原理及非常時期之使命皆有深刻認識，不計負荷繁重，罔顧生活艱苦，逐漸發揮最高效率，令人感動。於教學過程中，師生亦能共體時艱，緊密接觸，在有意或無意間交換心得意見，相互感染，形成濃厚學術風氣，及各種共同習性，包括品德、知識，漸次擬為堅強之有機體，間或有不愜意，難免煩言，然其出發點仍為學校教育，未及其私。當局深體此意，謙沖優容，相機說明，誤會冰釋，得以蔚為優良

學風及校風。學校全體官員生兵，竭盡心力，厥爲抗戰求勝利而奉獻。

1941年11月24日爲學校成立四十周年紀念日。斯時校況，無論人才設備益稱齊備，校風丕振，乃擴大籌辦慶典，事前柬邀地方官吏士紳觀禮，嘉賓蒞止者二百餘人。上午舉行閱兵典禮，陣容整齊嚴肅。各實驗室十餘處所、三個研究所及附屬醫院，再度全部開放，井井有條，各處派員引導說明，解答詢問或作簡易實驗，不顧煩勞、彬彬有禮。附近各縣人士前來參觀者數以萬計，睹此壯大情況，咸留有良好印象。午後貴州省主席吳鼎昌先生亦專程蒞校參觀，讚賞不已，極一時之盛。春節期間，承地方士紳聯合邀請學校主任以上人員餐敘，在座四十餘人，席間黃堯承先生有云：「貴校四十周年紀念會，爲我安順空前盛事。教學人員有二十餘人留學歐美學人，且多獲博士學位，係戰時罕見學府，我們貴州大學亦不能望其項背。」董叔明將軍繼謂：「我們安順地處西南山區，文化落後，從未見過如貴校學者專家之多，眞是猛將如雲，謀臣如雨。」賓主盡歡，相互稱慶。

是年秋，張教育長與教務處于處長少卿同受聘爲教育部醫學委員會委員。安順校區的營舍，以貴西營房爲校本部，其爲磚造三層建築，且有寬廣操場，醫科、藥科各班次前期教學及實驗室，均設其中；東門坡有孔廟、地藏廟，孔廟作爲教學醫院及臨床教學中心，地藏廟等廟宇則作爲新生入伍訓練場所、醫藥器材與被服倉庫用。原房舍皆殘破，經半年整修，遂成軍醫教育新生地。操場高豎「作新軍醫者來」的精神標語，教育器材不足者，特派藥科主任張鵬翀赴淪陷區搜購，得圖書儀器藥品五十大箱，賴以充實教學所需。在安順八年，雖生活清苦，然員生精神奮發、情緒高昂，所作育人才甚衆，才俊輩出，後多爲學術菁英。軍醫薪火相傳，洊升首長者多出其門下。在安順期間，大學部半年招生一次，以期多量培養人才，又另設專科部以提高現役軍醫素質，1942年更創設牙科，並舉辦軍醫、司藥人員訓練班、護士訓練班等以應抗戰需要。在國家爲難之際，僻處後方艱苦經營而先後作育軍醫幹部逾萬人，張教育長主持軍醫教育之功不朽矣。

　　由於軍醫學校遷校轉進大西南的行動計畫執行完善，自1941年起先後有政府要員、學者專家蒞校視察及專是講演，親眼目睹校況良好的景象，莫不讚譽。中正醫學院王子玕院長，在1940年參觀軍醫學校圖書館及實驗室等校內設施後，在茶會上說：「貴校歷史、人才及教學設備，均為第一。國難期間，有此氣慨，實在難能可貴！」1942年春，教育部醫學教育委員會派員赴安順視察軍醫學校時，更特別給予肯定。後撤的醫學院校（如河北醫學院、山東醫專、江西中正醫學院等等），因撤退時毫無準備，且無交通工具，所有醫學教學設備、圖書及人員，全未撤出，殊為醫學教育隱憂；而中央軍醫學校適得其反，經張教育長煞費苦心，慘澹經營，且更加充實，其教學師資尤其整齊。且謂現有設備與人才及其工作精神，不獨戰時，即平時亦屬罕見，決以貴校為其他醫學院校前期助教進修之所。果然，是年秋，即有江蘇醫學院派助教兩人（生化學系湯工英、細菌學系李德明）赴該校進修，各為期兩年。此後，陸續有其他各醫學院校助教二十餘人，前來接受進修教育。

　　1942年春，教育部長陳立夫蒞校訪問，由張建教育長及于少卿教務處長陪同至各科系實驗室、各科研究所暨附屬醫院等處巡視畢，旋即集合全體官員學生訓話，語多勗勉，備蒙讚譽，復云：「貴校雖屬軍方，而教育部異常關切，今親來參觀，所見教學人才濟濟，設備完善充實，果然名不虛傳，大可作為其他醫學院模式，爾後希望再進一步培育醫學專門人才，為國家、為抗戰而貢獻力量。」陳氏返部後，旋派醫學教育委員會汪元臣執行秘書等二員來校（醫教委會主任委員部長兼任，會務由執行秘書主持），汪係同濟大學醫學院出身，與于少卿處長、張院長、高禩瑛主任、孔錫鯤主任等多人有同學之誼，盤桓數日，相處歡愉，作深入觀察，承告：「後撤各醫學院，如中正醫學院、山東醫專、河北醫學院等，因後撤時事出匆促，毫無準備，且無交通工具，致所有教育器材、圖書、儀器均未運出，人員亦多星散，現自建教室上課，學生無實驗實習，僅作黑板教學，青年助教欲自修求進亦不可能，殊為醫學教育隱憂。貴校之教學人員器材如此整齊充實，深佩張教育長和各位之煞費周章，獲此成果，誠屬

得來不易。」

汪等返部後，將觀察情況報部，據悉有云：「軍醫學校設備人才之齊全及工作精神不獨戰時突出，即平時亦所罕見。」嗣後教育部函請委託辦理進修教育，曾派其他醫學院校助教數人來校，至生物化學系、解剖學系、細菌學系進修，各爲期二年。時美國志願軍飛虎航空隊及其他兵種軍事人員，來我國參加抗戰者日衆，其軍中醫藥人員來校參觀，彼等嘗云：「校況良好，在戰時有此完整設備之學府，似沙漠之綠洲。」爾後由校聘請作短期演講，經常舉行座談，以語文無隔閡，與師生打成一片，友誼日增，頗獲學術交流之利。

衛訓所之成立與中國紅十字會救護總隊之淵源已如上述，是故衛訓所之主要人員大多來自救護總隊，兩機構已融成一體，人事互動，多身兼兩職，同時執行醫療救護與教育訓練任務，人才濟濟之紅十字會救護總隊，亦皆衛訓所之師資。衛訓所自成立後輾轉遷移，機構一再變更，人事異動自多，未能隨時作有系統的逐一列舉，其組織編制之遞嬗亦無法一一採錄，現僅就所得之1945年改組爲「陸軍衛生人員訓練所」之組織表及1947年復員上海編併爲國防醫學院前之編制組織列表顯示之，不作文字敘述。至如人事則姑就編併國防醫學院前之服務較久、資歷較高、聲望較著、職責較重者，不依次序舉其姓名如下：

總所主任：林可勝（公出時曾由嚴智鍾代理），副主任先後有張先林、盧致德、教務主任柳安昌，組織主任先後有馬家驥、汪凱熙，總務組主任陳韜，護理學主任周美玉，內科學組主任周壽愷，外科學組主任張先林，X射線物理學組主任榮獨山，理療科主任張天民，微生物學主任陳文貴，生理學組主任柳安昌，生物學組主任林紹文，生化學組主任李冠華，環境衛生工程學組主任先後有過祖源、劉永懋，防疫學組主任先後有容啓榮、施正信、薛蔭奎、復健醫學組主任鄒玉階。各學組主要人員：內科學組高級教官陶桓樂、吳國興、曾亨能、聶重恩、陶澯等；外科學組高級教官汪凱熙、屠開元、范樂成、馬安權、熊榮超、徐湘蓮、周金華、虞頌庭、劉慶東等；X射線物理學組教官石順起、孔慶德、龍名揚、錢家祺、

顧菊珍；微生物學組高級教官林飛卿、葉天星、史敏生；生理學組高級教官呂運明；生物學組高級教官梁序穆、許織雲；環境衛生工程學組高級教官倪世槐、戴根法、林壽梧；防疫學組王申望、方鎝銓；護理學組高級教官孫秀德、龔棣珍；復健醫學組教官宋四明；裝備所胡會林。

　　以上所舉醫護及工程與技術人員皆為學有專精之國內外大學畢業，學術已有相當成就者，在國家艱危之際，冒險犯難，不計待遇，不求名利，茹苦含辛，甘之如飴，貢獻其技能，且身兼教職，肆應於醫療救護與教育訓練工作，粗衣糲食，在環境惡劣之下生活，常夜以繼日服務，無怨無悔，其精神至足令人敬佩。

　　至如各分枝機構亦人才濟濟，其抱負與服務精神與前述人員無二致。為分枝繁多，且無資料可尋，無法逐一敘述，僅就所得片段文字記載舉其主管及主要人員：

　　第一分所設在陝西褒城，主任嚴智鍾，後由陳韜接任。

　　第二分所在江西弋陽，主任劉經邦，副主任徐步安。

　　第三分所湖北均縣，主任馬家驥，副主任劉佐才。

　　第四分所在四川黔江，主任彭達謀。

　　第五分所在湖南東安，主任林竟成。

　　昆明訓練組─其先係在印度蘭姆伽成立之駐印訓練組，主任馬安權。

　　各分所多與中國紅十字會救護總隊之大隊部同一駐地，所有師資、設備皆交互支援協助，故分所師資人才甚為充實，略言人才：以第一分所為例，醫學各科，分別由協和醫學院畢業之萬福恩、湯澤先、潘作新等為主幹，高級教官有孫大光、馬志平、支水振、孫文政、楊楓等皆醫學院畢業具有專科醫師資格。又如第二分所眼科林和鳴上海東南醫學院畢業，四分所外科范樂成協和醫學院畢業，內科朱文思等皆專科醫師有高深造詣者。此輩具有專家學者身份人士，皆激於愛國熱忱，響應林可勝先生之號召投身於艱危勞苦之戰時組合，而其後又多為醫學教育與醫療事業之主幹級領導者，載譽遐邇，為醫學界立不朽功業。

　　衛訓所與中國紅十字會救護總隊，輾轉遷徙，最後駐定於貴陽市之圖

雲關。在地理上，貴州爲貧瘠省分，交通不發達，選爲所址，乃因其僻處後方，日寇不易攻襲，可安於教育訓練而已。圖雲關位於貴州市東五公里，有黔桂公路經此，公路兩旁及附近山坡遍植松柏洋槐等樹，原爲植林地。圖雲關關口處約有十數戶居民，除有雜貨小舖一家及一小飯店外，別無其他建物。衛訓所遷來前，無一可供利用之建築。故須從「平地起家」，遷來後一切房屋：辦公室、教室、實驗室、員工宿舍、食堂、禮堂、材料庫、車庫、醫院、修理廠等等皆須建造，自山坡挖平基地起，一磚一瓦（事實初期磚瓦皆乏）起造，一切因陋就簡，以能應需要爲主，房屋皆用竹編塗泥作牆，粉以白堊，屋頂蓋蘆葦茅草秫稭等作瓦，地面則泥土加石灰壓實。此類房屋先後落成，星羅棋佈於層層山坡之上。貴州有「天無三日晴」之諺，氣候陰多晴少，有時雨量大，則雨雖停而室內涓涓不止，室內撐傘作息乃常事。所有宿舍皆用雙層木板床，照明用燈草燃菜油，一枝燭光搖曳下作業─後有電燈，但電力常供應不足。

圖雲關山坡地，全由衛訓所及中國紅十字會救護總隊與其醫院所佔，人數多達二千餘人（包括眷屬），大多屬高、中級知識份子，生活條件則極爲艱苦，但人無怨言，工作緊張無暇晷，但精神愉快，組成份子雖來自各方，背景與習尚不同，但皆相安咸有同仇敵愾之心，抱刻苦堅毅與抗戰到底之精神，和衷共濟共赴國難，故茹苦生活甘之如飴，時謂之「圖雲關精神」。

衛訓所之組成與任務，其初旨在收訓因戰事後撤之衛生人員，養成戰時需要之醫防幹部，以及爲中國紅十字會救護總隊訓練基層人員，嗣又因淪陷區青年投奔後方，流離失所，無法升學，故又同時招收高中學生，予以短期技術訓練，授以衛生勤務、軍事常識、醫護知識等課程，結業後分發上述機構充任醫護佐理員，以應需求。其後戰事日益擴大，軍民傷亡日重，軍醫使命繁劇，而人力不足，專司培育軍醫之軍醫學校，又因編制、設備等種種限制，無法在短期間大量養成戰時需要之衛生人員。於是衛訓所遂承其責，除於原定任務外，兼擔任訓練軍中現職無正式學資之軍醫官，並組訓衛生單位，以及於士兵。

　　自此視需要開辦各級各類班次，概括之有：衛生勤務與醫事技術兩大類，如衛生員班、醫護員班、檢驗員班、軍用衛生人員衛勤訓練班、防疫進修班、初級護士訓練班、高級護專訓練班等。後更開辦養成教育，設立高護職業班、軍醫分期教育班，皆招考初中畢業入學。軍醫分期教育班屬專科制，肄業八年，分三階段教育，每一階段，先在校教育二年，然後分發部隊見習一年，再回所接受教育。如此反復學習與服務共三階段，最後兩年在所完成課程及醫院實習方告畢業，其教育過程為結合知識與理論，採經驗與理論課程相互印證之實驗教育。該班僅辦一期，尚未畢業，勝利復員，有任軍醫職者，有退伍者，後多再考入國防醫學院專科完成學業。

　　衛訓所開設訓練班次甚多，且多屬短期教育。至如各分所因時因地需要，配合總所教育計畫，舉辦各種訓練，如軍醫速成班、初級內科班、外科班、衛勤班、軍醫正級、佐級班、前期護士訓練班等，皆因應戰地醫護需要適時開辦訓練。綜計衛訓所自成立以迄編併國防醫學院時止，教育訓練學員凡四萬餘人，於抗戰醫護人才之培養裨益甚大，而對於軍民醫療保健以及服務社會，貢獻亦多。

　　在戰場救護之教育方面，戰時勤務作業程序多未完備，參考資料與各種教材亦甚貧乏，因事屬創舉，惟按經驗摸索而行，鮮有遵循之定規。又因戰時物資缺乏，資訊傳播不廣，專業知識不易普及，是以醫護作業有釐訂標準之必要。衛訓所為統一教學規程及訂立戰時醫護作業規範，特請有關學科之專家，撰寫各科「作業規程」，經審定後，先擇其主要者編印專書發行，其中如：「內科學規程」由周壽愷執掌，「外科學規程」由張先林執筆，「護理學規程」由周美玉、孫秀德執筆，「環境衛生規程」由過祖源、劉永懋、倪世槐執筆，皆經世之作，可為醫護作業及教育取法。各科規程定稿後送香港印刷，出版後運返大後方，除供衛訓所及其所屬分所作為教材外，並分發中國紅十字會救護總隊及各救護隊參照實施，此外並普及於軍醫機構作為醫療救護與訓練之準則。在當時文化事業荒瘠之後方，此種專業知識規範之推行，實開其先河。

　　衛訓所遷貴陽圖雲關後，得免於遷徙流離，定居一隅，可以從事建

設，雖地理環境貧瘠，然為生存為發展，必須自力更生從事各項建設，幸有若干外援可以資助，但須先自助而後人助，事業有成後方獲外人青睞，而衛訓所在林可勝先生領導下，以享譽中外，故外援相繼捐助，實習醫院即由美國醫藥助華會捐建，供本所作教學醫院及紅十字會救護總隊收容病患作臨床醫療研究──實習醫院後改為軍醫院之一六七後方醫院，再改為貴陽總醫院。成立衛生裝備研究製造所、傷殘矯形中心及汽車教導隊，其中設備、機械、工具及所有車輛，皆由國外捐贈得來。

衛生裝備研究製造所之設立，是因戰時物資缺乏，醫療器械短絀，且購置無門，因應之道，唯有自力研究、製造、修理，以應醫療及教學需要，並求發展及創作。該所有五個工場，編制員額五十餘人，編併國防醫學院後之衛生裝備試驗所，仍具相當規模。

傷殘矯形中心，是因抗日戰爭傷殘官兵為數日多，亟需矯治或裝配義肢，乃設此機構，除教學及從事研究發展外，並直接擔任整形、復建及裝配義肢工作，使傷殘官兵得以矯治復建，或裝配義肢俾雖殘不廢，於國家及社會有極大之安定作用。義肢工廠頗具規模，技術精良，頗獲佳評。編併國防醫學院後，義肢裝配需求日少，業務停頓，其專技人員，來臺後離職，自行開設義肢工廠，營業不惡，亦為臺灣此業之先導者。

汽車教導隊，林可勝多次赴國外募捐醫療，獲捐款及器材藥品以及車輛為數甚多，紅十字會救護總隊賴以救護及輸送傷患者皆此項國外輸入車輛，奔馳於戰場與後方之間，上有紅十字標幟。衛訓所成立後有救護示範單位，配備之車輛即由此撥用，組成汽車教導隊作為教育訓練示範單位，紅十字救護車駕駛多係來自馬來西亞、星加坡之華僑，是以衛訓所汽車教導隊車輛之駕駛及修護技術人員亦皆海外華僑。該隊除配合教學外，並參與實際救護及輸送傷患，戰後復員上海以至編併國防醫學院為運輸組，其馳騁上海市各類救護車及大型運輸車，皆此類車輛。本學院僻處江灣地區，市郊之間官兵學員生之交通賴此往來，其中多輛裝配完備之救護車則隨時待命執行任務，曾供多位首長任醫療輸送。

迄遷臺初期，衛訓所與紅十字會救護總隊自始即聯成一體，除擔任教

育訓練、軍醫勤務外，並協同救護總隊參與實際醫療、防疫及救護工作，以及接受臨時任務。如1941年，湘北部隊普遍有體蝨寄生蟲、傳播斑疹傷寒、回歸熱流行軍中，衛訓所乃派出教官戴根法工程師率領環境衛生隊開赴湖北，為軍隊滅蝨治疥，指導改善環境衛生，不僅達成醫療與防疫任務，實施教育，且鼓舞士氣，增強戰力，提升軍醫聲譽。又衛訓所在貴陽，經常為駐軍、監護大隊、扎佐步兵訓練營、新兵補訓處之團隊進行滅蝨治疥，防治回歸熱斑疹傷寒及診療一般疾病；亦為過境之軍管區、師管區接送新兵作體檢與治病。

1941年11月，日機一架盤旋於湖南常德上空，投下棉絮塊及穀物，隨後爆發疑似鼠疫流行，政府急請支援，衛訓所派生物學務專家陳文貴主任，率醫師薛蔭奎、劉培帶領技術人員及設備，星夜趕赴常德，經屍體解剖，細菌學檢查及動物實驗，證實為敗血性鼠疫，確定是日寇絕滅人性之暴行，隨即進行防治工作，使免疫情擴大。後，此案資料佐證衛訓所向政府報告並公諸於世，經1953年國際法庭審判確定日軍罪刑。

1942年，國軍入緬甸協助英軍作戰配合盟軍反攻，同時修築中印國際公路以突破日軍對我海岸封鎖，中國成立駐印軍司令部於印度，衛訓所派馬安權醫師及戴根法工程師率領醫療隊二十餘人飛往印度蘭姆伽（當時駐印軍總部駐此），開設軍醫訓練班，負責訓練助印軍醫護衛生人員，傳授叢林作戰救護及防治知識。同時衛訓所主任林可勝亦親赴緬甸，與遠征軍參謀長史迪威將軍協調展開醫護支援事宜，同年，衛訓所又派楊文達醫師率領教官虞頌庭，劉慶東、孔慶德偕同醫護環境衛生工程人員三十餘人在昆明黑林舖成立軍醫訓練班，隨又增派汪凱熙、李慶傑等高級醫師前往黑林舖以充實師資，組訓在雲南第二梯次之遠征軍醫護人員。1943年夏，林可勝先生又應駐印軍新一軍孫立人將軍之請，衛訓所派薛蔭奎為軍醫處長，參加收復北緬之戰，此役殲滅日軍十八師團主力兩萬人，取得熱帶原始森林作戰醫療救護防疫之經驗。上述兩訓練機構後改組為衛訓所昆明訓練組，勝利後結束。

中央軍醫學校師生也未缺席遠征緬甸之役。1943年，遠征途中，聯

軍急需外科工作人員。學校外科學系所訓練之醫師，經磨練後均已成熟，堪作主治醫師。本年秋，商得駐貴陽之中國紅十字會會長王正廷之同意（王氏歷任外交部多年，為外交界耆宿），由會供應交通工具及醫藥器材，由校提供外科專家及醫師擔任治療任務，赴遠征軍工作，呈報軍政部令覆嘉勉，核准照辦。遂派教務處處長于少卿擔任領隊，率領資深助教陳壽康、蔡用之、區惟杰及男護士十三人，組成遊動手術隊，遵照部令規定赴滇緬公路遠征軍第二十集團軍所屬各軍師工作。以具有精湛學術，績效優異，治癒者眾，表現極佳，備受各部長禮遇及士兵愛戴，歷經八個月始返校。總司令關漢騫將軍於臨行設宴餞別，並尊于領隊少卿以少將參議名義，藉示推崇。1944年2月，派赴遠征軍之校友陸續返校。校中教育仍照原計畫進行。教育部委託代訓培養之師資人員所有必修課程均已授竣，期滿畢業。學員於求學期間皆奮發勤謹，師生相處情感融洽，俱有心得，並發給證書以證明其進修學資，經報部核備，臨行賦驪歌之日均依依惜別。此次培養之助教將於醫學學術上佔一席位。

1945年秋，日本遭受美軍兩顆原子彈襲擊，8月15日日本宣佈條件投降，抗戰勝利，舉國歡騰。時駐昆明第二分校併入本校，學生編入醫科第四十六期畢業。教育長張建飛往上海，參加軍醫會議，旋奉命復員上海市江灣。會畢返校，籌備復員事宜，決議分配任務，由王主任永安代理校務，由于主任少卿督飭教育器材包裝，由張所長鵬翀綜理遷運諸般事務，教育長則先行往滬，各執行所司任務。

1946年，開始釐訂遷校計畫。各部門準備復員行動。教育長張建於2月飛往上海市江灣主持一切，並由藥品製造所張鵬翀負責運輸人員物資，分七批輸送。在重慶、漢口、南京等地派遣前站人員設站照料食宿，於3月底全部安全到達上海江灣。以前上海市市中心區之上海市立醫院及日據時之軍醫院為校址，摒當就緒，弦歌復唱。本年夏，駐西安之西北教育班遷移來滬，其學生編入醫科第四十一期畢業。暑假在上海、武漢、廣州及西安招收醫科第四十七期、藥科第三十四期及牙科第六期學生入校受訓，照常上課。至於在「陸軍衛生勤務訓練所」方面，亦隨同遷往上海，後於

1947年兩單位合併共組國防醫學院。以迄抗戰勝利復員上海。

只是，1947年之國防醫學院設校，似未慮及抗戰時期戰時陸軍衛生勤務訓練所與軍醫學校分立之事實，以致於雜音不斷。如校友葉續源等人雖有不同意見，然尚能諒解亂局行事之難處；而其他如汪宋寶、方升坤等人，則替軍醫學校原教育長張建抱不平，且認為林可勝等人橫斷軍醫學校傳統，紛擾之聲縷縷亦為本校成立之初的歷史註腳。然陳韜推崇林可勝抗戰期間至少有三個貢獻，其中爭取美援尤為顯著。其曰：「在任六年期間，林氏每年必一或二次攜帶救護總隊工作成果，圖表、影片、照片飛往美國醫藥助華會（ABMAC），作廣泛說明與報導。計獲捐款6千6百萬美元，對國家戰時醫藥衛生輔助甚大。援華藥品器材在貴陽圖雲關，堆集如山，只奎寧丸一項，竟以噸位計，分送各師軍醫處使用」。據此，林可勝實地親赴戰地醫療，倒也不能說對中國軍醫之現代化完全沒有貢獻。只是，相較於張建全力主持安順軍醫學校，抗戰時期的林可勝與軍醫學學校間，似乎並沒有太多的交集。

抗戰勝利進入復員建設時期後，中國大陸社會各方迫切需要專才，醫護人員亦為爭取對象之一。林可勝大力整建軍醫，仍以人才為先且有賴自我培育，遂奉政府命令下，1947年將軍醫學校與戰時衛生人員訓練所合併，成立國防醫學中心（National Defense Medical Center，簡稱NDMC）。林氏親兼院長，兩位副院長委由前軍醫學校教育長張建與前衛訓所主任盧致德擔任副院長，與上海總醫院併駐於江灣。對於NDMC之成立，羅澤霖指出：「軍醫署署長林可勝，以其經歷八載抗戰之艱苦經驗，體察軍隊衛生業務癥結之所在及國際醫學教育之趨勢，針對國軍需要創立軍醫教育中心制度，分為六級八類。此一教育綱領所見深刻，所慮深遠，形成縱橫的聯繫，而成為完整體系，切合時代需要，不獨為國內之創舉，即國際間亦莫不公認為新穎之軍醫教育制度。」

第三篇

國防醫學之集大成

（1945-　　）

壹・上海江灣之國防醫學院：承先與啓後

貳・國防醫學院在臺復校之經過

參・遷臺後之國防醫學院：復舊與發展

肆・「國防醫學中心」之建立

伍・邁向新世紀之國防醫學

壹‧上海江灣之國防醫學院：承先與啓後

一、前言

　　依據Arturo Castiglioni所言，醫學史的任務係包含如何識別出政治和社會史中的重大事件對醫學思想形成的影響，以及估計醫學如何影響政治和社會生活的歷史方向。此已指出了醫學史與政治社會史間的互為影響關係，亦即醫療發展必然處於政治社會發展之脈絡中，並與其政治社會背景相輝映。

　　1945年8月15日，日本宣佈無條件投降，八年艱苦抗戰終於結束。在百廢待興之際，軍醫署有感於戰時包括衛生人員、衛生器材物資及衛生技術等等的軍醫設施，都不足以因應國家於國防建軍上的需求。因此戰後為能夠培養國防所需的師資與專技人員，便必須要規劃一套發展軍醫的計畫教育，於是1945年年底在上海召開軍醫會議時，即贊成軍醫署所提出擬以整合現有軍醫教育訓練機構，合併改組為一個「醫學中心」。

　　這個「醫學中心」計畫經1946年1月奉國民政府主席蔣中正批准後，隨即2月行政院便奉令將上海市中心區各日軍醫院房屋撥歸使用。而這個中心的整體規劃也於此時在軍醫教育會議中詳加討論，會議參與者包括了陸軍衛生勤務訓練所、軍醫學校及有關機關主管，會議結果將此議定案呈報軍政部核備（軍政部後來改組為國防部）。1946年11月國防部以「原則照准」的指令，命軍醫署將所有軍醫教育單位整併成一個中心機構。

　　軍醫學校先將第一分校和第二分校併回本校然後復員上海，陸軍衛生勤務訓練所亦同時遷回上海，1947年1月兩校合併改組為「國防醫學中心」，英文名稱為「National Defense Medical Center」，但鑑於「中心」概念在當時尚未通行，所以中文名稱便定名為「國防醫學院」。改組後的國防醫學院院長由軍醫署署長林可勝兼任，下設二名副院長，即分別由原

軍醫學校教育長張建和衛訓所主任盧致德擔任，而建校紀念日仍定爲軍醫學校創校時的11月24日。

　　1947年6月1日國防醫學院正式成立，校址設於上海江灣。江灣地區遼闊，東臨黃浦江，虬江碼頭和楊樹浦碼頭均在近處，內設有江灣機場，而淞滬鐵路又貫穿其中，因此交通可稱四通八達，日軍佔領時即以江灣爲戰略要地，軍營區與軍醫機構多設在這裡。戰後行政院便批准日軍在此地區所設置的醫院及醫務有關之營舍，撥給國防醫學院使用，總面積多達一百五十萬平方英尺，然而使用的土地面積雖多，但卻非集中在一起，而是散置於江灣多處，基本上都座落於市內的魏德邁路以至翔殷路的兩旁。

　　由於是整合現有軍醫教育訓練機構的規劃，故改組後的國防醫學院編制相當龐大，全院的編制官兵及學生員共計八一九四人，院長編階中將，兩位副院長也是中將，辦公室主任編階少將，而學院下轄的教務與行政兩部主任亦皆少將。雖然擁有如此大規模的編制，但因爲經歷多年戰爭後人心思歸，加上戰後的時局亦多動盪，以致許多人不願復員上海或續留國防醫學院，所以實際上懸缺非常多。

　　基本上，在上海江灣成立的國防醫學院，主要由兩大軍醫教育訓練機構所組成，一個是由貴州安順遷來的軍醫學校，另一個是由貴州貴陽遷來的衛訓所。因此若要考察國防醫學院的「承先」事跡，便必須同時關照到軍醫學校和衛訓所的成立與發展過程。

二、國防醫學院的承先(一)：軍醫學校

　　自發生英法聯軍之役和太平天國之役後，清廷始進入洋務改革的自強運動，李鴻章爲洋務改革的中心人物，不但先後建立南洋和北洋艦隊，1880年更於天津成立水師學堂。然而1895年中日黃海之役，海軍幾乎被殲滅，隨後於1898年召袁世凱以侍郎候補職專辦練兵事務，1900年八國聯軍攻陷北京，慈禧與光緒皇帝倉皇逃出京城，事定之後，在畿輔小站訓練新軍的袁世凱，鑑於軍隊建置須有醫務衛生之配合，便奏准設立軍醫

教育機構，於1902年11月24日在天津東門外的海運局成立「北洋軍醫學堂」，此即軍醫學校的創校之始。

軍醫學堂係委北洋軍醫局局長徐華清爲總辦，徐華清曾進入美國哈佛大學學習，之後留學德國獲得醫學博士，學堂創校之初只招收四年制醫科。1906年學堂由陸軍部軍醫司接管，徐華清兼任司長，學堂名稱更改爲「陸軍軍醫學堂」，並新建校舍於天津黃緯路。1908年學堂增設藥科，修業三年，此爲我國藥學教育之先聲，然而由於國內醫藥師資極缺乏，因此聘任之教學者多爲日本人，人數達三分之二。

民國建立後，軍醫學堂於1912年更名爲「陸軍軍醫學校」，徐華清離職，校長由本校醫科第一期畢業的李學瀛接任。軍醫學校根據民國政府教育部所頒之教育綱領，釐訂教育實施計畫，按部就班施教並設立附屬醫院。1915年由海軍軍醫學堂畢業的全紹清接任校長，在任期間致力增添學校設施並努力延攬名師到校任教，但仍感於學校地處偏僻，不但採購物資不便，增聘師資也不易，因此有遷校的打算與規劃，爾後終於在1918年學校由天津遷到了北京，新校址爲北京東城六條胡同北小街地段。1921年底，全校長因調升教育部次長離職，而軍醫學校亦始漸具規模。

其實在民國建立沒多久，袁世凱即繼任大總統一職，北京政府尙稱統一。然而當1916年6月袁世凱死後，北洋軍各派系便相互傾軋且兵戎相見，因此自1916年到1927年國軍北伐成功這段期間，北京政府多是操之於軍閥之手，故史稱北洋軍閥統治時期。1920年北洋軍閥內部第一次軍事衝突的直皖戰爭爆發，開啓了軍閥混戰的時代，這次戰爭後，北京政府成了直系和奉系兩派角逐權勢的戰場，而1921年開始的直奉衝突，以及1922年和1925年爆發的兩次直奉戰爭，使北方政權陷入了政治混亂、經濟停滯和民不聊生的狀態。

因此，軍醫學校在1922年由戴棣齡接任校長後，即受到這般軍閥割據、派系傾軋、兵連禍結、經費支絀的情況下，校務推展產生極大的困難，導致連年更換校長。例如戴棣齡僅任一年去職，1923年張用魁繼任校長，1924年張修爵接任校長，1925年梁文忠接任校長，1926年陳輝接

任校長，1927年北洋政府由奉軍所組的安國軍把持政權並派其屬員魯景文爲校長，1928年受到北伐的國民革命軍攻擊，魯景文校長亦隨安國軍退出關外，不辭而去，軍醫學校頓時陷入群龍無首的情境，被迫組織維持會由主任教官張仲山暫時主持校務。

北伐成功後，軍醫學校改隸國民政府軍政部，1929年戴棣齡再度回任校長一職，校務亦開始重振，醫科修業期限從四年調爲五年，而藥科則由三年調爲四年。此外，爲培育軍中無正式學資的醫務人員，開設二年制醫科及藥科補習教育，讓他們以原職帶薪入學，提升軍隊醫務素質。再者，爲強化軍醫學校學生的軍事教育養成，於1931年陳輝校長任內開始實施新生的四個月入伍訓練，使學生具備軍人武德的氣息。

然而北伐的成功並沒有讓戰爭停止，除了內戰的持續不斷外，日本更加快對華入侵的野心，1931年的「九一八事變」及1932年的「一二八事變」呈現了其大舉侵逼企圖，1933年更進佔山海關並攻入長城各隘。鑑於中日戰爭的無可避免以及北平淪陷的危機，當時的嚴智鐘校長即決定將軍醫學校遷往南京，並以南京漢府街前陸軍第三軍醫院院址（北校）及東廠街前江蘇省立工業學校（南校）爲校舍。

遷校南京後，爲配合整體戰事之佈局，1934年軍醫學校改隸軍事委員會軍醫設計監理委員會，並由監理委員會主任委員劉瑞恆兼任校長。劉瑞恆爲哈佛大學醫學博十，曾任北平協和醫學院院長、國民政府衛生部部長，集衛政大權於一身，屬英美派教育的積極人物。而軍醫學校是偏向德日派的教學模式，教學上一直以德語爲第一外語，因此當劉瑞恆任校長之初，即大肆改革校政，重新訂定各科教育計畫，並將原有教職員盡行撤換，第一外語也改爲英語，同時爲配合軍隊醫務需求，亦將醫科修業年限縮短爲四年、藥科修業年限縮短爲三年。1935年戰事日趨嚴峻，爲應付對日作戰所需，學校設軍醫訓練班以召集各部隊之軍醫人員受訓。鑑於培育之醫療人才畢業後不僅是分發到陸軍工作，也會分發到海軍和空軍服役，於是在1936年將原「陸軍軍醫學校」校名改爲「軍醫學校」，以符合實際情況。

　　時序進入1937年，中日全面戰爭屆臨一觸即發境況，政府下令各軍事院校校長皆由軍事委員會委員長蔣中正兼任，所以軍醫學校校長即掛以蔣中正爲名。蔣中正因賞識原廣東軍醫學校張建校長的辦學經驗，便電召張建到南京任軍醫學校教育長，全權授予校務處理，並將原廣東軍醫學校改爲軍醫學校的第一分校。張建爲留德醫學博士及哲學博士，對軍醫教育有其理念看法，不但將醫科教育恢復爲五年期、藥科教育恢復爲四年期，更將第一外語改回德語。不過鑑於戰時亟需廣納各方人才，教育師資同時接納英美和德日兩派。

　　7月7日發生盧溝橋事變，全面抗日戰爭因而啓動。8月13日日軍向上海吳淞江灣間國軍進攻，爆發了淞滬戰爭。在砲火迫近南京的緊張情勢下，軍醫學校奉命南遷廣州，9月與軍醫學校第一分校（原廣東軍醫學校）合併上課。11月20日，國民政府宣告遷都重慶，12月13日南京陷落而造成史上的「南京大屠殺慘案」，舉國震驚。1938年戰事向南擴延，日軍登上惠州，軍醫學校再次往內遷移，先遷至廣西貴林，駐留八個月之後又奉准內遷貴州安順，1939年人員和器材皆安然抵達，直到抗戰勝利後才復員上海。

　　軍醫學校歷經幾年的顛沛流離，到了安順才暫時安定了下來，校務亦開始發展，頒訂新編制，員額增加，設教務處、總務處、政治部（後改爲新聞部）、學員生總隊部等，所有的教育措施皆以抗戰勝利爲著重點，教育計畫亦重新釐訂。1940年抗日戰事緊繃，前線的野戰部隊和後方的軍事醫療機構均急需醫事人才，軍醫學校爲因應此等需求，奉命擴大招生並增設科系，開始每年招生兩次，創辦牙科、增設護士訓練班、藥劑班、繼辦專科部醫學組等。

　　此時期的政府對日戰略方針，係採空間換取時間與擴大戰線主張。即以西南之廣西、貴州、雲南、湖南等爲右翼支柱，以西北之陝西、甘肅、寧夏、青海、新疆等爲左翼支柱，各駐重兵且互爲支援，而所有軍事設施也都依此準則來部署。是以，軍醫學校便依此準則開辦了兩所分校，即是將原本已併入本校的第一分校遷往西安，又接收昆明雲南軍醫學校改組爲

第二分校。經由擴大招生與增設科系及分校之安排，軍醫人才養成日益增多，並且得以投入戰區滿足戰場需求。

　　1941年為實施研究發展與應軍隊需要，軍醫學校設立了三個研究所。「藥品製造研究所」，除提供藥科學生實習外，主要在製造大量軍隊所需要的藥品和注射液；「血清疫苗製造研究所」，旨在因應戰時戰區常有發生霍亂、傷寒、副傷寒及天花等傳染病時，得以有疫苗運送戰區防疫；「陸軍營養研究所」，成立目的係因各戰地軍隊常因食物不足導致營養不良和維生素缺乏之情況，研擬及指導軍隊食物素質的改善。這三個研究所的設立，著實地提升軍醫學校的教育與研究能力。

　　1944年中國陸軍總司令部在昆明成立，1945年國軍開始在印緬及桂粵進行對日反攻，而在美國投擲兩顆原子彈與蘇聯對日宣戰後，日本於8月14日正式投降，八年抗戰至此勝利。隨後，軍醫學校駐西安第一分校與昆明第二分校奉令併回本校，並於1946年復員上海江灣，1947年6月1日與從貴陽復員的陸軍衛生勤務訓練所合併，改組為國防醫學院。

三、國防醫學院的承先(二)：衛訓所

　　陸軍衛生勤務訓練所係於對日抗戰初期成立，是一所為了因應戰時需要所設置的軍醫教育訓練機構，而它的成立源頭又可溯及「中國紅十字會總會救護總隊」，因為衛訓所的組成成員多與救護總隊成員相互通連，重要職務也多由救護總隊成員來支援和擔任。

　　早在1931年「九一八事變」之後，東北與華北地區陸續受到日本的侵迫，當時的北平協和醫學院教授林可勝即號召協和醫學院學生組成救護隊，深入戰地進行醫療救護工作。「七七事變」後，林可勝應國民政府衛生部部長劉瑞恆的邀請，赴南京商討支援抗戰救護的相關工作，旋即成立了「中國紅十字會救護總隊」並擔任總隊長，同時為配合戰爭需求，又先後在各戰區成立了救護大隊，在大隊下亦設置若干中隊，而救護總隊與各區救護隊之醫療的主要負責人大多是北平協和醫學院的醫務人員。

　　由於包括北平、天津、南京、上海等諸多城市相繼淪陷，出走淪陷區
至後方的醫務人員並不多，紅十字會救護總隊雖然擁有北平協和醫學院相
當數量的醫護人員參與，但面對廣闊的戰區和長期抗戰的準備，就必須要
有足夠的醫護衛生人員來持續地加入。為能快速且大量地培訓戰時的醫護
人員，以供給各戰地所需，林可勝便建議中央必須成立醫事訓練機構，一
方面可培養紅十字會救護總隊、所屬大隊及各中隊所需的基層醫務人才，
另一方面可收訓戰區後撤的衛生人員來施行戰時醫防教育，同時也可收訓
由各淪陷區逃來之青年學生以為軍隊醫務所用。

　　是以，1938年5月1日由中國紅十字會總會與內政部在長沙共同辦了
「內政部戰時衛生人員訓練班」，此即衛訓所的先聲，由林可勝兼任主
任，其組成人員亦是以中國紅十字會救護總隊人員為多。自此之後，儘管
衛訓所多次更易名稱，但與紅十字會救護總隊一直保持著相互依存與合作
無間的關係。鑑於戰事的逼近，兩機構於長沙會戰前即撤至湖南祁陽，
1939年再遷往貴州貴陽的圖雲關，方始駐定下來直至戰後才又復員上海
江灣。

　　駐定圖雲關後，衛訓所隨即更名為「內政部軍政部戰時衛生人員聯合
訓練所」，而為配合戰時需求，1940年直屬軍政部而改隸為軍事機關，
再度更名為「軍政部戰時軍用衛生人員訓練所」，直到1945年才又更名
為「陸軍衛生勤務訓練所」。圖雲關原多為草萊未闢之荒地，但也因其交
通不便和僻處後方，日軍亦不易攻擊，當多達二千餘人的衛訓所和紅十字
會救護總隊進駐後，地方隨之佔滿，醫院、房舍與建築林立。由於駐進居
民多為中高級知識份子，此地的生活條件也非常艱苦，但共赴國難卻也讓
大家甘之如飴，於是有「圖雲關精神」之勉。

　　配合戰區擴大的軍隊醫務需求，衛訓所先後成立五個分所及一個昆明
訓練所，第一分所設在陝西褒城，第二分所設在江西戈陽，第三分所設在
湖北均縣，第四分所設在四川黔江，第五分所設在湖南東安，而昆明訓練
所之先係設在印度蘭姆伽為駐印訓練班。各分所多與紅十字會救護總隊之
大隊同駐一地，以利師資和資源交相協助利用，而這些分所及訓練所在戰

後均併回衛訓所而遷回上海。

　　由於抗戰時期所需龐大的軍隊醫務人員，衛訓所開始招收高中程度學生施行短期醫事技術訓練，學習衛生勤務、軍事知識、醫護知識等課程，待結業後分發各軍事機構任醫護佐理員。然而在戰事持續激烈和軍民日益傷亡慘重下，鑑於軍醫學校編制設備之種種限制而無法短期間供給大量衛生人員，衛訓所便擔負起軍中現職無正式學資之軍醫官訓練，於是又陸續開辦訓練官員和士兵等各級各類班次，概括包括衛生員班、醫護員班、檢驗員班、放射技術員班、醫護佐理員班、護產訓練班、環境衛生佐理員班、知識青年軍醫訓練班、軍用衛生人員衛勤訓練班、防疫訓練班、初級護士訓練班、高級護理訓練班等等共近三十幾個班。後來又開辦初中畢業入學的養成教育，設高護職業班（屬高職教育）、軍醫分期教育班（屬專科教育）等。

　　此外，爲能因應戰爭的特殊情況，衛訓所也成立了衛生裝備研究製造所、傷殘矯形中心以及汽車教導隊。衛生裝備研究製造所的成立係爲醫療器械物資缺乏與購買無門之因應，以自行製造、研發、修理來供醫療及教學所需；傷殘矯形中心的成立是因應抗戰之傷殘官兵日益增多，亟需矯治、復健或義肢裝配等所需；而汽車教導隊則因國外捐贈車輛爲數眾多，救護和運送傷患需求量大，以致需要培訓駕駛及修護技術人員。

　　1944年盧致德繼任衛訓所主任，盧致德爲北平協和醫學院畢業，早期由同屬協和系統的劉瑞恆羅致到軍醫監理委員會，後來歷任了軍醫處長、衛生處長、軍政部軍醫署署長等職。而林可勝爲盧致德在協和醫學院時的老師，衛訓所亦是軍醫署之下屬機構，所以盧致德的繼任係呈現出衛訓所在抗戰末期的重要性所在。軍醫分期教育班即是他任軍醫署長兼任衛訓所副主任時於1943年所開辦，分三階段教育，也就是先在衛訓所教育兩年，之後分發到部隊見習一年，再回衛訓練完成教育，隨即取得醫專資格；而高級護理職業班也是在這時期設立。

　　1945年8月日本投降，抗戰結束，國民政府還都南京並下令復員，1946年衛訓所奉令復員上海江灣，1947年6月1日與從安順復員的軍醫學

校合併，改組爲國防醫學院。

四、國防醫學院的啓後

　　國防醫學院的設立，係爲配合戰後發展與培育衛生人員之計畫目標，以期在最短時間內得以提供全國所需數量的衛生人員，並使我國能夠邁入現代國家之列爲目的。依據1946年軍醫署業務報告中指出，抗戰結束之後，軍隊衛生人員非常缺乏，探其原因大概有三個面向：

　　1. 停止徵調：所有徵調人員，除少數因事尙未報到，繼續徵用外，大部人員，均因徵調服務期滿，即將退職。

　　2. 愛國情緒低落：參加抗戰之衛生人員，多欲功成身退，愛國情緒日漸低落。

　　3. 待遇微薄：軍醫及其有關之衛生人員，前蒙最高領袖面允，提高待遇，與文官相當，雖未發表明令，惟與開業醫師比較，其所得有一百倍於軍醫者，則又不能同日而語，故多數軍醫無法強留。說者以爲大部份技術人員，何以尙在國防軍服務不去，是否學術膚淺，不足與一般技術人員，相提並論，濫竽充數乎？此說也不可完全否認謂爲毫無理由。

　　其中關於衛生人員素質不佳的狀況，報告中認爲是因多數正式軍醫大多畢業於檢驗設備及臨床工作等不甚完善的學校，所以其具體的醫學基礎並不健全，程度幾乎是與非正式醫師差不多。因此爲能補救這些不利狀況，即必須發展一套合適的教育計畫來增加人數與提升程度，而國防醫學院的設立便是爲解決這般迫切需求而來。

　　所以在這篇軍醫署業務報告中，即指出國防醫學院的任務是遵照國防參謀本部整軍建軍之決策，爲改善軍醫素質，提高軍醫效率，以配合國防軍事建設，從而執行「訓練衛生人員」、「組織衛生單位」和「研究與發展」之三任務。就教育班次的實施來說，各衛生官兵可依其教育水準，暫分爲六級，如下附表：

官兵級別	訓練期限	教育水準比照
1.衛生士兵	四個月	初級教育小學
2.技術軍士	六個月（至少）	中級教育初中
3.技術准尉	九個月（至少）	中級教育初中
4.專科及職業教育類官長	四至六年	中級（高中教育或高職）
5.大學教育類官長	四至六年	大學養成教育
6.特科進修類官長	三至四年	大學進修

　　另就業務方面來說，依其技術範圍可暫分爲九個學科，即：1.醫學科，2.牙醫學科，3.護理學科，4.藥學科，5.衛生工程學科，6.衛生檢驗學科，7.衛生裝備學科，8.衛生行政學科，9.衛生勤務學科。

　　1947年軍醫學校與衛訓所正式合併爲「國防醫學院」，由畢業於英國愛丁堡大學的華僑林可勝任院長，張建和盧致德任副院長。依盧致德所寫〈國防醫學教育之理論與實施〉一文中所述，國防醫學的使命係在培養「衛生人員」、提供「衛生器材物資」及發展「衛生技術」等的獲致與生產之統籌，其教育對象按過去經驗衛生事業之推進，須包括八類人員的教育養成，即醫師、牙醫、護士、藥劑師、衛生工程、衛生裝備、衛生檢驗、衛生行政，而對培養所須人員之等級，依教育水準又可分爲六級，即進修教育、大學教育、專科教育（高中程度）、初中教育、高小教育、初小教育等，按階級區隔則分別爲將、校、尉、技術准尉、軍士、列兵等六級。這就是所謂過去國防醫學院的「八類六級」教育，而培養這八類的八個學科也與1946年軍醫署業務報告中的九個學科，有些許的差別。

　　又依該文所指，國防醫學院的組織編制，除了教學單位外，並設有衛生實驗院、衛生裝備試驗所、博覽館、圖書館等研究發展機構。另外尙有配屬擔任野戰衛生勤務示範之衛生大隊（衛生營）一個，爲實習用之總醫院一所，爲養成衛材供應人員實習用之衛材總庫一所。在教育類別和修業年限方面，可簡列表述下：

教育類別	班次與修業年限			
特修教育				修業三年
養成教育	大學教育	高中畢業	醫科、牙科	修業六年
			護理科、藥科	修業四年
	專科與職業教育	初中畢業	醫學專科	修業六年
			護理、營養、理療、牙醫、牙藝、藥劑、衛生工程、衛生裝備、衛生檢驗、衛生行政、衛生供應等	修業四年
醫事技術訓練	軍士		醫、護、衛生檢驗、機工駕駛、文書、炊事等	修業六個月
	佐理員（技術准尉）		理療、牙醫、牙藝、醫、護、調劑、衛生環境、衛生檢驗、衛生裝備、光學、義肢裝備、公用事業、衛生行政、衛生供應等	修業九個月

　　綜上觀之，改組後的國防醫學院，係承先了軍醫學校和衛訓所的教育規模而來，因此除了延續軍醫學校各期班教育之外，也開辦了各種職業班，同時也仿照美國軍醫教育的「初級班」與「高級班」之職前訓練模式來授予軍醫人員基本訓練，在高職方面亦延續衛訓所的護理職業班而續招新生。

　　因此，以醫學中心為規模的國防醫學院，不但擁有腹地廣闊的上海江灣地區，全院編制官兵及學生員更高達八一九四人，院內組織規模也非常龐大，這可以從下附的「國防醫學院組織系統表」中看出。然而在學院尚未整備完成之際，國內時局從不安到丕變，不但使一些新興的教育措施停頓，更要被迫遷離這理想的建校地區。1949年學院遷到了臺北水源地，雖然組織型態不變，但由於可使用的院地狹小，編制人員大為縮減，再加上政府經費短絀，國防醫學院似乎也陷入了一個發展困境中。

國防醫學院組織系統表

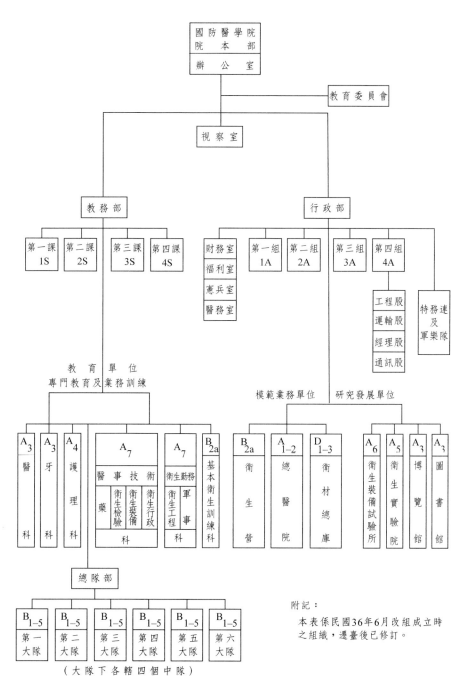

附記：

本表係民國36年6月改組成立時
之組織，遷臺後已修訂。

　　改組後的國防醫學院，由林可勝擔任學院首任院長。早在抗戰時期，林可勝即發動參與紅十字會救護總隊並成立衛訓所，深入各戰區協助救護工作，同時以華僑身份發動海外僑胞返國參加抗戰，並以其關係極力地向國外募捐，獲得大量醫藥器材與車輛，對抗戰助益相當大，因此戰後便被政府委以衛生教育規劃之重任。事實上，張麗安在其所著《張建與軍醫學校》一書中，亦曾說道：

　　林可勝先生是一個愛國華僑，受教育於國外，為英國愛丁堡大學哲學與科學博士，曾在北平協和醫學院擔任教授及系主任多年。在抗戰期間，曾在紅十字會救護總隊及衛生人員訓練所擔任重要工作，並曾極力向國外募捐，獲大量醫療器材與醫療物資，對抗戰勝利貢獻甚大。也由於林可勝與英美的關係密切，國民政府極需英美兩國的大量物資支援，因而特別委以重任，1944年即調任軍政部軍醫署副署長，越年升任署長，勝利後即兼任國防醫學院院長。

　　其實，自列強勢力進入中國以來，醫學發展方面即存有德日派和英美派之間的差異，而軍醫學校雖以德日派為主體，但因戰時師資難尋關係，亦能納入英美派教師，但是衛訓所始終皆以協和體系的英美派為主體，因此當兩教育訓練機構合併之後，德日派和英美派之主從爭議問題便浮上檯面。由於林可勝院長和盧致德副院長都屬於英美派，軍醫學校有多位德日派師資未隨校復員，學院的兩派衝突益加明顯，甚至針對合併改組之名稱及員額都頗有爭議，而必須經國防部長陳誠親臨調解才止息爭議，然而陳誠曾經因胃疾接受英美派張先林醫師施行手術成功，因此早對其存有信任之心，在韓紹華先生訪談錄中，韓紹華就有這樣的回憶：

　　國防醫學院是軍事學校，新生必須先受三個月的入伍訓練，……。陳總長來訓話，我們也去了，被大罵一頓，罵得莫名其妙，後來才知道協和派與軍醫派有誤會。陳總長剛在上海總醫院開過胃，對外科主任張先林很

感激，張主任是協和的，因此他支持協和派的林可勝院長與盧致德副院長。

故國防醫學院朝向英美派教育發展似已成定局，這從學院的第一外語被定爲英語時即可看出。

針對德日派和英美派的本位立場，張麗安也有如下非常直接地陳述，她說：

國內醫學界長久以來就分成兩大派，即是英美派和德日派，換句話說，某個醫學院或醫院的領導人是英美派的，其手下所用的教師或醫療人員大多數是英美派或從英美派醫校畢業的，如協和醫學院、湘雅醫學院、華西大學醫學院及上海醫學院等皆是。德日派的醫學院亦是如此，屬德日派醫學院的大學有北平大學、上海同濟大學、廣東中山大學等。軍醫學校在父親接任以前，即劉瑞恆主持校政時，是屬於英美派。當時軍醫學校所有教師皆是英美派的，而其中大部份人員是由協和醫學院畢業的。……抗戰勝利後，英美派大出風頭，因爲英、美兩國是「盟國」，對中國有很大的幫助與恩惠，林可勝是英美派的核心人物，與英、美的關係很深，衛訓所的盧致德等人也是協和醫學院出身的英美派人物，因此改組後的國防醫學院，當然是英美派當權，很自然的，行政主管與教學人員大多數以安插屬於英美派的「自己人」爲主。

1948年，林可勝基於需明瞭戰後他國醫學教育之復原與發展之趨勢，以作爲我國重建軍醫教育之參考，遂派張建赴歐美各地考察，並蒐集資料以藉作借鏡。1949年國共內戰激烈，戡亂戰事節節失利，國防醫學院已作遷移之打算，而張建考察返國後並未歸校復任，而是以外職停役並應召就任廣東省政府委員兼教育廳廳長。而國防醫學院雖由林可勝擔任院長，然因他身兼數職且不識中文，故院務常由盧致德負責，以致遷校計畫便落在他身上了。

學院原擬分兩處遷移，院部設於臺北並作為基礎教育之重心，而部分遷移廣州作為後期分發實習之教育。在遷臺方面，上海港口司令部指派一艘「安達輪」，負責分三批運送學院人員家眷和器材物資，第一批於2月16日抵臺，第二批於3月16日抵臺，而第三批則於5月4日抵臺，全部安全到達臺北水源地新院址。而遷移廣州方面，則因時局日非、戰時緊繃而放棄，負責設營人員紛紛自行赴臺歸建。

國防醫學院遷臺後分配到佔地二甲餘的臺北水源地營舍，此營舍原為日治時期之日本砲兵聯隊的營房，光復後曾被作為臺灣省訓練團團址。由於來臺人員減少及新院址之侷限，雖組織型態沒有更改，但被奉令縮減編制員額，林可勝雖辭去軍醫署署長職務專任學院院長，但旋即應美國伊利諾大學之聘，擔任客座教授而赴美，院長職務即由盧致德代理，直到1953年才真除院長一職。

遷臺初期可稱萬事艱難且困苦失望，為鼓舞士氣，由政治部主任撰詞和音樂教官作曲譜製出一首院歌，其詞為：「源遠流長，桃李成蔭，偉哉國防醫學中心，八類六級。日新又新，手腦並用，建國先建軍。建國建軍，成功有賴力行；惟勤惟奮，精益求精，親愛精誠。守我院訓，努力向前，努力向前進。」

貳‧國防醫學院在臺復校之經過

一、前言

　　1947年6月1日將「軍醫學校」與「陸軍衛生勤務訓練所」以及其附屬機構合併改組爲「國防醫學院」，由軍醫署長林可勝先生兼任院長，前軍醫學校教育長張建先生與前陸軍衛生勤務訓練所主任盧致德先生任副院長。國防醫學院其任務爲配合發展我國培育醫學衛生人員廣大計畫之一項措施，使能在短期間供應全國所需之衛生人才，躋於現代國家之列。教育系統隸屬國防部，除遵照國防部教育制度及法令辦理外，其各級各類教育內容、課程標準，悉以教育部部定準則爲依據。

　　1949年是中國現代史上的關鍵年代，政府已有遷移之議，特令國防醫學院亦爲遷移之計，使醫療衛生教育不致中輟。國防醫學院搬遷臺灣復校，是一件對於戰後臺灣醫學教育史上的重大事件，過去重「臺大醫療體系」的醫學史論述，是值得重新思考的，不過軍醫教育也有其特殊性，其教育計畫與組織方案必定配合國防安全所設計，可作爲觀察臺灣醫學教育的另一條支流，從上海到臺北是如何計畫的？在臺北水源地如何從無到有？藉由國防醫學院的工作日記來記錄這段歷史，在搬遷過程與復校工作中來重新瞭解此時臺灣的醫療發展。

二、從上海到臺北：國防醫學院在臺復校

　　國防醫學院在1949年的轉進風潮中，也奉令計畫進行遷移，起初國防醫學院擬定分兩處遷移，院部設於臺北，爲基礎教育重心；一部分遷廣州，作爲後期教育樞紐，便於學生分發實習。於是將二地均設有「設營組」，臺灣設營組則派由主任教官陳裕廉率領數十人前往臺北，成立設營組，展開作業，接收臺北市水源地「臺灣省訓練團」（今臺灣大學水源校

區）原址作為院舍。另一頭，廣州設營組則派由教務處第二課課長歐陽慧灇、第三課課長徐步安、財務室中校陳壽康及行政部上校組員鄔翔率士兵十人，攜同車輛與辦公用品，海運赴廣州，暫假廣州總醫院作停留，等待候命。不料南京、上海相繼淪陷，而臺灣設營亦大致就緒，此時軍隊事務運輸頻繁，船隻已調度不易，經力向上海港口司令部交涉，使得實施遷運。綜計遷臺人員有官員學生士兵及眷屬三千二百餘人，器材物資及裝備百餘噸。策定分三批運輸，上海港口司令部派「安達輪」運送臺灣，第一批高年級同學於1949年2月16日抵臺，第二批為入伍生和教職員於3月16日抵臺，其餘運不走、裝不完的留待第三批於5月4日全部到達臺北水源地營舍。

上海院區遺留未了事務，派行政部副主任羅澤霖為留滬處理委員會主任，偕同少數工務人員辦理財產傢俱器物移交，分別交由聯勤第二總醫院及六二醫院接管，於6月結束，全部撤來臺北。在廣州設營組方面，由於時局日非，高年級學生後期教育在廣州實行之計畫不得不中止。是時中央機關遷渝人員又撤退廣州，候命赴臺者日衆，幣值異常混亂，補給不繼，設營組人員，人心惶惶，因此陳壽康、歐陽慧灇先後離去，6月間徐步安亦自設法先行赴臺，鄔翔則每日奔走於廣州港口司令部請求指派船位赴臺，最後於1949年7月17日，順利赴臺報到歸建。

在《楊文達先生訪問紀錄》中也提到遷臺這段，他說：

民國37年（1948）11月，在南京接到國防部發下的撤退命令，準備將國防醫學院以及首都陸海空軍醫院撤走。撤退的目的地有兩個地方，首先要我們搭乘專車到廣州候令，再決定到重慶或臺灣。……在廣州等待時，林可勝先生一直往返於南京、上海、臺北間。三個月後，他由臺北打來電報，說已經選好水源地當國防醫學院院址。同時他也打電報給盧致德，要我倆人先到臺北。於是我找了一條名為「太平輪」的船隻，全家一起到臺灣來。同船的丁農、林和鳴夫婦和徐步安等人。當時丁農和我都沒有錢，一張船票差不多100塊銀洋，我太太留了一點金子，賣了金子後才

能買船票。即使有了錢，船票也很難買，在廣州沒法子登船，我託朋友在香港才買到。……到臺灣後，我打電報回廣州報告情況。不久，八〇二總醫院（按：指稱廣州總醫院，八〇二為今國軍高雄總醫院之番號）的人員、物資，也搭乘運輸艦，由廣州來到高雄，移到高雄一所日本人留下來的醫院內。同時，青島總醫院、瀋陽總醫院也撤退來臺，他們由青島經澎湖，再到臺中，借駐臺中省立醫院。

　　國防醫學院奉分配臺北水源地營舍，此地原為日軍砲兵聯隊營房，佔地二甲餘，抗戰結束之後，曾作為臺灣省訓練團團址，停辦之後遂作為國防醫學院的院舍。除了水源地本部外，尚有新店清風園小部營舍則作為入伍生隊及衛勤訓練班所使用，此外另借用臺灣大學醫學院中山南路部分房舍，臨床部門則設在小南門總醫院。美援剩餘物資之「活動房屋」正加緊興建，須至1950年方能竣工。1949年6月奉聯勤總部民國38年5月軍字第607337號令頒編制員額縮減，但組織型態未更改，並將第五總醫院（後改稱八〇一醫院，再改為三軍總醫院）、軍醫署衛材總庫配屬本學院為教學實習院庫。另洽准臺灣省立醫院為實習醫院。

　　在《周美玉先生訪問紀錄》中有提到來臺之初的情形，她說：

　　民國38年（1949）國防醫學院遷臺之初，即以第五總醫院為基礎，修理房舍，補充器材，發展成教學醫院。當時的第五總醫院在小南門，由吳國興院長負責，軍方並將軍醫署衛材總庫亦設於國防醫學院之校園內以保安全。……當時的軍醫院分佈在全省五大城市，以數字編碼。計有臺北的八〇一醫院、高雄的八〇二醫院、臺中的八〇三醫院、臺南的八〇四醫院及花蓮的八〇五醫院。這五所醫院原來均係總醫院的編制，意思是陸海空三軍官兵皆可利用。後來海、空兩軍分別發展他們自己的軍醫院系統。

　　國防醫學院遷臺復校仍有教育經費等相關問題，所幸「美國醫藥援華基金會」（American Bureau of Medical Aid to China，簡稱ABMAC）願

意提供資助，其援助的項目包括：教學人員生活津貼、捐建房屋、資助獎學金出國進修、捐贈教學設備及精密儀器等，使得國防醫學院不用擔心經費的問題，也擴大醫學教育建設的新貌。楊文達也說到：「美國醫藥援華基金會也捐了許多東西來，他們曾援助我們上千萬元的書籍及無計其數的藥品和設備。」此外周美玉也提到：「該會瞭解這種（艱難）情形，在書籍、醫療器材之外，對學生生活也提供幫助，包括飲食、營養，同時為維持職業尊嚴，我們也要求他們供應學生的實習制服。」除此之外，同時還有中國醫學理事會（China Medical Board of New York，簡稱CMB）也多方協助來發展國防醫學院，除了在例行會議上爭取經費供國防醫學院添置儀器、設備、圖書之外，並代為爭取獎學金，讓就讀國防醫學院的學生能有赴美進修的機會，對於培養師資人才，有很大的幫助。

　　1949年9月初，院舍大致整頓就緒，立即恢復教學，但也因為遷臺時，船運以噸位頗有限制，上海原有之學生課桌椅體積笨重，未能隨同運臺，所以來臺初期，學生上課以小木凳為座，膝墊圖板，常於露天上課，自修則利用箱匣，後乃籌得款項，才逐漸添置桌椅相連之座椅。而若干教學設施，學生生活所需設備，則靠盧代院長四處張羅，或向主管機關請求些許經費，或情商國外社團捐贈，甚而出售舊存不適用的器物，以改善生活品質。

　　1949年底，國防醫學院在臺復校後，其醫學院組織（如圖一）為三部（校本部、教務部、行政部）、一院（衛生實驗院）、一所（衛生裝備試驗所）、二館（圖書館、博覽館）、一隊（學員訓練總隊）、一營（衛生營）、一處（訓導處）。國防醫學院設置各種教育班次，以養成軍事衛生上之各種專門技術人員，使其具有能力以執行軍陣衛生勤務，並派至國防部所屬各部隊及各衛生機關服務為主旨。1950年度教育及訓練班次共計四十一班，學員生兵人數連已畢結業者為一二八七人。

　　1950年國軍人事凍結，暑期不招考新生，教育部鑑於國防醫學院師資設備尚稱完善，而臺灣醫事人員缺乏，經函國防部委託代辦自費生，使得招考醫科第五十期五十名（錄取五十名）、牙科第九期三十名（錄取十

名）、藥科第三十七期三十名（錄取十二名），護理科第三期三十名（錄取十名），高級護理職業班第七期四十名（錄取一名），最後於1950年12月9日考試完畢計錄取新生八十三名學生入學修業。（1951年人事凍結解除，各該期班學生依志願改爲軍費生）。

　　國防醫學院在臺復校後，也響應政府的恢復中華文化，於是社會醫學系及臨床各學系同仁在物質條件艱難之中，先後出刊《大衆醫學》及《醫藥世紀》兩種刊物，皆爲對外發行之月刊。《大衆醫學》月刊於1950年10月創刊，發刊目的爲：(一)普及醫學知識；(二)促進大衆健康。在發刊辭中闡明宗旨：「希望在實地醫療之外，從另一方面以通過文字的教導，在生活上替大家指引一條合乎衛生的方式來預防疾病，增進健康。」國防醫學院在遷臺之後，所發行這兩種雜誌，對於當年貧瘠的文化荒原，有一定的啓導作用。《醫藥世紀》推廣層面雖不大，然於鼓勵與促進學術風氣有深遠之影響；而《大衆醫學》則對於大衆有其啓發衛生知識的作用，爲開路先鋒，因此對於社會的貢獻頗大。

　　1947年6月所整合成立的「國防醫學院」，算是以國家級的「醫學中心」組織架構來推動，對於中國西式醫學教育的進展又往前一大步。在師資教學中，不乏有卓越的基礎醫學與臨床經驗豐富的教授，學生也是萬中選一。1949年對於這些搬遷到臺灣的醫學專業者，多了些動盪的味道，但也因爲臺灣的醫學發展有了日治五十年的累積，使得戰後要復原過去的醫學光輝榮景，似乎很快就安定下來，也把臺灣的醫學專業推向另一個境界。

　　表一以1947年成立「國防醫學院」爲起點，以1951年國防醫學院已在臺復校，一切事務塵埃落定爲一個時間斷限，來觀察國防醫學院的學生在從貴州安順搬到上海江灣，旋又再搬到臺北水源地的過程中，在這個慌亂的年代，醫學衛生人才的教育與投入社會，對於當地衛生醫療有一定的幫助；相對地，這樣混亂的時代，每一位醫學生也有其重大的抉擇，赴臺或是留下來服務鄉里，都可以作爲觀察的一個視角。

國防醫學院組織系統表（1947）

NATIONAL DEFENSE MEDICAL CENTER ORGANIZATION CHART (1947)

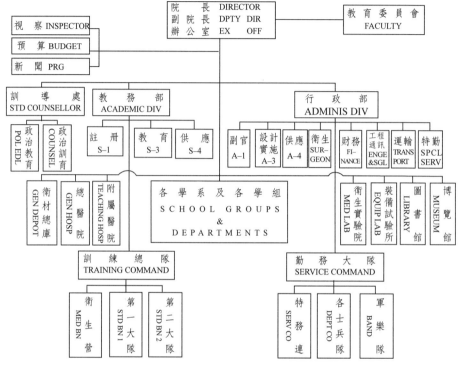

圖一：國防醫學院組織系統表（民國39年）

資料來源：〈國防醫學院民國39年概況〉，1951年2月。國防部部長辦公室藏，《國防部檔案》，總檔號00004961，「國防醫學院概況」。

表一：1947年至1951年的教育訓練概況

期班別	人數		修業年限	開學日期	畢業日期	備註
	入學時	畢業時				
從貴州安順「軍醫學校」到上海江灣「國防醫學院」時期						
醫科39期	98	65	五年	1942.09.01	1947.07.01	貴州安順入學上海江灣畢業
醫科40期	105	61	五年	1943.03.01	1948.01.01	
醫科41期	64	34	五年	1943.08.09	1948.07.09	
藥科29期	10	4	四年	1943.08.09	1947.07.09	

牙科2期	不詳	7	五年	1943.08	1947.09	
高級護理職業班1期	13(14)	13(14)	四年	1943.08	1947.09	
藥科30期	18	8	四年	1944.02.07	1948.01	
高級護理職業班2期	14	14	三年	1945.02	1948.01	
從貴州安順「軍醫學校」到臺北水源地「國防醫學院」時期（遷臺階段）						
藥科31期	11	12	四年	1944.08.09	1949.07.09	貴州安順入學臺北水源地畢業
牙科3期	4	3	五年	1944.02.07	1949.07.15	
醫科42期	47	31	五年	1944.02.07	1949.09.15	※醫42期，已分發31人，其餘11人在大陸未隨同來臺。
醫科43期	55	24	五年	1944.08.14	1949.11.30	
牙科4期	11	6	五年	1944.08.14	1949.09.15	
藥科32期	24	18	四年	1945.02.05	1949.01.15	※醫43期，已分發6人，其餘在大陸未隨同來臺。
醫科44期	79	25	五年	1945.02.26	1950.09.15	
高級護理職業班3期	13	11	四年	1945.06	1949.11	※醫44期，已分發25人，其餘在大陸未隨同來臺。
藥科33期	16	14	四年	1945.08.13	1949.01.15	
醫科45期	43	8	五年	1945.08.14	1950.09.30	※醫45期，已分發8人，其餘在大陸未隨同來臺。
醫科46期	128	71	六年	1946.02.14	1952.02.15	
牙科5期	6	1	六年	1946.02.14	1952.02.15	
醫科47期	44	43	六年	1946.09.15	1953.06.22	
牙科6期	13	10	六年	1946.09.15	1953.06.22	
藥科34期	26	22	四年	1946.09.30	1951.02.15	
高級護理職業班4期	25	20	四年	1946.09.30	1950.11.30	
上海江灣「國防醫學院」到臺北水源地「國防醫學院」時期（遷臺階段）						
醫科48期	73	54	六年	1947.09.29	1954.02.15	上海江灣入學臺北水源地畢業
藥科35期	27	13	四年	1947.09.29	1952.02.15	
牙科7期	39	17	六年	1947.09.29	1954.02.15	
護理科1期	28	9	四年	1947.09.29	1952.02.15	※1947年8月初招收醫48期、牙7期、藥35期、護1期，分
高級護理職業班5期	39	14	四年	1947.09.29	1952.02.15	
高級護理職業班6期	70	44	五年	1948.09.27	1953.09.15	

藥科36期	22	13	四年	1949.02.15	1953.09.15	由上海、廣州、武漢、西安四個區域招考新生，投考者異常踴躍。
護理科2期	21	7	四年	1949.02.15	1953.09.15	
醫科49期	164	92	六年	1949.03.16	1955.09.15	
牙科8期	52	31	六年	1949.03.16	1955.09.15	
臺北水源地「國防醫學院」在臺復校時期						
醫科50期	53	52	六年	1950.12.11	1957.05.25	臺北水源地入學 臺北水源地畢業
牙科9期	10	10	六年	1950.12.11	1957.05.25	
藥科37期	12	11	四年	1950.12.11	1955.02.28	
護理科3期	10	8	四年	1950.12.11	1955.02.28	
高級護理職業班7期	11	3	四年	1950.12.11	1955.02.28	
醫科51期	55	45	六年	1951.10.01	1958.03.31	
牙科10期	9	9	六年	1951.10.01	1958.03.31	
藥科38期	6	3	四年	1951.10.01	1956.04.15	
護理科4期	8	2	四年	1951.10.01	1956.04.15	

資料來源：史編會，《國防醫學院院史》，頁210–233，332–341。

三、國防醫學院工作日記（1949.11–1950.04）中的醫學發展

國防醫學院於1949年遷臺，成為當時臺灣地區除了國立臺灣大學醫學院外的第二家醫學院。當時教職員、官兵學員生共計有三千二百餘人，規模尤大於臺大醫學院。由於國防醫學院的師資多半接受美式醫學教育，相較之下，已接受五十年日本式醫學教育的臺灣醫界增加了新的思考及行為模式，例如國防醫學院採醫學中心制，教育對象可分為八類六級，可培育各級衛生人才，這種觀念及作法，較能與國際接軌。政府遷臺之後，一直維持龐大的軍力，由於必須照顧這些官兵眷屬的醫療權益，因而軍醫院所林立，隨之國軍退除役官兵輔導委員會為了照顧榮民又成立了榮民醫院系統，其創設與軍醫系統有密切的關聯，無疑是臺灣醫界一股不可忽視的力量，對臺灣醫學的發展也有深遠的貢獻與影響。

　　國防醫學院爲國防部參謀總部軍醫署所管轄，仍屬於軍事單位，講求紀律與秩序，每一項工作事項都按照準則來做，作爲上級察核的依據，而「工作日記」就是這樣之下，所產生出的每月工作記錄本（表），從1949年11月至1950年4月爲止，來觀察國防醫學院遷臺復校之後，其工作內容中到底做了哪些事情？而哪些事情又對臺灣醫療發展有一定的影響呢？以下透過「國防醫學院工作日記」分成教育、財務、衛生三類來分析與探討軍事醫療系統的獨特性與其重要性。

(一)教育計畫實施與現況

　　國防醫學院爲教育國軍部隊衛生人才的重鎮，透過醫學中心的體制，採行八類六級的教育分類來達成衛生人才的培育。在工作日記中記錄著，1949年11月此時的教育班隊有大學教育類的醫科（46–49期，四班）、牙科（5–8期，四班）、藥科（34–36期，三班）、護理科（1–2期，二班），醫科與牙科的修業年限爲六年，藥科與護理科則爲四年。而在職業教育類中有高級護理職業班（4–6期，三班）、營養職業班（1–2期，二班）、理療職業班（1期）、牙醫、牙藝、藥學、衛生檢驗、衛生裝備、衛生行政、衛材供應職業班第1期共七班，職業教育類的修業年限爲四年，此時期合計有二十六個班。1949年11月爲38學年度第三學期，課程要到12月3日才終了，12月5日至10日舉行學期考試，12月12日至17日補課一週，第三學期結束。而第四學期於12月19日開始，教育課程到2月25日終了，2月27日起至3月4日止，舉行第四學期學期考試，3月6日至11日補課一週，3月13至18日休假一週。隨後公佈三十八年度各科班畢業成績，均按照新學則核算計成績，成績低劣勒令退學者有二十一員名，並分別特准轉入衛生檢驗、衛材供應及軍醫訓練班等修業，內有三員名不願轉學，准發給退學證書離開國防醫學院，其餘複試降級及補考學員生仍繼續辦理。

　　國防醫學院醫科43期於1949年11月30日已屆畢業分發時期，但因戰局轉變致延未分發，經與軍醫署主管單位洽辦，除已陷匪區之實習生三十三名不能分發，交原在第三總醫院實習生二名，業奉國防部（39）

軍練字第0172號代電，核定仍分發該院服務外，其餘在第一總醫院實習生四名不久即可分發。之後奉國防部（39）軍練字第0390號代電，將醫科43期學生彭景芳、周華富、曹夢蘭、婁雲田等四名奉令分發，計依序分發為海軍總司令部（左營）一名，空軍總司令部（臺北）一名，陸海空軍第一總醫院（臺北）一名，陸海空軍第八總醫院（臺中）一名，業經以（39）人字第9號人事命令，飭其分別前往報到，以完成分發。

　　1950年3月醫科第46期、牙科第5期於此學期進入第5學年第一學期，按照進度除一面授課外，一面須至醫院做臨診實習，經予分成三組分別派至內科、外科、婦產科實習，護理科第1期、高級護理職業班第5期亦於3月遷住第一總醫院一面上課，一面作病房實習。

　　此時的教育訓練仍有兩個班隊值得注意，主要是來自於現行部隊對於衛生人員技能訓練的需求，因而開設「衛生士兵訓練班」與「軍醫訓練班」。首先，在衛生士兵訓練班方面，於1949年10月5日開始訓練，為期四個月，其主要訓練課程分為三大類：(1)基本軍事訓練：訓練之目的，在授予各士兵軍事上必要之知識與技能，養成軍人應具備之良好性格，以使配合軍事行動與作業，(2)普通基本技術訓練：在授予各衛生士兵之一般衛生常識與技能，以使服務並作接受較高程度訓練之基礎，(3)分業訓練。衛生士兵訓練班第1期，其訓練人數計七十三名，本期自38年10月5日開學至39年2月14日結業，其成績及格人數計六十三名。另外，在軍醫訓練班方面，奉東南軍政長官公署補給司令部代電，在東南軍政長官公署轄區內之各部隊現任軍醫人員，由國防醫學院開設訓練班抽調訓練，藉以增強其工作效能，經擬定「軍醫訓練班訓練辦法」呈復並分呈國防部核准備案，預定於1949年12月19日開班訓練，為期三個月。1950年又召集第2期班，業經召集甄別考試，錄取五十三名現任軍醫人員，授予軍醫作業之知識與技能，以增進其救護醫療與保健工作。

(二)財務業務與工程建設

　　國防醫學院的正常運作也必須靠穩定的經費來源來支撐，政府遷臺後，面臨國家經費籌措的一大難題，國防醫學院的各項經費一開始也不是

太穩定，在「工作日記」中記錄到1949年11月經過行政部的財務單位多方洽領，仍未准撥發，所以國防醫學院的官員生兵11月份的薪餉必須挪款代墊於11月11日發放，看出其辦校的困難之處。不過，1949年12月之後就恢復正常領發。1949年11月24日為國防醫學院五十七週年院慶，臺灣省主席陳誠（兼任東南軍政長官）犒賞新臺幣1萬元，該款除該校全體官員生兵及第一總醫院、第一衛生器材庫、醫防大隊官兵每員各發犒賞3元外，餘款則作為該院的體育經費。

國防醫學院在臺復校後，仍有許多建築物必須著手興建，以及教育設備、衛生器材、人員服裝等軟硬體設施也必須購置。例如1949年11月的「工作日記」紀錄，提到圖書館工程於11月27日完成，內分大閱覽室一間，可容納六十人，閱讀雜誌閱覽室一間，可容十六人，書庫一間及裝訂間辦公室等。解剖實驗室工程第一期已完成，隨後繼續加添解剖桌八張與屍池一個。護理學系學生寢室兩間修理工程奉准開工，預計12月19日可以完成。此外還有正在進行的工程計畫為：(1)修建護理學系營養實驗室及教室房屋一座，(2)生物化學實驗室一座，(3)運輸組加建儲藏閣樓一座，(4)修建生理實驗室一間……等，必須一步一步來著手進行。

國防醫學院遷臺後，深受美國醫藥助華會（簡稱為ABMAC）的援助，其主要貢獻有四個方面：1.教學人員生活津貼：遷臺後軍人待遇菲薄，不足以養家，為了使其生活安定而無後顧之憂，以ABMAC的捐助專項作為定期津貼，發放對象為醫學有關學科之教學人員，以新臺幣按月發放，其數額為：教授200元、講師150元，助教100元（當時軍官上校月薪114元，教授即主任教官為上校級），於生活大有助益，羨煞文職教員及行政人員。這樣的津貼發放持續了三十餘年，迨國家經濟充裕，已無補助之必要，乃停止支付。2.捐建房屋：由於教職員眷舍不足，於是ABMAC發動捐獻，於國防醫學院近鄰覓地興建教職員眷舍，先後完成二層樓房屋八棟，每棟住八家，共六十四戶，名曰「學人新村」。3.資助獎學金出國進修：為培養師資，提升教學水準，遷臺後尤為迫切，經ABMAC協調，捐贈獎學金，並為洽選進修學校或醫院。4.捐贈教學設備及精密儀器：遷

臺初期，政府經費匱乏，無力更新，經向ABMAC請求支援，各單位申請器物，承獲准捐贈，才有新的儀器運送過來。

(三)衛生推展與工作實施

臺灣屬於亞熱帶氣候，從日本統治時期就極力發展熱帶醫學研究，由於衛生環境的關係，容易產生出如痢疾或瘧疾的急性傳染疾病，因此國防醫學院遷臺復校後，同樣也必須面對這樣的衛生環境。例如1949年11月從國防醫學院衛生組門診月報表（表二）中，發現阿米巴痢疾（赤痢）的患者二十一例，經防治後已停止流行，患者也已經痊癒。

國防醫學院除了能夠治療病患外，還有從事健康檢查與預防接種的工作，以及環境衛生的消毒與視察工作。例如1949年12月就實施全院官佐健康檢查，已完成檢查者共計三百餘人，使院中的教職員，對於自己身體健康能夠有保障。1950年1月23日則開始對於全院官員生兵及眷屬接種牛痘疫苗，至1月31日為止，共計接種的官兵眷屬九一六人。接著到了2月份的月底為止，接種牛痘疫苗的官佐有二九四人，學員生有五一○人，士兵有三九二人，眷屬有三五一人，總計為一五四七人，對於全院預防牛痘有極大的幫助。1950年3月份為國防醫學院的兒童施行結核素測驗，計陽性六十五人，陰性一五一人僅一次，陰性五人則二次測驗，未檢查六人，共計二二七人。1950年4月份為國防醫學院的官員生兵及眷屬施行傷寒霍亂預防注射，計有官佐三一二人，學員生六二九人，士兵三六八人，眷屬二六一人，共計一五七○人。綜合以上的衛生預防工作主要只有針對國防醫學院內部的預防工作，如果能擴大為週遭的一般民眾也進行預防注射，相信能為更多人帶來健康。

在環境衛生的消毒與視察工作方面，國防醫學院每月都會進行院區的消毒工作，以及進行衛生視察的工作，可以說是滴水不漏，杜絕所有疾病侵害的可能。同時每月也會派遣高級護理職業班的學生五名來衛生組實習環境衛生一天，親身感受一番。1950年3月份衛生組宣佈室外清潔劃分地區通令由各單位士兵負責打掃，同時焚化爐與垃圾池的建築工程也已完成，可以開始使用。1950年4月國防醫學院衛生組為陸軍十五醫院滅蝨

八七七人，用DDT溶液40加侖及DDT粉一〇九磅。此外還爲婦女反共抗俄聯合會以及本院衛生營噴灑DDT溶液一次，另外也協助第四十四兵工廠改善工廠衛生十二次，並爲該廠噴灑DDT溶液一次。

　　國防醫學院在治療病患方面，可以從以下透過六個月（1949.11–1950.04）的衛生組門診月報表（圖二，表二至表七）來加以分析與探討國防醫學院在醫療衛生上的努力。

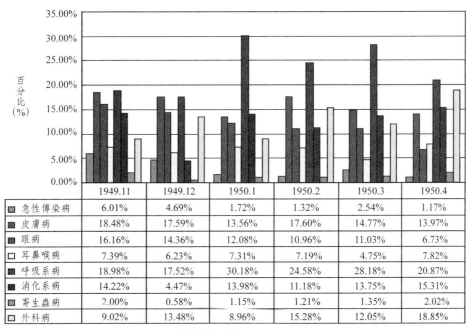

	1949.11	1949.12	1950.1	1950.2	1950.3	1950.4
急性傳染病	6.01%	4.69%	1.72%	1.32%	2.54%	1.17%
皮膚病	18.48%	17.59%	13.56%	17.60%	14.77%	13.97%
眼病	16.16%	14.36%	12.08%	10.96%	11.03%	6.73%
耳鼻喉病	7.39%	6.23%	7.31%	7.19%	4.75%	7.82%
呼吸系病	18.98%	17.52%	30.18%	24.58%	28.18%	20.87%
消化系病	14.22%	4.47%	13.98%	11.18%	13.75%	15.31%
寄生蟲病	2.00%	0.58%	1.15%	1.21%	1.35%	2.02%
外科病	9.02%	13.48%	8.96%	15.28%	12.05%	18.85%

時間（年、月）

圖二：國防醫學院衛生組門診月報表（1949.11–1950.4）

　　國防醫學院其治療的對象，主要也是針對院內的官員生兵與眷屬發生疾病時，來加以診治。從圖二中，觀察到每月的前三名，分別是呼吸系病、皮膚病、眼病（或消化系病），其病媒傳播途徑不是口沫傳染，就是接觸傳染，當然個人衛生習慣不良也有關係，另外也與週遭的生活環境也有關係。

　　1949年7月7日的《臺灣新生報》中，臺灣省衛生處長顏春輝在其工

作報告中，即清楚表示此時的窘境，人口增加，污染物隨之增加，運輸工具與清潔人員產生不足，且尚未有衛生警察的推行與取締，此外還有經費不足的問題。政府與國軍先後遷臺，帶來大量的外來人口，對於人口增加所造成的環境衛生問題，仍不容忽視。

國防醫學院的「工作日記」中，每月都會提到沙眼的治療，從1949年11月治療沙眼三五〇次到1950年四一八次，六個月下來共計治療沙眼一三八八次。也可以從圖二得知，眼病有逐月降低的趨勢，從1949年11月的16.16%到1950年4月的6.73%，可見醫學治療有助眼睛疾病的控制，減少眼疾的痛苦。

四、結語：另一條醫學教育支流

醫學源於人類治療疾病的需要及因治療疾病而獲得的經驗，不同的地區所發展出來的經驗醫學，對於疾病的原因有各自的理論與診治方法。然而，西歐醫學受到科學革命的刺激，將自然科學的觀念導入醫學，產生了醫學科學（medical science）。而中國也將西方的科學式醫療體系引進，形成另一種有別於傳統中國醫學的開端。

1902年11月24日於天津成立「北洋軍醫學堂」以來，軍事醫療與教育從此奠定下基礎。1947年6月1日正式成立「國防醫學院」，則將軍醫教育帶向另一個里程碑。面對國內的動亂紛擾，也不得不離開自己的家園，遷往較為安定的南方（最終到達臺灣）。1949年國防醫學院在臺北的水源地定居下來，導出了另一條的醫學教育支流，而且這條支流也深深影響臺灣近六十年來的軍醫衛生發展。

國防醫學院在臺復校，雖然是匆促來臺，但也因為是軍事單位，特別嚴謹與縝密，將「醫學中心制」的概念導入臺灣的醫學教育體制，同時八類六級的設計也對於醫療衛生人員的培育有卓越的貢獻。國防醫學院來臺之後，同樣也面臨經費拮据的困境，幸好獲得美國醫藥助華會（ABMAC）與中國醫學理事會（CMB）的大力援助，使得醫學的學術研

究能得以進行，學校運作不至於停滯，不僅在軟硬體上提供奧援，也透過國際發聲的機會為臺灣醫學爭取關注。國防醫學院有一套完整的醫學教育體制，提供過去臺灣地區只重視醫師教育而忽視醫事人員（護理師、藥劑師、醫檢師）的培育管道。另外，也加強軍隊中的公共衛生，確實防止嚴重的傳染病蔓延，也為臺灣熱帶醫學的特色提供有益的幫助。1949年的大遷徙，為臺灣增加了不少的人口，鬆散的衛生監督機制，使得臺灣原有的傳染性疾病，會因為公共衛生的死角，而引發嚴重的疫情。國防醫學院的所屬醫療院所就成為這項機制的把關單位，這是一群有經驗的團隊，透過軍醫制度的建立、衛生人員的培育、公共衛生政策的施行，以及軍事部隊中身體力行，為臺灣的醫學發展史記上一筆。

多元下的醫學教育發展，正訴說著臺灣醫學邁向專業化的腳步，此外，出生率提高，死亡率降低，提供了大量的勞力資本，臺灣從農業社會要進入工業社會，健康與強壯的勞力是不可或缺。國防醫學院所帶來的不只是體制，也為臺灣的公共衛生注入一劑強心針。從國防醫學院所畢業出來的學生，也深深影響臺灣醫學的脈動，在各類的基礎醫學與臨床醫學中發揮其專業，為臺灣醫學發展創下許多首例，有些甚至獲得國際醫療衛生機構所重視。因此，筆者稱這是一條醫學教育的支流，正因為1949年遷臺的駐地，近鄰新店溪，如同河流一般，為臺灣醫學沖出一塊寶貴的平原地。

表二：1949年11月國防醫學院衛生組門診月報表（1949年11月1–30日）

(一)門診人數	職別	診別	初診	複診	急診	轉診	轉院	病類		新病例	舊病例	合計
	官佐	男	8	77				眼病	24.沙眼	28	20	48
		女	1	1					25.急性結膜炎	12	20	32
	學員生	男	17	722					26.其他眼病	30	148	178
		女	4	74				耳鼻喉病	27.扁桃腺病	34	30	64
	士兵	男	20	361					28.中耳炎	4	9	13
		女	1	1					29.其他耳鼻喉病	13	28	41

(一)門診人數

眷屬	成人	男	3	9	
		女	12	32	
	兒童	男	14	52	
		女	9	78	
合計		男	62	1221	
		女	27	186	

(二)疾病分類（例數）

	病類	新病例	舊病例	合計
急性傳染病	1.傷寒或副傷寒			
	2.斑疹傷寒			
	3.赤痢	21	68	89
	4.霍亂			
	5.天花			
	6.猩紅熱			
	7.流行性腦膜炎			
	8.白喉			
	9.鼠疫			
	10.百日咳			
	11.回歸熱			
	12.瘧疾	4	3	7
	13.痲疹			
	14.其他急性傳染病			
花柳病	15.梅毒	2	2	4
	16.淋病			
	17.其他花柳病	2		2
皮膚病	18.疥瘡	8	8	16
	19.癬	29	30	59
	20.潰瘍	4	14	18
	21.癤癰	15	33	48
	22.膿瘍	5	25	30
	23.其他皮膚病	43	81	124
牙病	30.齲齒	6	6	12
	31.其他牙病	9	1	10
呼吸系病	32.肺結核	4	19	23
	33.肺炎		1	1
	34.上呼吸道炎	154	125	279
	35.其他呼吸系病			
循環系病	36.腦出血			
	37.其他循環系病			
	38.淋巴腺結核	2		2
消化系病	39.急性腸胃腸	18	5	23
	40.嬰兒腹瀉病	1	1	2
	41.痔及痔瘺	1	2	3
	42.其他消化系病	82	117	199
產婦科病	43.妊娠異常			
	44.產褥熱			
	45.生產異常			
	46.婦科病	1	1	2
泌尿系病	47.腎臟病	3		3
	48.其他泌尿系病	1	2	3
	49.神經系病	8	13	21
寄生蟲病	50.蛔蟲病	9	8	17
	51.其他腸寄生蟲病	5	7	12
	52.其他寄生蟲病	1	2	3
外科病	53.外傷	34	85	119
	54.腫瘤			
	55.其他外科病	4	21	25
營養缺乏病	56.腳氣病	12		12
	57.其他營養缺乏病	1		1
其他疾病	58.內分泌腺病	1		1
	59.中毒			
	60.麻醉吊引			
	61.其他疾病	28	15	43
	62.診斷不明	3	4	7
	合　　計	642	954	1596

資料來源：〈國防醫學院工作日記：民國38年11月〉，1949年11月30日。國防部部長辦公室藏，《國防部檔案》，總檔號00011548，「國防醫學院工作日記」。

表三：1949年12月國防醫學院衛生組門診月報表（1949年12月1–31日）

		診別\職別	初診	複診	急診	轉診	轉院
（一）門診人數	官佐	男	4	99			
		女	2	3			
	學員生	男	14	642			
		女	2	42			
	士兵	男	23	240			
		女		2			
	眷屬 成人	男		8			
		女	8	65			
	眷屬 兒童	男	3	46			
		女	4	50			
	合計	男	44	1035			
		女	16	162			

		病類	新病例	舊病例	合計
（二）疾病分類（例數）	急性傳染病	1.傷寒或副傷寒			
		2.斑疹傷寒			
		3.赤痢	10	42	52
		4.霍亂			
		5.天花			
		6.猩紅熱			
		7.流行性腦膜炎			
		8.白喉			
		9.鼠疫			
		10.百日咳			
		11.回歸熱			
		12.瘧疾	4	8	12
		13.痲疹			

	病類	新病例	舊病例	合計
眼病	24.沙眼	12	15	27
	25.急性結膜炎	12	18	30
	26.其他眼病	25	114	139
耳鼻喉病	27.扁桃腺病	13	27	40
	28.中耳炎	2	2	4
	29.其他耳鼻喉病	25	16	41
牙病	30.齲齒	10	4	14
	31.其他牙病	5	3	8
呼吸系病	32.肺結核	9	11	20
	33.肺炎	1		1
	34.上呼吸道炎	138	77	215
	35.其他呼吸系病	1	2	3
循環系病	36.腦出血		1	1
	37.其他循環系病	2		2
消化系病	38.淋巴腺結核	1		1
	39.急性腸胃腸	42	16	58
	40.嬰兒腹瀉病			
	41.痔及痔瘻	2	1	3
	42.其他消化系病			
產婦科病	43.妊娠異常			
	44.產褥熱			
	45.生產異常	1		1
	46.婦科病			
泌尿系病	47.腎臟病		2	2
	48.其他泌尿系病	1		1
	49.神經系病	16	16	32
寄生蟲病	50.蛔蟲病	6	2	8
	51.其他腸寄生蟲病			
	52.其他寄生蟲病			

(二)疾病分類(例數)		14.其他急性傳染病					53.外傷	38	91	129
	花柳病	15.梅毒	2	4	6	外科病	54.腫瘤			
		16.淋病					55.其他外科病	12	43	55
		17.其他花柳病		1	1	營養缺乏病	56.腳氣病	5	9	14
	皮膚病	18.疥瘡	8	3	11		57.其他營養缺乏病	4	4	8
		19.癬	33	31	64	其他疾病	58.內分泌腺病			
		20.潰瘍	2	8	10		59.中毒			
		21.癤癰	13	21	34		60.麻醉吊引			
		22.膿瘍	5	5	10		61.其他疾病	19	12	31
		23.其他皮膚病	51	71	122		62.診斷不明	1	2	3
							合　計	609	755	1364

資料來源：〈國防醫學院工作日記：民國38年12月〉，1949年12月31日。國防部部長辦公室藏，《國防部檔案》，總檔號00011548，「國防醫學院工作日記」。

表四：1950年元月國防醫學院衛生組門診月報表（1950年1月1–31日）

	職別＼診別		初診	複診	急診	轉診	轉院	病類		新病例	舊病例	合計
(一)門診人數	官佐	男	7	84				眼病	24.沙眼	12	14	26
		女		3					25.急性結膜炎	10	14	24
	學員生	男	6	567					26.其他眼病	16	81	97
		女	1	55				耳鼻喉病	27.扁桃腺病	20	14	34
	士兵	男	23	251					28.中耳炎	3	2	5
		女							29.其他耳鼻喉病	14	36	50
	眷屬	成人 男		1				牙病	30.齲齒	7	2	9
		成人 女	6	46					31.其他牙病	9	6	15
		兒童 男	4	48				呼吸系病	32.肺結核	5	10	15
		兒童 女	2	61					33.肺炎			
	合計	男	40	951					34.上呼吸道炎	202	146	348
		女	9	165					35.其他呼吸系病	3	1	4

病類			新病例	舊病例	合計
（二）疾病分類（例數）	急性傳染病	1.傷寒或副傷寒			
		2.斑疹傷寒			
		3.赤痢	4	7	11
		4.霍亂			
		5.天花			
		6.猩紅熱			
		7.流行性腦膜炎			
		8.白喉			
		9.鼠疫			
		10.百日咳			
		11.回歸熱			
		12.瘧疾	6	4	10
		13.痲疹			
		14.其他急性傳染病			
	花柳病	15.梅毒	3	1	4
		16.淋病	4	3	7
		17.其他花柳病			
	皮膚病	18.疥瘡	10	5	15
		19.癬	12	21	33
		20.潰瘍	4	10	14
		21.癤癰	12	35	47
		22.膿瘍	4	7	11
		23.其他皮膚病	21	24	45
循環系病	36.腦出血				
	37.其他循環系病				
	38.淋巴腺結核				
消化系病	39.急性腸胃腸		25	21	46
	40.嬰兒腹瀉病				
	41.痔及痔瘻		4	2	6
	42.其他消化系病		64	54	118
產婦科病	43.妊娠異常				
	44.產褥熱				
	45.生產異常				
	46.婦科病				
泌尿系病	47.腎臟病		3		3
	48.其他泌尿系病		1	2	3
	49.神經系病		12	13	25
寄生蟲病	50.蛔蟲病		5	3	8
	51.其他腸寄生蟲病		4		4
	52.其他寄生蟲病		2		2
外科病	53.外傷		38	52	90
	54.腫瘤				
	55.其他外科病		5	14	19
營養缺乏病	56.腳氣病		1	1	2
	57.其他營養缺乏病		3	1	4
其他疾病	58.內分泌腺病				
	59.中毒				
	60.麻醉吊引				
	61.其他疾病		33	27	60
	62.診斷不明			2	2
	合　計		581	635	1216

資料來源：〈國防醫學院工作日記：民國39年1月〉，1950年3月21日。國防部部長辦公室藏，《國防部檔案》，總檔號00011548，「國防醫學院工作日記」。

表五：1950年2月國防醫學院衛生組門診月報表（1950年2月1–27日）

（一）門診人數

職別		診別	初診	複診	急診	轉診	轉院
官佐		男	5	64			
官佐		女		3			
學員生		男	4	348			
學員生		女	2	56			
士兵		男	14	257			
士兵		女	1	3			
眷屬	成人	男	1	3			
眷屬	成人	女	6	21			
眷屬	兒童	男	3	51			
眷屬	兒童	女	3	26			
合計		男	27	723			
合計		女	12	109			

（二）疾病分類（例數）

病類		新病例	舊病例	合計
急性傳染病	1.傷寒或副傷寒			
	2.斑疹傷寒			
	3.赤痢	1	5	6
	4.霍亂			
	5.天花			
	6.猩紅熱			
	7.流行性腦膜炎			
	8.白喉			
	9.鼠疫			
	10.百日咳			
	11.回歸熱			
	12.瘧疾	3	3	6
	13.麻疹			

病類		新病例	舊病例	合計
眼病	24.沙眼	10	20	30
	25.急性結膜炎	6	9	15
	26.其他眼病	15	39	54
耳鼻喉病	27.扁桃腺病	10	31	41
	28.中耳炎		2	2
	29.其他耳鼻喉病	6	16	22
牙病	30.齲齒	7	7	14
	31.其他牙病	3	4	7
呼吸系病	32.肺結核		7	7
	33.肺炎			
	34.上呼吸道炎	89	123	212
	35.其他呼吸系病	3		3
循環系病	36.腦出血			
	37.其他循環系病			
	38.淋巴腺結核			
消化系病	39.急性腸胃腸	13	3	16
	40.嬰兒腹瀉病	1		1
	41.痔及痔瘻		1	1
	42.其他消化系病	35	48	83
產婦科病	43.妊娠異常			
	44.產褥熱			
	45.生產異常			
	46.婦科病			
泌尿系病	47.腎臟病		1	1
	48.其他泌尿系病			
	49.神經系病	9	5	14
寄生蟲病	50.蛔蟲病	5	3	8
	51.其他腸寄生蟲病	1	2	3
	52.其他寄生蟲病			

(二)疾病分類(例數)									
花柳病	14.其他急性傳染病				外科病	53.外傷	27	105	132
	15.梅毒		5	5		54.腫瘤			
	16.淋病	1	1	2		55.其他外科病	4	2	6
	17.其他花柳病				營養缺乏病	56.腳氣病	1	3	4
皮膚病	18.疥瘡	12	5	17		57.其他營養缺乏病	1	5	6
	19.癬	7	22	29	其他疾病	58.內分泌腺病			
	20.潰瘍	1	14	15		59.中毒			
	21.癤癰	4	30	34		60.麻醉吊引			
	22.膿瘍	5	13	18		61.其他疾病	17	25	42
	23.其他皮膚病	10	36	46		62.診斷不明		1	1
					合計		307	596	903

資料來源：〈國防醫學院工作日記：民國39年2月〉，1950年3月25日。國防部部長辦公室藏，《國防部檔案》，總檔號00011548，「國防醫學院工作日記」。

表六：1950年3月國防醫學院衛生組工作月報表（1950年3月1–31日）

	職別＼診別		初診	複診	急診	轉診	轉院	病類		新病例	舊病例	合計
(一)門診人數	官佐	男	3	28	1	3		眼病	24.沙眼	5	16	21
		女	1	3		1			25.急性結膜炎	6	8	14
	學員生	男	4	201	4	29			26.其他眼病	6	24	30
		女	1	33	1	1		耳鼻喉病	27.扁桃腺病	7	10	17
	士兵	男	10	142	5	10			28.中耳炎	3		3
		女		1					29.其他耳鼻喉病	4	14	18
	眷屬 成人	男	1					牙病	30.齲齒	1	2	3
		女	5	36		1			31.其他牙病	11	3	14
	眷屬 兒童	男	5	31	1			呼吸系病	32.肺結核	3	4	7
		女	3	49	1	1			33.肺炎	1		1
	合計	男	23	402	11	42			34.上呼吸道炎	32	124	156
		女	14	122	2	4			35.其他呼吸系病	1	1	2

(二)疾病分類(例數)		病類	新病例	舊病例	合計
	急性傳染病	1.傷寒或副傷寒			
		2.斑疹傷寒			
		3.赤痢		1	1
		4.霍亂			
		5.天花			
		6.猩紅熱			
		7.流行性腦膜炎			
		8.白喉			
		9.鼠疫			
		10.百日咳			
		11.回歸熱			
		12.瘧疾	1	13	14
		13.痲疹			
		14.其他急性傳染病			
	花柳病	15.梅毒	2		2
		16.淋病			
		17.其他花柳病			
	皮膚病	18.疥瘡		6	6
		19.癬	12	17	29
		20.潰瘍	1	10	11
		21.瘭廱	4	2	6
		22.膿瘍	1	4	5
		23.其他皮膚病	8	22	30

	病類	新病例	舊病例	合計
循環系病	36.腦出血			
	37.其他循環系病		1	1
	38.淋巴腺結核			
消化系病	39.急性腸胃腸	7	5	12
	40.嬰兒腹瀉病	2	3	5
	41.痔及痔瘻		4	4
	42.其他消化系病	10	50	60
產婦科病	43.妊娠異常			
	44.產褥熱			
	45.生產異常			
	46.婦科病	1		1
泌尿系病	47.腎臟病	1		1
	48.其他泌尿系病			
	49.神經系病	7	8	15
寄生蟲病	50.蛔蟲病	3	1	4
	51.其他腸寄生蟲病	1	3	4
	52.其他寄生蟲病			
外科病	53.外傷	12	55	67
	54.腫瘤			
	55.其他外科病	2	2	4
營養缺乏病	56.腳氣病		8	8
	57.其他營養缺乏病			
其他疾病	58.內分泌腺病			
	59.中毒			
	60.麻醉吊引			
	61.其他疾病	1	11	12
	62.診斷不明		1	1
合　　　計		156	433	589

資料來源：〈國防醫學院工作日記：民國39年3月〉，1950年4月18日。國防部部長辦公室藏，《國防部檔案》，總檔號00011548，「國防醫學院工作日記」。

表七：1950年4月國防醫學院衛生組門診月報表（1950年4月1–30日）

（一）門診人數	職別	診別	初診	複診	急診	轉診	轉院		病類	新病例	舊病例	合計
	官佐	男	12	78	3	7	8	眼病	24.沙眼	11	8	19
		女	1	5					25.急性結膜炎	9	14	23
	學員生	男	6	399	4	9	1		26.其他眼病	24	14	38
		女		33		1	2	耳鼻喉病	27.扁桃腺病	24	40	64
	士兵	男	20	304	1	5			28.中耳炎	5	2	7
		女	1	1					29.其他耳鼻喉病	14	8	22
	眷屬 成人	男	2	8		3		牙病	30.齲齒	4	4	8
		女	5	54		3	1		31.其他牙病	26	12	38
	眷屬 兒童	男	8	74	5	1		呼吸系病	32.肺結核	9	9	18
		女	4	98	2	1			33.肺炎			
	合計	男	48	868	13	25	9		34.上呼吸道炎	57	168	225
		女	11	191	2	5	3		35.其他呼吸系病	3	2	5

（二）疾病分類（例數）		病類	新病例	舊病例	合計		病類	新病例	舊病例	合計
						循環系病	36.腦出血		1	1
							37.其他循環系病		7	7
	急性傳染病	1.傷寒或副傷寒					38.淋巴腺結核			
		2.斑疹傷寒				消化系病	39.急性腸胃腸	30	20	50
		3.赤痢	1		1		40.嬰兒腹瀉病		5	5
		4.霍亂					41.痔及痔瘻	3	1	4
		5.天花					42.其他消化系病	35	88	123
		6.猩紅熱				產婦科病	43.妊娠異常			
		7.流行性腦膜炎					44.產褥熱			
		8.白喉					45.生產異常	2	2	4
		9.鼠疫					46.婦科病			
		10.百日咳				泌尿系病	47.腎臟病			
		11.回歸熱					48.其他泌尿系病			
		12.瘧疾	1	11	12		49.神經系病	14	20	34
		13.麻疹	1		1	寄生蟲病	50.蛔蟲病	9	10	19
							51.其他腸寄生蟲病	4	1	5
							52.其他寄生蟲病			

(二)疾病分類（例數）					
花柳病	14.其他急性傳染病			
	15.梅毒	2	10	12
	16.淋病			
	17.其他花柳病			
皮膚病	18.疥瘡	5	8	13
	19.癬	12	27	39
	20.潰瘍		9	9
	21.癤癧	9	28	37
	22.膿瘍	5	3	8
	23.其他皮膚病	26	34	60

外科病	53.外傷	64	147	211
	54.腫瘤			
	55.其他外科病	6	7	13
營養缺乏病	56.腳氣病	2	17	19
	57.其他營養缺乏病			
其他疾病	58.內分泌腺病	3		3
	59.中毒			
	60.麻醉吊引			
	61.其他疾病	14	17	31
	62.診斷不明		1	1
合　　　計		433	755	1188

資料來源：〈國防醫學院工作日記：民國39年4月〉，1950年5月12日。國防部部長辦公室藏，《國防部檔案》，總檔號00011548，「國防醫學院工作日記」。

參・遷臺後之國防醫學院：復舊與發展

一、蓽路藍縷的復舊之路

　　1949年國防醫學院奉令遷臺，院舍新址爲臺北市南區市郊佔地二甲多的「水源地」營舍，該營舍原是日治時代日軍砲兵聯隊營房，光復後曾作爲臺灣省訓練團團址，移交時的營地尚未經整修，因此國防醫學院在此地的復舊，可謂之「百廢待舉」處境。就接收時的院舍概況來看，水源地本部有一棟兩層大樓，其餘爲平房數棟，大禮堂爲木結構大堂，除此之外，尚有新店清風園小部營舍作爲入伍生隊及衛勤訓練班用，另借用臺灣大學醫學院中山南路部分房舍暫時安置生產無熱原液注射劑的衛生實驗院，臨床部門則設在小南門第五總醫院，此總醫院隨後陸續改稱八〇一總醫院、三軍總醫院，而軍醫署衛材總庫亦配屬爲教學實習院庫。

　　臺北水源地院舍與上海江灣院舍之規模懸殊相當大，如何能夠容納遷來之官員學生士兵及其眷屬三千二百多人以及百餘噸的器材物資與裝備，係非常困難，光是住的問題就是一項急迫之務。依鄔翔概略地描述：

　　首先要安頓的是住的問題，木架構成鐵皮頂的大禮堂，空間很大，排列三層的鐵床，作男生宿舍；女生則就木屋區隔作寢室，睡雙層鐵床，行李箱為其自修桌；各學系的實驗室就木屋大小方位裝置應用；大體解剖室在屋內挖地作屍池，設水泥解剖臺。唯一的永久建築是面對大操場的兩層樓房，分配為護理學系、社會醫學系、生物形態學系、病理陳列室等。生物物理學系、生化學系、藥學系各佔一間木屋，教學單位大致如此部署安定下來。行政部門在一大間分隔的辦公室，教職員宿舍在營房東部，有二十八間日式平房，當然不夠分配。在院區的西北有一大間木屋，用布帳分隔，以家為單位，置雙層鐵床，分配有眷軍官、教職員居住，是當時有

名的 K 棟，士兵則在空地搭帳篷住宿；所有房屋皆已分配，運來許多器材只有成箱堆置空地，以油布遮蓋。

可見之當時院舍的克難狀況，即使九月初恢復教學之際，仍有「露天上課、曠地用餐」的窘境。

不過，國防醫學院預備遷臺之初，即透過美國醫藥助華會的牽線，獲得美援剩餘物資之一批「活動房屋」原材的捐贈，並隨學院遷移運送來臺，抵達後便加緊興建，而在一年後順利竣工遷入。關於這批活動房屋的使用，鄔翔亦有如此地描述：

這一批活動房屋有雙層式，六幢建在小南門總醫院作病房，亦同時啟用。水源地建的活動房屋有二層式的六幢、單層連幢二座、一層獨幢的一棟，完成後作如下的分配：兩層的二幢，作院部及各行政部門辦公室，二層的四幢作眷舍，單層連幢的龐然大物建在操場為衛材倉庫及教材庫，單層獨幢的一半作教室，一半為醫務所。所謂活動房屋並不活動，是鐵皮鋼架穹廬式搭建的房屋，其規格是長一百呎、寬四十呎，要有穩固的地基才能建立。二層式的，先以磚砌作一樓為下層，再搭建鋼架鐵皮為二樓，上下兩層皆分隔八室，中有通道，每幢上下樓共三十二間。又在營外搭建竹屋一排作士兵宿舍，於是始安頓就緒。

由於院舍規模縮小以及政府經濟困難，1949年6月便奉聯勤總部令縮減編制員額，如官員從一四一四名縮編為七〇五名、士兵由一七八〇名縮編為八九三名、學員由一二二〇名縮編為二百名、學生由三七八〇名縮編為一千名，總共縮減了五三九六名，新編制計二七九八名。另外，就教職員官佐員額來說，遷臺後已減半成為七八六員，到了1951年時又復奉聯勤總部頒佈編制員額再行縮減二九九員，教職員官佐編制為四八七員。然而在人員編制上雖有這麼大的改變，但國防醫學院的組織型態卻一直沒有改變。

　　鑑於當時政府經濟困難，以致學院人員待遇菲薄而生活清苦，為使教學人員安居樂業，維持一定家庭生活費用，便利用學院師資的醫學專精，1951年經呈准於小南門教學醫院附近以二層活動房屋二幢設置病床十九張，成立中心診所，在公餘時間為一般民眾進行醫療服務以增加收入。1968年小南門的教學醫院遷回本院部附近，隨後中心診所亦奉國防部核定由國有財產局公開標售，原醫療作業暫時以院本部的健康中心作為門診及部分病房，並預定將所標售款項於水源校區重新建立新診所。

　　跟隨政府遷臺計有超過百萬的軍公教人民，為能安頓這批為數眾多的軍民，財政支出沉重，再加上時局混亂和經濟不穩的窘況，政府實無力因應各方提出的發展需求。美援的貢獻恰可多少彌補政府的這些困境，特別是自1950年開始至1960年中葉期間，美援的支助可說是臺灣經濟安定保障的最重要外在因素，幫助臺灣渡過經濟危機與物資供給不足的階段，並重新盤整與發展，直到1965年之後，美援方逐漸中止而被漸增的外資所取代。

　　在這樣的境況下，國防醫學院遷臺初期也甚少獲得學校建設款項之經費，因此向外求援遂為必經之道，其捐助最大宗者，概計有美國醫藥助華會、美國紐約中國醫藥理事會、經合署中國分署之捐贈等。其中，美國醫藥助華會對國防醫學院幾乎是有求必應，要求大多無異議通過，其資助金額年達美金數十萬元，此般關係的建立主要是院長盧致德與該會執行長劉孔樂尤為深交，又屬廣東同鄉，經由劉孔樂積極向各方呼籲，始得該會的陳納德將軍和周以德參議員等得力人士之支持，陸續獲得捐款來施展學院的相關建設。

　　針對國防醫學院獲得美國醫藥助華會各項美援的援助內容，可概括分為四大方面：

(1)捐建房屋

　　①協助興建教職員眷舍，先後完成二層樓房屋八棟，名曰「學人新村」。

　　②興建四層樓之「瑞恆樓」及高級教職宿舍各一棟，安定教學人

員。

③興建「麥範德大樓」作護士宿舍，「美生樓」作護生宿舍，

④於石牌榮民總醫院內興建「柯柏館」作臨床醫學研究所。

⑤在學人新村建「安齋」，作招待所供客座教授及接待貴賓居處，另設「愛德幼稚園」，以照顧學院人員子弟。

⑥在教學部門之建設方面，包括捐修各學系實驗室及教學設施等。

(2)教學人員生活津貼

主要係以專項作爲定期津貼，發放對象爲醫學有關學科之教學人員，每月發放教授200元、講師150元、助教100元。當時軍官上校級的月薪才114元，教授級即主任教官爲上校級，所以這樣的定期津貼對於生活有非常大的幫助，這也讓文職教員及行政人員相當羨慕。此項「美援津貼」發放長達三十年之久。

(3)資助獎學金出國進修

主要包括：

①選送師資人員出國進修或考察，培養專業人才。

②延聘客座教授，資助旅費，爲學院設講座。

而美國紐約中華醫學理事會也經常資助獎學金，讓學院選送人員出國進修。

(4)捐助教學設備及精密儀器

學院遷臺後的原有教學設備多已老舊，但是科技進步且儀器日趨專精，便必須增添與更新教學設備及精密儀器。美國醫藥助華會對學院協助之要求大都有求必應，因此各單位申請器物亦多能獲捐贈，像是電子顯微鏡、實驗室整套器具等等，迭有新器材運來，且爲數不貲。

由此觀之，遷臺後國防醫學院的發展，鑑於政府經費的短絀，其建設多賴於美援的支持。無怪乎在1963年針對學院的校閱總評中，即明白地提到：「研究成果豐碩，成效卓著，主管潔身奉公，秉自立更生之精神，具遠大之著眼，藉國際之支援，於困難環境中建立完備之學府。」然隨著國家經濟發展的穩定與成熟，各類美援逐漸中止，而美國醫藥助華會也於

1982年改組爲「中華民國醫藥促進會」，轉爲以國內外醫學交流爲宗旨的組織。

二、教育計畫的策略部署

根據〈國防醫學院工作日記〉中所載，1949年11月的教育班隊有包括大學教育類的醫科、牙科、藥科、護理科，其中之醫科與牙科的修業年限爲六年，藥科和護理科的修業年限爲四年；職業教育類的高級護理職業班、營養職業班、理療職業班、以及牙醫、牙藝、藥學、衛生檢驗、衛生裝備、衛生行政、衛生供應職業班等，修業年限均爲四年。

由於國防醫學院的教育規模尙稱完備，隨院遷臺的師資亦相當完整，1950年教育部便分發在大陸未完成醫學院學業的逃難來臺學生，到學院來借讀。另外，經僑務委員會會同教育部函准國防部，飭由學院自1951年起接納海外僑生來院就學。再經教學設備的逐年提升，教育部已認爲國防醫學院各科系教程內容均符合醫科大學部定標準，因此自1954年起，大學教育各科畢業生均授予學士學位，醫科授醫學士、牙科授牙醫學士、藥科授理學士、護理科授護理學士，後又復奉教育部函藥學系所授之理學士改稱爲藥學士。1966年起，學院開始代行政院國軍退除役官兵輔導委員會招訓醫學系公費學生，自此國防醫學院的學生源包括了一般學生、僑生與代訓生三種。

鑑於長期以來軍中醫務人員良莠不齊之窘況，爲能改善現職軍醫醫療技術的水準，1956年奉國防部令續辦專科教育，考選各部隊無正式學資軍醫施以四年專科教育，以協助獲取醫專學歷。另外，爲配合整體衛勤教育規劃，衛勤訓練班奉令於1957年擴編爲「陸軍衛生勤務學校」，而脫離國防醫學院獨立，直到1969年國防部又核定陸軍衛生勤務學校撤銷，復併入本學院，仍稱衛勤訓練中心。後又配合軍隊需要，1974年奉令籌辦衛勤專科班，招收高中畢業社會青年以充實部隊衛勤幹部，1978年衛勤專科學資經教育部同意核定爲三年制專科。但是由於國防任務需要，國

軍醫勤幹部專業人才亟需升級，於是又奉國防部令核定自1979學年度成立增設公共衛生學系以替代衛生勤務專科，同時停辦衛勤專科，於是衛生勤務訓練中心便改隸陸軍總部而更名為「陸軍衛生勤務學校」，國防醫學院便只專辦養成及進修教育，有關衛勤短期訓練則由該校負責辦理。雖然如此改變，嗣因基層部隊之衛勤軍醫官缺員嚴重，亟待補充，1981年乃又恢復衛勤專科班招生，但教育期限改為二年六個月，而教育部亦改授予二專學資。

　　1967年，醫學系、牙醫學系、藥學系、護理學系、高護班、醫學專科及研究所奉國防部令劃一學曆，將原春季始業改為秋季始業，各教育班隊修業年限與教育部規定之修業年限相符合。而為配合教育部醫學教育的改制，1970年醫學系教育期限延長為七年。到了1972年，為使各系所學期起迄一致，便調整學期來區劃寒暑假時間，同時為使各畢業班次能按季節畢業起見，乃將各系所之學期調整為每學年兩個學期，每學期二十二週並取消暑訓。至此，國防醫學院的教育計畫已穩定下來，在養成教育方面，其教育時間與教育內容可歸整如下表：

1.教育時間			
(1)	醫學系	修業七年	分三階段：A、入伍教育十週，B、前期基礎醫學，C、後期臨床醫學
(2)	牙醫學系	修業六年	分三階段：A、入伍教育十週，B、前期基礎醫學，C、後期臨床醫學
(3)	藥學系	修業四年	分三階段：A、入伍教育十週，B、基礎醫學，C、各大藥廠實習
(4)	護理學系	修業四年	分三階段：A、入伍教育十週，B、基礎醫學，C、後期臨床護理
(5)	公共衛生學系	修業四年	分三階段：A、入伍教育十週，B、前期基礎教育，C、後期公共衛生實習
(6)	在職護理人員進修學士學位班	修業四年	分二階段：A、前期基礎醫學，B、後期臨床醫學

2.教育內容		
(1)	政治史教育	在確定學生人生觀，並砥礪學生犧牲奮鬥精神與矢志救國情操。
(2)	軍事教育	在培養學生戰術、戰略思想，增強指揮統御能力。
(3)	各系科前期基礎醫學	重點在自然及應用科學與實驗。後期教育重點在臨床醫學及實習。
(4)	修業學分	醫學系276–283學分，牙醫學系255–258學分，藥學系145–148學分，護理學系144學分，公共衛生學系148學分，在職護理人員進修學士學位班81–87學分（不含抵免學分）。

　　就教育學制觀之，醫學院除了專業教育學生之醫、牙、藥、護等各學系外，支援各學系之獨立學系亦為教學研究之重鎮。綜概國防醫學院的教育學制，遷臺以後總計有11個學系：(1)生物形態（包括解剖及藥用植物），(2)生物物理（包括數學、物理、生理、藥理），(3)生物化學，(4)醫學生物形態（包括微生物、寄生蟲、病理），(5)內科（含小兒科、精神神經、皮膚），(6)外科（含眼、耳鼻喉、婦產），(7)物理醫學（含復健醫學、放射科、核子醫學），(8)社會人文科學，(9)醫事工程，(10)政治科學，(11)衛生實驗所。然而為使各學科能分別獨立發展，並符合臺灣各醫學院實施之教育體制，1979年除了醫、牙、藥、護、公衛各學系外，奉核准調整為如下二十四個學系：(1)生理及生物物理，(2)藥理學，(3)微生物及免疫，(4)寄生蟲及熱帶醫學，(5)病理，(6)皮膚學，(7)精神學，(8)神經學，(9)小兒科學，(10)婦產科學，(11)眼科學，(12)耳鼻喉科學，(13)復健醫學，(14)放射科學，(15)核子醫學，(16)軍醫勤務學，(17)生物形態，(18)生物化學，(19)內科，(20)外科，(21)社會人文科學，(22)醫事工程，(23)政治學科，(24)衛生實驗。其中之原藥用植物歸隸藥學系，並另外成立體育組。[1]

---

[1] 依照國防醫學院系、科、所歷年沿革表，在1983年時即明確區分學系、科，計分醫、牙、藥、護及公衛等五個學系，其餘原稱學系之教學單位，均改稱學科，而臨床學科改隸醫學系，並增設麻醉、放射治療學科，同年7月，衛生實驗院改制為藥品製造研究所。2004年為配合國防大學組織簡併，將社會及人文學科及政治科學科合併為通識教育組。2005年通識教育組調整為通識教育中心。

在國防醫學院之教育計畫部署中，教學醫院是後期臨床醫學的教育養成重點。遷臺後，教學醫院設於小南門的第五總醫院，該醫院在日治時期係稱臺灣陸軍病院南門病室，光復後政府改編稱臺灣陸軍醫院，1949年原隸屬於軍政部之臺灣陸軍醫院才奉令改爲聯勤總部第五醫院。1950年教學醫院又進一步改組，稱陸海空軍第一總醫院並隸屬於國防部，1955年醫院名稱改爲陸軍第一總醫院並隸屬於陸軍供應司令部，1960年又改稱爲陸軍第八○一總醫院，直到1968年才改組稱爲三軍總醫院而一直延續到現在。

教學醫院係位於小南門，即位於今日之廣州街和延平南路相交區域，也就是臺北市立聯合醫院和平院區及其附近地區。而院本部在水源地，所以教學醫院與院本部距離頗遠，實習學生需乘萬華－新店鐵路火車往返，非常不便，因此先洽借萬華區老松國民小學搭建實習生宿舍，1951年經籌款於總醫院內自建實習生宿舍，才免除學生奔波之苦。1959年榮民總醫院開始營運，經呈奉行政院核定爲國防醫學院的教學醫院之一，因此教學醫院有小南門的第一總醫院和石牌的榮民總醫院兩個實習院區。

1964年國防部已開始有遷建小南門教學醫院之議，並勘定臺北市古亭區第八號公園預定地作爲新院址，以八○一總醫院爲基礎，擴編興建一所現代化的標準醫院。1968年竣工並改稱三軍總醫院，於5月10日在新址（今爲臺北市汀州路三段八號）正式舉行開幕典禮，而原小南門的院舍，則一部分移作市立和平醫院用，一部分由政府標售。然而，三軍總醫院雖一直是國防醫學院的教學醫院，但是行政系統其實不相隸屬，扞格之事難免存在，因此1979年奉國防部令核定，三軍總醫院改隸爲國防醫學院之直屬教學醫院，而編併之後，國防醫學院設副院長二員，並以副院長其中一員兼任三軍總醫院院長。

三、嚴峻時局下的穩健發展

1949年大陸失守，政府撤退來臺，5月臺灣開始實施戒嚴。鑑於國共

戰爭失利的檢討，以及爲了重整步調反攻大陸，1950年開啓了清黨改造工作，至1952年才大致完成。這期間除了黨本身的整肅外，爲擴大黨的社會基礎而更延伸至青年知識份子及農工生產者與社會團體組織，軍中也恢復了政工制度，「反共抗俄」亦成爲黨員思想言行遵循的準則。

在這般的時局背景下，所謂剷除在臺匪共的「肅清」工作全面性地展開，以當時僅有的臺大醫學院與國防醫學院來說，即各有被以匪共嫌疑的罪名遭逮捕，臺大醫學院內因讀書會組織有聞匪共侵入並帶領閱讀左派書籍，導致參與的教員學生被逮，而1950年臺大第三內科主任許強醫師亦被以「組織臺大附設醫院匪支部充任書記」之罪名槍斃。國防醫學院也發生了類似事件，據韓韶華的回憶，當時國防醫學院中有強華醫學會和健軍醫學會等兩個學術團體，強華會員組織讀書會，後來發現該組織是共產黨的外圍，而被槍斃的強華會員據說就是共產黨員。他進一步描述當時的時局嚴峻狀況：

來臺灣後，反內戰、反飢餓都已沒有藉口，校園非常安寧，但治安當局仍不放心。在我二年級的時候，有天早晨醒來，發現睡在我上舖和下舖的同學都不見了。原來昨天晚上清查校園，在臺大和師大抓了很多人，國防也有多人被捕。後來大部份被捕同學都陸續釋放回來，但也有一去不返的。我上下舖的兩位同學總算運氣好，都回來了。但不知何故，不久便離開國防，一位考上臺大，專攻物理，現在已成爲名校教授；一位信奉回教，去了中東，仍然學醫，如今在土耳其行醫。有些運氣不好的，關了五、六年才出來，無法繼續升學，便改行做生意，也有非常成功的。有位護理科的女同學，聰明、美麗，是當時的校花，在綠島關了十多年，出來時已過中年。聽說她在綠島也很風光，蔣經國每次去訪問，都派她幫忙接待。她的男朋友，是我們班上的天才，當時就被槍斃了。

爲強化學院內學員生的愛國忠貞情操，1952年創辦《水源地周刊》，內容包括有國際情勢、三民主義認識及院事音訊等項，旨在砥礪學

術和鼓舞士氣，該周刊係由政治部指導學生辦理。1953年，爲使學生學員養成主義、領袖、國家、責任、榮譽等五大信念，開始進行政治政訓教育以養成時代軍人習性，因此，養成教育各期班規定於畢業前必須要實施反共抗俄鬥爭教育一個月，使之具備各種反共抗俄鬥爭知識來養成文武兼修之忠貞軍醫幹部。同時，爲使學員生熟悉院況謹守規則，亦由新聞室編訂學員生手冊，冊內含中華民國憲法、教育綱領、教育設施、學則及各種應守規定等要項，並印發人手一冊以俾所遵循。其實不只在國防醫學院，教育部亦規定自該年起，臺灣各醫學院校之畢業學生皆應受爲期一個月的軍事訓練，以備動員之需。

1955年國防醫學院改隸陸軍供應司令部軍醫署。而爲嗣應部隊需要，自1963年起經錄取新生入學之前，必須送陸軍官校接受四個月入伍教育再返校接受專業教育及訓練，而各科系於畢業前亦必須施以反共教育一個月後始舉行畢業典禮，發給畢業證書及學位證書。1964年，醫、牙、藥男生入伍訓練改由陸軍預訓司令部第五訓練中心統一辦理，而護理及高護女生則由政工幹部學校進行爲期十一週的代訓。到了1965年國防醫學院又奉令改隸陸軍總司令部直轄。1967年，高級護理職業班第二十期新生入伍訓練，改爲學院自辦，爲期九週。

隨著遷臺復舊過程的逐漸回穩，國防醫學院開始扮演其政治社會影響之角色。1954年衛生實驗院從借用臺灣大學醫學院房舍遷回院部作業，繼續生產無熱原液注射劑供應軍方需求，並生產各種疫苗供軍民之用。1958年金門的「八二三」砲戰之戰火激烈，亦因所生產的無熱素液及藥品，全面供應戰地需要，使其無匱乏之虞。此外，由於軍隊醫療首重外科，所以國防醫學院自遷臺後鑑於醫學分科專精之趨勢，除實施住院醫師制度外，又先後設立骨科、神經外科、泌尿外科、胸腔外科、心臟血管外科、肛門外科、整容外科及麻醉科等，逐步邁向專精之分業。這般的專業發展規模，亦促使臺大醫學院於1952年派外科醫師三員至國防醫學院的外科學系進修麻醉學及實習，同時也派出專業醫師至臺大醫院協助其建立麻醉科。

　　事實上，國防醫學院對臺大醫學院的影響還在於醫療體制方面，國防
醫學院的師資多受美式醫學教育的影響，當時臺大醫學院尚屬日式醫學教
育模式，因此政府遷臺後之臺灣的兩大醫學教育機構，即有國防醫學院的
英美派和臺大醫學院的德日派分野。然而隨著兩校醫學教育的交流趨頻，
美式的醫學教育模式亦逐漸滲入臺大醫學院中，如系科主任制、住院醫師
制度、強化英語課程等，當然，影響臺大醫學院轉為美式醫療體制最主要
的力量是美援物資的輸入，美援會藉由經費與物資的提供，希望改變臺大
從日式醫療體制變為美式醫療體制，這也可從美援會提供技術協助選送出
國進修與考察的概況中看出。依據《臺灣光復後美援史料》中所記載：

1954至1958年技術協助計畫（衛生項）選送出國人數表

項　　目	赴美國者	赴其他國家者	共　　計
衛生	128	25	153
公共衛生	37	1	38
醫療	40		40
護理	28	13	41
衛生工程	23	11	34

　　從「1954至1958年技術協助計畫選送出國人數表」關於衛生項之部
份，已可看到受補助出國者係以「赴美國者」為多，在一五三名中即佔有
一二八名，幾近八成五比例，而其間若以「醫療」這一考察項目來看，則
更顯示出是百分之百的「美國派」，可見美式教育已成為遷臺後醫學體
制的一個趨向，而國防醫學院的教育模式便必然成為參考學習或擬仿的對
象。

　　除了臺大醫療體系的影響外，國防醫學院對日後成立的榮總醫療體系
之影響更為深遠。行政院國軍退除役官兵輔導委員會，為面對榮民醫藥照
顧之日益需求，1956年委託國防醫學院協助籌辦榮民總醫院，並聘請學
院院長盧致德來兼主任。在盧致德的號召下，學院醫學各科專家皆參與榮
總的籌劃及設計工作，並建立醫療制度模式。1959年榮民總醫院開始作

業，經呈奉行政院核定爲國防醫學院的教學醫院之一，並奉核定榮民總醫院院長由盧致德兼任，榮民總醫院之各級醫事人員暨主幹人員也多由國防醫學院人員中甄選兼任來從事服務。另外，爲培育更多的醫務人員在逐漸擴張的榮民總醫院醫療系統裡服務，退輔會除了請求國防醫學院代訓醫學生外，並邀請盧致德及學院相關人員參與籌備國立陽明醫學院，1975年國立陽明醫學院正式成立，而其首任院長即爲國防醫學院醫科四十九期畢業校友韓偉。

　　事實上，即使在艱難的發展情況下，國防醫學院對榮總資源的投注，一直是不遺餘力，有好幾項由國外捐款的重要建設皆設立於榮總之內，如1963年美國醫藥援華會捐贈新建的柯柏醫學科學研究紀念館，便以水源地已無空地爲由，而建於石牌榮民總醫院內；1964年，由經合署在醫藥衛生教育計畫經費項下補助興建的病理實驗館，亦以病例多且易獲檢體爲由，建於石牌榮民總醫院內；1967年承美國紐約中國醫學教育理事會捐建之護理館，亦建於榮民總醫院內；此外還有放射治療中心等等也設於其中。然而，國防醫學院的建設經費始終囿於國防部的通盤考量，而時有建設落後的景象[2]，如1971年在學院五年發展的計畫中，除設施工程預算外，其他像院舍建築費、教育設備費及其他設備費等，因受國防經費定額所限未能奉撥，致該計畫進度落後；1975年因適逢國際經濟不景氣所導致物價及工資大增之影響，多項工程在實施期間未能決標，以致學生活動中心、行政辦公大樓、軍官宿舍及勤務連營舍等均暫被擱置，其原需使用之預算轉由國防部後勤次長室統籌運用。

　　針對這般情景，鄔翔寫下了他對時任院長盧致德的看法：

　　盧院長以國防醫學院已奠定基礎，遂致力於榮民總醫院之建設，使成

---

[2] 在羅光瑞先生訪問記錄中，針對「柯柏醫學科學研究紀念館」的部份即有提到：當初盧院長是因為國防醫學院受國防部管轄，諸多限制，為求方便才將柯柏館設在榮總，讓國防醫學院的教職員在這兒做一些基礎研究，等於是教授們的研究室。

有規模之大醫院，故將國防醫學院之人才同為榮民總醫院效力，且將從國外捐得之專款移置於榮民總醫院，如大建築之柯柏科學研究館、病理實驗館、放射治療中心、護理館，其胸懷磊落，令人欽敬。

　　國防醫學院有這樣的大器胸懷，當然也創造出國醫人才的退役轉職之道，這可由榮民總醫院歷年來重要幹部和科室主管多數來自學院退役的軍職師資人員中看出。協助榮民總醫院的建立，盧致德的貢獻甚多。針對國防醫學院院長這個編制，1967年學院的編裝修訂奉國防部核定頒行，除修訂部分專長與職稱外，其要點是院長職位改為文武通用；1968年學院院長編階奉國防部修訂為「將級不定階與簡任」文武兩用；1969年院長盧致德中將，改敘為簡任一級文職官階。直到了1975年，盧致德才奉參謀總長令核定退職，而專任榮民總醫院院長，所遺職務由副院長蔡作雍代理，1976年參謀總長正式核定代院長蔡作雍真除院長職務。盧致德主持國防醫學院政務達二十六年[3]，而這也正是國防醫學院遷臺後的復舊與發展時期，萬事皆經篳路藍縷而須披荊斬棘，對學院存有著相當大的貢獻，然而1979年盧致德卻不幸於6月11日因心臟病逝世於榮民總醫院，享壽七十九歲。

　　除了為國醫人才的退役轉職創造福利之外，國防醫學院也協助眾多軍中的行伍軍醫開闢出他們退役轉業的機會。這些行伍軍醫雖然沒有學資，或可能接觸過一些短期教育訓練班，但是他們在抗戰期間確實發揮了醫務功能，雖無赫赫之功，但其軍醫勤務著績且能達成所賦予任務，實有功於國家。政府遷臺後，設立國軍退除役官兵就業輔導委員會來辦理退伍軍人轉業或安置生活，但對於專業人員就業的職業保障尚未計及，蓋專業人員

---

[3]　關於盧致得長達二十六年的國防醫學院院長任期，再加上擔任榮民總醫院院長兩年多，在軍中主管任期制度下係相當少見，對此，在蔡作雍院長口述記錄訪談稿中，有說明「盧致德院長任職長達二十八年，超乎常理。這完全出於蔣中正總統對盧院長的信任，要求他人對盧院長的任期不要干預。另外，晚年，蔣統總健康欠佳，而醫療小組都由國防醫學院派任，我想，這也是盧院長必須在位的原因之一。」

執業須經國家考試及格認證才有資格，於是軍中許多未取得學資的醫務人員，退伍轉業即成為一項難題。

其實自1950年起，民間醫界即發起了自律與整頓醫業的呼籲，並提出修改舊醫師法的主張，然而從這修正案的提出以至1975年行政院的宣佈施行，卻整整花費了二十五年的時間，根據莊永明的歸納，他說：

> 修正〈醫師法〉從醫界醞釀並要求政府重新立法，到修正條文草案的出爐，有七年之久，而送呈中央機關審定，也被塵封了五年，完成立法程序又是五年，三讀後，因第四十三條規定：「本法施行日期，由行政院命令定之」，如此「但書」，無異於讓行政院有權將新〈醫師法〉束諸高閣，因此又是一段長時間的沉寂，在八年又三個月後，行政院始正式宣佈實施。

醫師法修正所遭遇的最大困難，即是退除役軍醫的就業問題，因為軍醫若無學資則將無法於社會執業，但因醫界對政府通過新醫師法的壓力加大，使眾多行伍軍醫的焦慮日趨明顯。對此，國防醫學院院長盧致德（時兼榮民總醫院院長）即與軍醫首長們相商為行伍軍醫找出路，以保障其生活及免人才流落，最後是經行政院國軍退除役官兵輔導會成立專案舉辦特考來解決。

盧致德親赴考試院多次，洽定以特種考試方式來辦理無照軍醫人員考試，並確定將醫事人員執業資格區分為「乙等考試」：如醫師、牙醫師、藥劑師、醫事檢驗師；以及「丙等考試」：如護士、藥劑生、鑲牙生、醫事檢驗生、助產士。1972年制定「特種考試國軍退除役醫事人員執行資格考試條例」來讓行伍軍醫取得在民間執業資格考試的依據，並且規定施行期間為三年，所以從1972年到1975年共舉辦了六次特考，逐步解決行伍軍醫就業上的問題。盧致德除受命為退除役官兵輔導會提供應考人員有關學科補習資料外，他也認為應考人員皆未受養成教育，所以考試題目不宜太深和太專，而應該是要著重執行業務所必備的基本知識。儘管如此，

但還是有七百多名退除役軍醫屢試不中，結果在1976年考試院以行政命令修改「特種考試衛生技術人員考試資格」爲「六十五年特種考試退役軍人轉任衛生技術人員考試規則」，以全部錄取的方式來加以解決，使這些退役軍醫轉爲具有公務員資格的「公共衛生醫師」。

　　總之，國防醫學院自上海遷臺的三十年間，可謂稱爲國醫的盧致德時代，這係屬於復舊與發展的時代。然而隨著臺灣政治經濟的逐漸穩定，除了陽明醫學院外，一些私立醫學院，如高雄醫學院、臺北醫學院、中國醫藥學院以及中山醫學院等卻以快速的步伐發展校務，因此國防醫學院的發展必須持續進行，於是當進入了1980年代，「國防醫學中心」的新規劃即被如火如荼地展開。

肆・「國防醫學中心」之建立

一、合併國防醫學院與三軍總醫院

1975年盧致德奉參謀總長令核定退職，而專任榮民總醫院院長，所遺職務由副院長蔡作雍代理，隔年蔡院長真除。國防醫學院與三軍總醫院也於1979年核定編併，三軍總醫院改隸為國防醫學院的直屬教學醫院。另關於榮民總醫院與國防醫學院的關係，依蔡作雍的口述記錄：

> 榮民總醫院（榮總）和陽明醫學院（現陽明大學）之籌備都由國防醫學院的教授群效力促成。後者盧致德院長為召集人，我則實際擔任執行工作。當初的構想是盧院長自榮總退休出任陽明醫學院首任院長，結果意外，教育部委派韓偉教授（國防醫學院自費生，教育部首屆公費留學生）出任（1979–1988）。自此陽明、榮總與本學院各有不同隸屬，無直接關連。本學院原在榮總使用美國援華會（ABMAC）捐助經費所建造並設置柯柏紀念館實驗室，產權也因而轉移。該館是本學院醫學研究之發軔地。

可知榮民總醫院雖仍是國防醫學院的教學醫院之一，但卻因為存在著「不同隸屬」，兩院關係並無法直接被聯繫起來。

同時期，儘管三軍總醫院已改隸為國防醫學院的直屬教學醫院，但也由於種種因素而實際上未能達到實質合併的地步，經過數度磋商協調，再一次地達成合併改編協議。因此，當1983年潘樹人繼任院長後，即奉國防部（71）雲震字第一二九九號令，核定國防醫學院與三軍總醫院完成徹底編併改組。三軍總醫學成了國防醫學院的附屬醫院，三總院長成為國防醫學院的首席副院長，而醫院的醫療部門主任也擔任學院相關部門主任。

　　針對徹底編併改組後的三軍總醫院，其名稱曾參考臺灣大學模式的「臺灣大學附屬醫院」之謂，然認爲醫院用「附屬」一詞可能顯得有疏離且附帶的意涵，因而奉准改稱爲國防醫學院「直屬教學醫院」，但是後來醫院覺得三總名稱沿用已久，乃建議不冠國防醫學院而只使用「三軍總醫院」，所以至今醫院仍用此名稱。

　　綜上可知，國防醫學院與三軍總醫院合併改編作業之內容，其概要之前六項可羅列如下：

　　1. 目標爲徹底合併改編爲一整體機構，成立一名符其實之「國防醫學中心」，集中人力、物力，統一觀念與作法，務使醫學院與教學醫院前後期各系科之教學、醫療與研究業務確能綿密結合，充分發揮國軍醫學中心之整體功能，以提高三軍軍醫之醫療及學術水準。

　　2. 三軍總醫院直屬於本學院，正式成爲本學院之教學醫院，本學院副院長一人兼任教學醫院院長。

　　3. 三軍總醫院之名稱不變，以便利其維持醫療作業之特性。

　　4. 將現有學系間之層次明確區分，計分爲醫、牙、藥、護、公衛五個學系、衛生勤務專科、並增設研究部，其餘原稱「學系」之教學單位，均改稱「學科」；除政治科學科仍隸屬政戰部，八個基礎醫學學科仍隸屬教育長督導外，其他各臨床學科改隸醫學系。

　　5. 醫學系所屬之後期臨床學科與教學醫院相對之各診療部科合併作業，人員統一運用，且由醫學系所屬之各後期臨床學科主任兼教學醫院相對之各診療部科主任。

　　6. 於教學醫院院長室之下設「醫務長室」，取代原「醫療部」，由醫學院醫學系主任兼任醫務長職務，以便利其秉承醫學院院長及兼教學醫院院長之指示，負責綜合並督導醫學院各系科主任兼任教學醫院各臨床部科主任之業務。如此不僅可收指揮層次分明之效，且可加強醫學院與教學醫院之間脈絡一貫之共同運作關係，得以充分發揮醫學中心之整體功能。

　　當國防醫學院與三軍總醫院完成徹底合併後，整個醫學教育的前期基礎醫學與後期臨床醫學各系科，將逐漸就人員運用、工作項目及研究主題

等三方面進行實際之「配合支援」，而醫學院與總醫院之相關科部亦將逐漸就這三方面，進行徹底之「統一」與「融合」。合併後，兩院主官將可保持密切聯繫且合作無間，一方面，醫學院院長擴大授權總醫院院長來全權處理醫院業務，並隨時提供支援解決醫院之困難或糾紛，同時致力加強督導臨床教學訓練與研究工作等；另一方面，教學醫院也努力採取措施以配合醫學院之教育政策。至此，重建「國防醫學中心」的雛形和基礎便已建立。

二、重建「國防醫學中心」

　　早在上海江灣時期的國防醫學院，原本即是以「醫學中心」爲建構模式，但隨著遷臺後的環境局勢限制，儘管組織型態變更有限，但規模和編制大幅縮減，使之逐漸淪爲單純的醫學院。再者，由於政府資源投注的不足及美援支助款項的日益降低，相較於其他醫學院的快速發展，醫學院與總醫院的軟硬體建設均稍嫌緩慢，特別是1970年代具現代化規模的長庚醫院設立，以及1980年代臺大醫院擴大改建，皆讓國防醫學院相形見絀。爲能配合時代之推進與科技之發達，國防醫學院已經不容故步自封，此時必求多方配合方克有發展之地，於是在醫學院和總醫院內外相關人士的熱情關心與奔走呼籲下，恢復「醫學中心」制度之擬議便不斷地被提出。

　　針對「國防醫學中心」的重建方案，依1979年的發展國防醫學五年中程計畫，原係以朝原地整建的方向進行。時任院長的蔡作雍院士，有鑑於水源地原地整建案，只要透過簡單的設施構工，如地下道興修即可連結鄰近的三總。當時的整建計畫是拆除部分舊建築物，分別在學院與總醫院兩院區，按發展的需要各別新建一棟十層大樓，兩院區再建立一個地下通道貫通相連，預算編列方面爲學院8億、總醫院20億，預計四年內完成。爲完成此一目標，蔡院長任內把三總納入國防體系，將三總院長編成國防醫學院的副院長，以使組織彼此相連。1983年蔡作雍院長任期屆滿，潘

樹人接任院長，提出原地整建與搬遷內湖兩案併呈討論，而這兩案各有支持者。只是當時的內湖院區尚爲廢棄礦坑，周遭環境荒蕪，若無大幅配套的發展規劃，單靠學院的力量亦恐僅得慘澹經營。而目前三總略有醫療營收的維持，故經營尚不至於困難，但學院的營運卻仍艱辛無比。

其實，主張原地整建者除認爲兩院區可往四周圍與上方擴充外，三十多年的水源地院區的心血耕耘和記憶也是重要的因素。例如在沈國樑院長生涯歷程回憶中，即提及他在一次到金門參訪時，聽當時的宋心濂司令官說曾經建議出售水源地搬遷至林口之草案，但學院的教授們反對，他進一步說：

當時盧致德院長因病住入榮民總醫院，但他對草案仍相當關切，水源地校區的一草一木、一房一樓都是他點滴心血的累積，一旦搬遷，則全部都灰飛煙滅。

而針對國醫中心搬遷內湖的結果，在蔡作雍院長口述訪談記錄裡亦提到：

現在回想起來，如果當時接任軍醫局局長成爲事實，則原已爲上級宋長志總長核定、在水源地原地整建的計畫可能就不會改變……對於未能將盧院長苦心經營的水源地院區保留下來，甚感遺憾，畢竟點滴積累起來的成果相當不易，毀於一旦實爲可惜。

在潘樹人院長任內，由於他到美國、日本等地參訪之經驗，認爲水源地校區因空間狹小及可擴展的腹地不足，若只是往四周圍與上方擴充，發展必然會受到侷限，因此他主張覓地搬遷。1983年當時的參謀總長郝柏村批准覓地搬遷案，決議將國防醫學院、三軍總醫院、陸軍衛勤學校，以及航太醫學中心和海底醫學中心一併遷建於臺北市內湖原工兵學校舊校址，以重建「國防醫學中心」。

　　整個內湖校區的重建過程可約略歸整如下：1984年「國防醫學中心籌建委員會」成立，1986年開始規劃，1988年整建工程展開初步設計工作並進行工程設計發包，1989年成立「國防醫學中心整建工程營建管理指揮部」，1990年整建工程開工，1993年醫院主體建築工程開工，1994年工程預定進度超前0.9%，1996年計畫議定1998年執行搬遷，1997年工程預定進度落後11.1%，1998年訂定遷移內湖計畫，1999年國防醫學中心工程已於10月完工，決定搬遷計畫。關於學院搬遷部份，第一階段於10月7日至22日完成，為院本部、各行政部門、大學部相關單位及學指部之搬遷，第二階段於12月底前完成各研究所、圖書館及動物處等搬遷。搬遷後隨即在內湖新址恢復作業與上課，而三軍總醫院也於2000年8月由汀州路遷移至內湖，隨即展開醫療作業，完成兩院相連運作，至此國防醫學院捨離居住五十年之水源地院舍而在內湖展開新頁，「國防醫學中心」可稱重建完成。

　　在整個重建過程中，為擷取國內外各大學醫學中心之規劃優點，擷取經驗並善用經費，以作為「國防醫學中心」整建之參考，自規劃開始即先後參訪了美國十餘所著名的軍方和民間醫學設施，以及考察臺北榮民總醫院、臺大醫學院暨附設醫院、林口長庚醫院、臺南成大醫學院暨附設醫院、高雄醫學院暨附設醫院等公私立單位，對其整建工程執行情形及內容進行多方瞭解以供借鏡參考，期望打造出所謂的「落後的優勢」之尖端重建景象。

　　重建「國防醫學中心」所耗用經費超過135億，總共歷經潘樹人、尹在信、馬正平、李賢鎧、沈國樑等五任院長策劃督導方才完成。「國防醫學中心」佔地約四十公頃，其實本來應有約五十公頃，但土地重劃而減去了一大片土地，導致原本規劃遷入的陸軍衛勤學校無法進駐，仍然留在桃園。除此之外，「國防醫學中心」的整建過程也並非完全順利，當1990年開工時，原本預定1995年可完成，但1994年後，工程進度卻嚴重落後，而在1997年工程預定進度落後11.1%的情況下，雖改定1998年完成遷移，最後還是到1999年才完工搬遷。

　　「國防醫學中心」整建工程之落後，存有諸多的因素，馬正平院長的口述訪談記錄指出了一個重要原因，他說：

　　後郝柏村升任行政院長，劉和謙接任參謀總長[4]，劉上將曾有停止興建國防醫學中心之議，致使院區一度半途停工，延宕至2000年才全部完工，工程經費總結達135億。

　　由於規劃及整建過程出現一些阻礙，從1983年的批准核定、1990年開工至2000年三軍總醫院遷入完成，共耗費十七年的時間，而這期間的水源地校區僅能從事整理和修補，不能新建房舍和安置設備。但與此同時，陽明醫學院、臺北醫學院、臺大醫學院皆持續地發展，其他私立醫學院的發展也不落人後，導致國防醫學院在競爭行列中受到延誤，雖然重建後的「國防醫學中心」擁有「落後的優勢」而展現出最先進和豪大的規模，至於延誤所造成之長遠影響則尚待未來的評估。而蔡作雍院長對於遷院的決定迄今仍感遺憾，他認為：

　　個人從國家整體的利益點為考量，認為因政府並非富有，若要將原校區全部的建築設施剷平，再到內湖重新蓋院舍，這是經濟資源的耗費，如果拿該筆資金原地整建和做其他的建設使用，想必會得到良好的廣泛效益。

　　就今論古而言，其實，原地整建與搬遷內湖兩案或許各有優劣之處，原地整建案本採一般大學獨棟式建築，有其優雅的一面，且發展較可持續不延誤，而搬遷內湖案則可獲得較寬廣校區，可提供學生較為寬敞的活動空間，視野開闊亦容易發展寬廣的胸襟。當時建造內湖校區時，校區附近

---

[4] 劉和謙參謀總長之任期為1991年12月至1995年6月。

非常荒涼，沒有人氣也沒什麼建築，但今日校區附近已逐漸熱絡且豪宅林立，讓很多成員和校友感覺搬遷內湖可能是一項明智的抉擇，況且當時這樣的決定可能就只有一次機會，錯過也許就沒有了，特別是原地的陸軍工兵學校已預定南遷，稍作猶豫可能便另有規劃，或讓其他單位捷足先登了。

　　2000年重建「國防醫學中心」的工程全部塵埃落定，學院完成搬遷工作後，沈國樑院長提前退伍，並由張聖原代理院長至隔年眞除。而在2000年5月，國防部將國防醫學院改隸於國防大學，促使國防醫學院的發展邁入了一個新的階段。

三、進出國防大學

　　2000年4月，國防部以（八九）易暉字第五三二七號函發佈：國軍成立「國防大學」之主旨，爲建立宏觀、前瞻、創新國際觀最高軍事學府，培育國軍建軍人才，擔任國軍智庫，以提升國軍高素質人力。其規劃構想爲：國防大學採先併後簡方式，由三軍大學、中正理工學院、國防醫學院及國防管理學院等四校整併而成，各院校在不增設單位及員額原則下，建構具軍事特色之綜合性大學。其預期成效爲：成立後除強化原有理工、管理及醫學等研究資源外，發展軍事學術、培育國軍各階層重要幹員及智庫人才，以奠定國家安全與軍事學術等專業研究基礎。

　　國防大學係由原三軍大學改組而來，國防大學成立後，三軍大學改爲軍事學院，下設戰略學部、空軍學部、海軍學部、陸軍學部，均爲純軍職人員提供進修的機構，但並非屬於養成教育性質，所以不在教育部大學規制之內，再加上國防大學初創時因師資與院、系、所數量明顯不足，所以爲能符合教育部的要求標準，便將中正理工學院、國防醫學院及國防管理學院等具教育部要求標準的專門養成教育納入。

　　所以，自2000年5月8日起，國防醫學院便隸屬於國防大學底下的一個學院。然而，爲何是這些學院被納入由三軍大學爲構成基礎的國防大學

呢？根據鄔翔的說法：

> 在三軍各有軍官學校及技術學院，還有一個政工學校，都是教育部聯合招生的，編入國防大學應是名正言順，為什麼捨此不納？我想這幾個學校的首長及其校友都是帶兵的「正規軍」或是當權的軍官，明知吃不下去，只好挑幾個軟的吃，這是軍閥習性。那幾個學校又何愛多一個管他的婆婆？所以能各自為政，維持獨立的職權；而居於弱勢的幾個學院，有上級的命令、堅強的理由，你敢反抗嗎？

事實上，國防醫學院是一個擁有百年歷史的學校，而且在重建「國防醫學中心」之後已深具現代化的型態，本身即具備獨立的教育規模。然而在其他醫學院紛紛升格為大學的時候，國防醫學院卻從一個獨立的醫學院貶為二級單位，無怪乎學院成員及校友們會群情憤慨。

未納入國防大學前的國防醫學院院長沈國樑，表示在國防大學籌備過程的歷次簡報中，都未曾聽過其他國家有把軍醫列入於國防大學中的狀況；而成為國防大學轄下的國防醫學院院長張聖原，也指出在一次國防大學邀請美國國防大學兩位副校長蒞校演講時，他曾於演講結束後提問為何美國軍方的醫學院並未納入國防大學體系當中。可見國防醫學院對被納入國防大學體系一事是相當有意見，沈國樑便在一次會議中當眾舉手反對，但無奈政策已定；而國防大學校長也對張聖原表示將國防醫學院納入，乃是出於不得已。

國防大學成立後，原獨立的中正理工學院和國防管理學院改為學校的理工學院和管理學院，而國防醫學院名稱則維持不變，直稱「國防大學國防醫學院」。會保留原有學院的名稱，係因當時教育部已承認國防醫學院為獨立教職自我資審的單位，如果更改名稱，則恐怕日後在資審上會造成行政方面的麻煩。因此，國防大學所擁有四個學院的名稱分別為軍事學院、理工學院、管理學院、國防醫學院。其中，除軍事學院是提供純軍職進修外，其他三個學院均屬教育養成部門。

然而自納入國防大學後，國防醫學院對外的行政作業經常顯得繁複，因為國防大學和軍醫局「同治」著學院，很多的作業流程所需時間可能要增加一倍，這在學院的運作上造成相當的困擾，而雙頭馬車的情形因現實體制的關係經常導致學院業務延宕，也讓學校行政甚感不便。所以，國防大學與國防醫學院的磨合並不順利，雙方抱怨連連。

儘管如此，國防醫學院依然對國家社會表現出亮眼的貢獻，特別是在2003年對抗SARS期間的表現，更突顯其獨特的重要性。當年的4月24日臺北市和平醫院封院，25日國防醫學院即成立SARS緊急應變小組，並決議各項防疫管制措施。其實在和平醫院封院當日，軍醫體系首長立刻被上級緊急召集研究對策，25日晚上國防醫學院院長和軍醫局局長即受國防部要求提出對應方案，儘管隨後行政院召集了各醫學中心負責人舉行跨部會會議來研商，但是並沒有任何願意主動負起責任的聲音，於是當時的國防醫學院陳宏一代院長便於會議上表示，SARS是嚴重的國家災難，國軍不可置身事外，所以他建議由松山空軍醫院（現為三軍總醫院松山分院）擔任專責醫院，若有嚴重插管病患則後送三軍總醫院。當此意見提出後，各方醫界大老皆表贊同，但這亦彰顯出國防醫學院在國難當頭的重要性。

4月26日中午，依會議要求管制的醫護人員全部都到松山空軍醫院集合，待防疫工作說明會後即開始著手隔離措施動工安裝，到了晚上便完成各項動線、清潔、消毒工作，同時準備可以將病患移入，這般高效率的過程，讓在場的衛生官員及幾位醫學中心院長佩服。當天晚上陳宏一回到三總後，又接到總統府電話再趕過去開緊急會議，直到半夜才結束，辛苦情景已可見之。陳宏一在其口述訪談記錄中，仍回憶著說：

> 當時的感想是，國家遭遇重大災難時，國軍責無旁貸，軍隊是總統最後的籌碼。

鄔翔判斷當時可能是因為校友的努力，亦或是因高層在SARS事件中得到啟示，國防醫學院從國防大學獨立出來的期望似乎出現曙光。這也許

更包括了學院與校方在行政作業上磨合不順利的關係，於是到了2005年在張德明擔任代院長時，國防大學通過了國防醫學院自九十五年度起變更為獨立學院，2006年1月1日國防醫學院奉令從國防大學編制中轉移，恢復原本的建制，回歸國防部軍醫局管轄。

四、國防醫學院與軍醫局

　　觀察國防醫學院與軍醫局的關係，可先由歷任院長的經歷過程來標示出。國防醫學院遷臺後一直是由盧致德中將擔任院長，1975年盧致德退職並專任榮民總醫院院長，學院院長由副院長蔡作雍中將代理直至1976年眞除；1983年蔡作雍任期屆滿奉調總統府參軍，由軍醫局局長潘樹人中將接任學院院長；1989年潘樹人退伍轉任板橋亞東醫院院長，由軍醫局局長尹在信中將接任；1991年尹在信退伍轉任學院教授，由軍醫局局長馬正平中將接任；1993年馬正平退伍轉任學院教授，由軍醫署署長李賢鎧中將繼任；1996年李賢鎧奉令調軍醫局局長，學院院長由軍醫局局長沈國樑中將接任。

　　2000年沈國樑退伍轉任學院文職老師，學院院長由副院長張聖原少將代理直至2001年眞除；2002年張聖原榮陞軍醫局局長，由副院長陳宏一少將代理；2003年陳宏一榮陞軍醫局局長，由桃園總醫院院長王先震少將接任；2005年王先震退伍轉任臺北醫學院教授，由副院長張德明少將代理直至2007年眞除；2011年張德明榮陞軍醫局局長，由副院長于大雄少將接任；2013年院長于大雄少將退伍，由軍醫局醫務計畫處處長司徒惠康少將繼任院長。綜上觀之，國防醫學院自林可勝和盧致德兩院長後，1980年至今的歷任院長共計十二位，分別在國防醫學院的發展過程扮演重要角色。

　　檢視各任院長的前後職位，就國防醫學院與軍醫局之關係來看，潘樹人、尹在信、馬正平、沈國樑等院長，都是由軍醫局局長調任而來；李賢鎧、張聖原、陳宏一、張德明等院長，則是卸任後轉調軍醫局局長，其

間，李賢鎧和沈國樑兩人職務互調。就軍階編制來看，國防醫學院自林可勝以來的院長都為中將擔任，到了張聖原院長才開始轉為少將編制，至目前的司徒惠康院長均是如此。這般的轉變，主要係為配合國防醫學院納入國防大學體系的編制調整，理工學院和管理學院的院長亦編階少將，2000年國防部3月31日令：「國防醫學院院長職階降編為少將階，自4月1日生效」，所以沈國樑中將在學院被納入國防大學的前一刻便申請提前於4月1日退伍，而學院從5月8日起改隸國防大學。

1996年國軍準備實施精實案，而軍醫局是國防部內幾個率先實施精實案的單位，所以軍醫系統的制度也將進行調整，但是軍醫局局長一直都是編制中將官階。主要的調整是裁撤掉各軍種的署處，合併入軍醫局，同時也歸整合署成員一起辦公。經由這樣的改制後，軍醫局已成為軍醫的最高監督單位，所有關於軍醫的業務，都必須知會軍醫局。2000年國防醫學院納入國防大學後，便擁有了兩個上級單位，一個是國防大學，另一個是軍醫局，至2006年退出國防大學體系後，學院便恢復原本的建制，但院長仍是少將編階，而到了2008年2月時，國防部國醫管理字第○九七○○○一一四八號令即明確核定「本學院委任國防部軍醫局辦理」。

關於國防醫學院與軍醫局的歷史關係，可從其院長與局長的職務調動過程彰顯出來，這在蔡作雍院長的口述訪談記錄中，便如此說道：

　　由於軍醫的出身多源自國防醫學院，所以醫學院院長為一具有尊崇地位的榮譽職，是以歷練過軍醫局局長，最後才擔任此職，故有提升學術研究之意味。以前局長和院長都是中將編階，如今僅剩局長是中將，醫學院院長則改為少將，所以職務上的異動自然就變成先擔任醫學院院長，然後才升任局長。

　　由此可知，早期能夠擔任國防醫學院院長是相當榮耀的，沈國樑也曾說過「1996年奉調接任母校院長，是一輩子非常光榮的事情」，後期當院長降編為少將官階時，院長轉任軍醫局局長時都以「榮陞」為賀詞，至

此即能顯見國防醫學院與軍醫局兩者間的歷史發展關係。

五、教育發展與醫療貢獻

　　自1980年代起，國防醫學院的教育結構亦配合著軍隊需求和社會情況，持續地改變與發展。像是1981年衛生勤務專科班奉命恢復招生，至2000年衛生勤務專科班又奉命裁撤，這係配合軍隊勤務人員的需求所進行之調整。就教育發展來看，1970年代國防醫學院每年幾乎都能選送十六名學生出國攻讀博士，而出國進修碩士學位者更多，但是因政府經濟縮減的影響，便逐年減少甚至停送。為維持學院學生博士學位進修的機會，便改為擴充學院醫學研究所博士班的設置與招生，1982年教育部核准國防醫學院設立醫學科學研究所博士班，1990年國防醫學院與中央研究院共同籌辦生命科學研究所博士班，並於1992年正式開辦。

　　另外，為能符合國防軍陣醫學的發展特色，航太醫學與海底醫學這兩個極為專業的研究領域便成為必須進行的取向，所以在縝密的規劃下，1990年國防醫學院奉國防部核定成立「國軍航太醫學中心」和「國軍海底醫學中心」，並與三軍總醫院共同合作展開作業。隨著兩中心的發展漸形成效，時任院長潘樹人便積極地推動其成為研究所的修編，當時也考量到未來搬遷至內湖院區應該會有更好的研究環境，於是開始計畫性地培育專門人才，為兩中心轉型為研究所作好準備。因此待一切準備就序後，1996年「國軍航太醫學中心」和「國軍海底醫學中心」即奉國防部核定編修為「航太醫學研究所」和「海底醫學研究所」，並於1997年開始招生。

　　航太醫學中心係以研發國軍航太軍陣醫學實務及航空醫學人員專業訓練為目的，而待航太醫學研究所成立後，便以培養碩士級的高階航醫專門人才為目標。同樣地，海底醫學中心亦是國軍特有軍陣醫學之一環，與發展潛艇醫學、潛水醫學、臨床高壓氧治療等有密切關連，因此海底醫學研究所的成立任務，係為發展海底醫學培養優秀人才而來；然而在國軍「精

進案」的規劃下，2010年奉國防部軍醫局國醫計畫字第○九九○○○
八一一八號令核定，將航太醫學研究所和海底醫學研究所整併為「航太暨
海底醫學研究所」。除了合併研究所一案外，也將學院內的體育組修訂為
體育室，學員生大隊所屬學員隊修訂為學員中隊等等，此時國防醫學院的
組織架構如下圖所示。

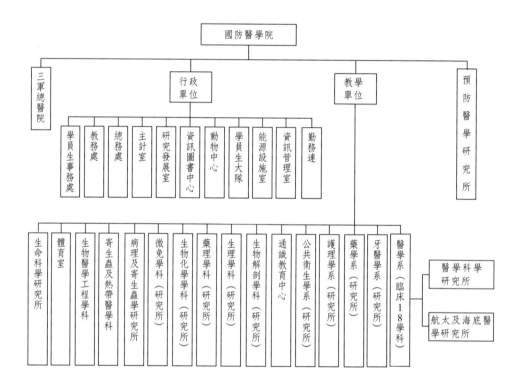

　　國防醫學院的教育發展並非封閉於軍事體系內，相反地是一直朝向外
部且受到肯定。1992年在教育部首次公告擁有自審師資資格的十所大專
院校裡，國防醫學院即是其中唯一的軍事學校。1997年起，學院各學系
得招收自費生，1998年起開放醫、牙、藥、公衛學系得招收女生[5]，當然

5 關於招收自費生和招收女生的情況，其實國防醫學院在遷臺初期曾經存在過。譬如大陸淪陷
　後，有許多醫學院校學生跟著政府到臺灣來，為能解決其教育持續問題，1950年教育部便將

同時也開放護理系得招收男生以示公平，自1999年起亦奉國防部令，自費生改由參加大學聯考並按志願分發入學。針對參加大學聯考的部分，在王先震院長的口述訪談記錄中便有談到：

> 學院加入全國大專聯招體系，得以讓學院對收納新生，須與一般大學競爭好學生，此舉提升了學校的地位、增加了與其他醫療院校彼此切磋的契機，學院和三總全體同仁上下一心，為此付盡心力，成效極佳。

與民間學校或醫學院同樣地參與各式評鑑，也是國防醫學院得以自我提升與不閉鎖的重要原因。以針對醫學系的TMAC評鑑為例，最初並沒有把國防醫學院納入評鑑機制中，理由是因屬軍事單位的特殊性而排除於外，但當時的張聖原院長得知後，便致電教育部TMAC負責人，表達國防醫學院應納入評鑑體制的意願，且強調評鑑內容必須與其他醫學院相同。這樣的堅持是避免讓國防醫學院淪為國內醫學教育的旁枝末流，而且期待學院不只是滿足國防部的要求，也要能夠符合國家的標準。在張聖原院長的口述訪談記錄裡即有這般說明：

> 有些人認為國防醫學院何必自找麻煩，自討苦吃。但我當時感覺到國防資源在逐漸減少，學校能獲得的補助有日趨降低之勢，如果學校沒有任何外力來和其他醫學院校互相衡量的話，最終將會邊緣化。

於是，2003年國防醫學院接受了教育部委託國家衛生研究院辦理之為期三天的TMAC評鑑。除了TMAC評鑑外，學院在2010年亦接受教育部委託財團法人高等教育評鑑中心基金會舉辦之大學校院系所評鑑以及

他們分發來國防醫學院借讀，共十四名插班醫科學生且男女皆有；又如1950年國防醫學院奉國防部令不招收新生，但教育部以教育不宜中斷為由，洽請國防部以委託名義招收自費生，至隔年才恢復軍費生招生。

TMAC實地評鑑,而在2011年又接受了該基金會所辦理的校務評鑑。經過這些評鑑之後,已然證明了國防醫學院在各醫學院和各大學間的立足地位。

在總醫院方面,1988年成功地完成了首次心臟移植手術,奠定在臺灣醫療發展史中的醫療貢獻。關於參與醫療救災過程,總醫院更經常是被動員的先鋒部隊,SARS期間是如此,九二一大地震發生時更是如此,因為軍醫的快速機動性、依據命令行動的服從性、急救加護等特性,都在在地發揮了高度效用。像在九二一的震災援助過程中,軍醫連續四十五天參與國防部的救災會議,針對醫療救災的進度和狀況進行匯報與討論,直到衛生署規劃由特定醫院接手對災民的衛生保健照護後,軍醫系統才逐漸地淡出。又如2011年的南瑪都颱風對臺灣形成嚴重威脅時,即由總醫院派出醫官與部隊派遣衛勤人員,共同組合成立了多處醫療站,不但是救災方面的機動性高,而且對災民的協助效果亦相當良好。

關於救災工作,目前仍主要是由國防部負責,因為救災視同作戰,不只是親臨最前線的官兵,軍醫也必須熟悉災區的各種狀況,模擬戰場的實際情形,才能臨危不亂。這般救災的醫療貢獻係與學校內之軍陣醫學的教育養成,實存有莫大之關係。

總之,國防醫學院的教育發展和醫療貢獻是有目共睹的,然而在努力及奉獻之際,學院仍有相當多的不足需要彌補,仍然遭遇到許多障礙需要去克服,這雖是學院發展的挑戰,但或許也是一種推進的動力。因此,國防醫學院仍有相當多的發展空間,特別是作為一個「醫學中心」,對國家社會的使命將比其他醫院更加重大,所以學院的成長必須加快,障礙必須一一排除,只有這樣,邁向新世紀的國防醫學方可更為光明。

伍・邁向新世紀之國防醫學

一、現況

　　國防醫學院屬國防部轄下十三所軍事校院之一，旨在培養國家軍事醫療人才，因此在擔負的任務上是與一般民間醫學院校不同。國防醫學院所產出的軍醫人力，在基於國防安全和軍事任務的前提下，除平時當國內面臨重大災難所必須參與支援協助外，戰時更須依國軍遂行的軍事任務過程來提供戰場醫療及傷患運送的處置能力與作為。因此，國防醫學院的成長和茁壯，可稱與國家的存續緊緊相繫，自1902年開校以來，每個時期的發展莫不是配合著國防建軍情勢之脈動，直至一百一十三年後的今日，亦是如此。

　　目前，依國防醫學院的組織架構，由院長綜理院務並設副院長一人襄助院務處理及掌理教學醫院，另外亦有教育長和政戰主任分別負責督導各單位業務工作之推展。在整個學院架構上共設有十一個行政單位、十八個教學單位（包括五個學系、十一個碩士班、二個博士班）、以及二個直轄單位（三軍總醫院、預防醫學研究所）等。此外，為配合國軍的精粹案規劃，軍醫局所屬的國軍松山總醫院及北投總醫院，自2013年起改隸國防醫學院直屬教學醫院的三軍總醫院之下，再者為配合國防部組織法調整，現行聯合後勤學校衛勤分部也將改隸於國防醫學院，並更名為衛勤訓練中心，以結合學院和總醫院、各地區總醫院來施以人員完整的醫院訓練實習，從而培養合格的專業救護人員。

　　校地的發展亦隨著院區的移動和國軍各醫院併入三總的調整而逐漸擴增，如現有的內湖院區面積有三十九・九公頃，而原本的水源地院區和三峽預醫所面積計有三十九・五公頃，再加上2006年併入的國軍基隆醫院五・九公頃、2009年併入的國軍澎湖醫院五・六公頃、2013年併入的國

軍松山醫院五‧二公頃及國軍北投醫院四‧六公頃等，總計國防醫學院的校區已達九十一‧二公頃。這龐大的校地及院區在當前不但能提供學生良好學習和充足實習的環境，並且也形塑出國防醫學院未來能夠持續發展的有利空間。

就學院的師生概況來看，據2012年底之統計，專任教師共有一九五位，其中具副教授以上的教師有一百位，具博士學位之教師有一三五位，除此之外，亦聘有五八二位兼任教師參與教學工作。以現有學院的學員生計一八三六人比較之，生師比為九‧四：一，這對教師教學與學生學習兩方面都將具有高品質的成效。目前大學部學生的來源，除了僑生係由教育部及僑委會辦理統一甄試分發入學外，一般學生（包括軍費生、自費生）均須經由學測採學校推薦與個人申請方式入學，而研究生中的軍費招生對象為現役志願役軍人，自費生則接受民間大學畢業生或同等學歷者報考。

事實上，不只是教師教學與學生學習的高品質呈現，在學術研究成果方面亦有亮麗的表現。根據國防醫學院從2002年到2011年之統計，教師在學術研究論文的發表上平均每年有四二六篇，而近三年的統計更達平均五三二篇，這十年的論文發表趨勢圖如下：

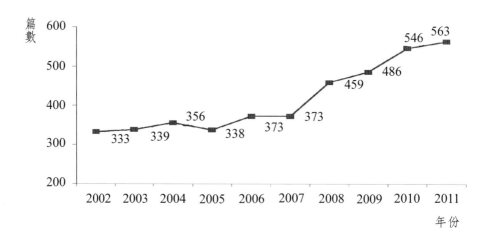

不只是研究論文的量的部份，質的部份更是值得讚賞。依據臺灣財團

法人高等教育評鑑中心以及中國校友會網發佈最新《2012年中國大學星級評價－中國兩岸四地最佳大學排行榜》所分析的資料報告顯示，近五年來國防醫學院教師發表的研究論文在「平均被引次數」項目上，在全國入榜學校中排名持續地保持第一或第二。

　　另外就研究經費看，近三年教師獲得學術研究計畫申請補助合計一四六四件，總金額約10億2千萬，經費補助情形如下圖：

新臺幣／萬　　　　　　　國防醫學院98–100年度研究經費款源分類

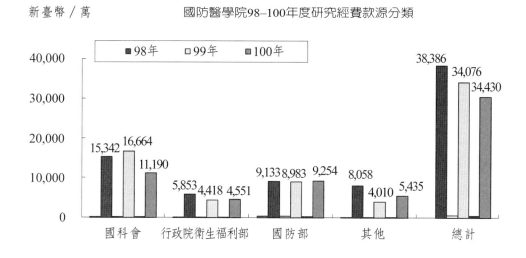

　　綜合觀之，國防醫學院的現況不論是在校地空間方面、師資和學生方面、學術論文發表和研究計畫獲補助方面，皆有令人側目的呈現，同時這幾年的院務發展，也設定朝向「具國際觀之現代軍醫培育搖籃、具國際聲譽之軍陣醫學研究發展中心及具國際競爭力之生物科技研發重鎮」之願景邁進。雖然擁有這些令人側目的現況，但是學院發展並非全都順利，諸多的危機和困境，同樣存在於學院發展的各項過程中。

二、危機

　　儘管國防醫學院正持續地發展，但也伴隨著一些危機存在，概括來

說，可約略地分爲兩大困境：存續困境和發展困境。

　　就存續困境而論，國防醫學院係以發展軍事醫療爲主體，其軍事任務爲提供戰場醫療及傷患運送的處置。想當然爾，戰爭時期或局勢緊繃時期的軍醫便容易受重視，而承平時期則較容易受忽視，這即如馬正平院長的口述訪談記錄中所說：

　　「槍響軍醫有地位，槍不響軍醫如同老百姓。」軍醫本身於戰時承負重要之特殊使命，而時局承平，則軍醫較無發揮的空間。當今全民健保時代，軍醫與一般醫師無異。

　　因此在兩岸局勢和緩的今日，軍隊大幅度地裁軍精實，現行的徵兵制也將由2014年的募兵制所取代，在張聖原院長的口述訪談記錄裡便提到：

　　在軍事人員急遽縮減的情境下，政府必定會考量國防部是否仍有繼續保留醫學院的必要性。軍方的醫學人才是透過其他機構培訓較優，還是經由自己本身系統的養成較佳？此乃政府考量的問題點所在。

　　這般存續的困境，在蔡作雍院長的口述訪談記錄裡同樣亦指出：

　　另一讓人擔心的事情，目前兩岸和平，沒有軍事衝突，所以外界時有檢討國防醫學院存在的必要性，甚至出現裁廢的雜音。

　　也許國防醫學院的存續困境可能還只是一個假議題，畢竟國家不能沒有軍隊建制，而所謂「養兵千日、用在一時」，所以國防醫學院存在絕對有其必要性，何況國防醫學院及三軍總醫院一直對民間提供非常優良的服務，不單只限於軍方。然而對學院科系的存廢狀況卻曾經出現一個討論議題，即藥學系的停辦爭議，在尹在信院長的自撰回憶中就有這樣的說明：

　　另一件事發生於我自軍醫局調回學院以後，幾乎動搖我校之體制。軍方可能受民間競爭之壓力，基於不與民爭利之考慮，有停辦我藥學系招生之議，意即我藥學系將走入歷史。此事非同小可，我出席副總長陳燊齡上將主持之會議中發言，大意是：我校藥學系歷史悠久，成立在民前四年，抗戰期間供應軍、民藥品及衛材，厥功甚偉，如今仍支援榮民及景德兩大製藥廠，培養藥學人才無數，中外知名，今臺灣大學藥學系主任陳基旺博士即為我國防醫學院藥學系畢業校友！說到激昂處，我道：本學院就像我現在穿的一身軍服，四體俱全，倘若截去一隻袖子，還成何體統？頓時會場爆出笑聲。陳副總長不以為忤，笑說：「好了，好了，我們再研究。」此事也就消弭於無形。

　　這是一個警訊，亦刻劃出國防醫學院未來可能的存續困境，儘管事過境遷且船過無痕，但卻不得不讓全體國醫人時時地保持省思。

　　就發展困境而論，根據歷任院長的訪談記錄，普遍指出國防部劃撥給國防醫學院的經費和資源日益不足之危機，這一方面是因為學院規模的擴大，原本預估會隨著增加的員額編制與各種補助經費並未預期地成長，同時上級交付下來的任務卻是有增無減，所以經費等於是變相減少了；另一方面是國防部各種精進方案的實施，導致國防醫學院所能獲得的資源相對降低了，這對人才培育的品質將可能會產生不利影響。

　　這般經費相形縮減的危機，是影響國防醫學院未來能否平順發展的一項重要因素，在教育部100年度校務評鑑委員意見及改進措施的記錄中，針對國防醫學院「校務治理與經營」部份，即有提出「該校受限於國防預算獲得與分配數，相關收入（如自費生學費收入）亦需繳庫而無法留用，可能影響院務發展」之待改善事項，此般意見著實地反映出國防醫學院的發展困境。

　　國防醫學院自我定位為教學研究型大學，其經管的財務資源係來自每年度約8億元國防預算的挹注，主要區分「人員維持費」、「作業維持費」和「軍事投資」三部份，其中作業維持及設備投資預算約3億元，國

防部統一代編軍（文）職人員薪資約5億元。然而依據近幾年的資料，本校校務運作每年平均預算需求概約12億元，差距的部份是靠著爭取以國科會爲主之國內外各學術及研究機構每年約3億餘元的經費補助。底下爲「98–101年度本校獲國科會等學術研究機構補助經費統計表」：

98–101年度本校獲國科會等學術研究機構補助經費統計表

單位：新臺幣／元

年度	國科會補助經費	衛生福利部等其他補助經費	合計
98年度	167,845,000	181,335,296	349,180,296
99年度	178,627,986	146,163,017	324,791,003
100年度	196,033,889	161,997,268	358,031,157
101年度	134,311,341	80,166,592	214,477,933

備註：101年度各項補助經費截至101年10月12日。

　　由此觀之，學院經費係受限中央政府整體財政及國防年度財力獲得情形，尤其是施政優先的順序皆甚鉅地影響學院可獲經費之分配額度。其實爲降低這般發展困境的衝擊，學院曾於2007年規劃成立校務基金，惟國防部教育主管機關對於國軍各院校成立校務基金，就政策、法制、財務及學校定位等限制因素統一考量下，迄未同意設置。

　　所以學院除了每年僅獲國防預算近8億元的挹注外，財務規劃上仍朝「開源節流」、「自給自足」的方向努力。主要自籌財源包含研發管理費、代訓公費生補助經費等。另外，學院也積極爭取教育部的各類教學卓越計畫補助，雖然尚有很大的努力空間，同時爲能持續推動教學卓越務實踐履，也開始啓動校友募款機制，以降低國防預算對學院發展限制。

三、展望

　　根據教育部100年度校務評鑑委員意見及改進措施的記錄所載，在「學校自我定位」部份，第一個所提出的待改善事項即爲「該校SWOT分析中所列劣勢與危機大多源自於國防部相關法規及制度之限制（例如改制

大學、軍職院長任期、師資培育管道及國際化等），未來校務發展將受其影響，惟尚缺乏具體之因應對策」，而學院對此之執行情況便包括「有關學院改制為大學之發展目標，本學院在校務發展委員會及專案工作小組的積極推動下，已初步規劃未來國防醫學大學將設四所學院（醫學院、生命科學院、藥學院、護理暨健康科學院）、二中心（通識教育中心、軍陣暨災難醫學中心），全案將依程序呈報國防部並轉送教育部審核。」以及「本學院院長乙職，經國防部指導下，將自102年起改以文職人員任用，此舉為所有軍事院校之首例，希冀對本學院推展整體校務上能有更多助益。」

　　針對國防醫學院的院長改為文職一案，在張聖原院長口述訪談記錄中便有提到：

　　我退役後，曾有國防部的人來電諮詢關於國防醫學院院長改為文職一事的意見。當時此事甚多人反對，但自己持贊成態度，理由是即使院長並非出身於國防醫學院亦無妨，只要能率領國防醫學院往更好、更良善的方向邁進，院長人選不應加以限制。

　　對於文職院長時代來臨之展望，是期待能提供國防醫學院發展的多元性思維，並且能夠推出長遠的規劃藍圖，以跨越出軍事院校的傳統印象和限制。這除了持續培養及保持軍醫在戰爭醫療中的特殊性外，亦可避免於國家教育體系中被邊緣化的危機。

　　再者，針對改制國防醫學大學一案，學院也縝密地進行規劃。在國防醫學院申請改名「國防醫學大學」計畫書裡，一開始即有這樣的緣起說明：

　　近年來，由於生物科技等各項科技之快速進展，醫學也因而朝向更為精細的專業發展；國內各大醫學院紛紛成立醫學大學，對醫學教育及研發投注大量心力。目前全國十二所醫學校院中，除本學院與剛成立之馬偕醫

學院外,其餘均已升格為大學,而本學院為唯一培育國軍軍醫人才之醫學院,也是唯一從事軍陣醫學研究發展之醫學院。

　　二十一世紀是一個知識經濟的時代,國際競爭日益激烈,為提升自我的競爭力,並使本學院教育的發展,在順應國家政策、國軍任務導向及多元社會發展的需求下,應積極作適切調整與前瞻規劃,故本學院於98-101學年度院務發展計畫中,即自我定位為具軍事醫學特色之教學研究型大學,目標即希望邁向國防醫學大學。

　　是以,綜觀國內高等教育在教育部的挹注下不斷朝卓越大學發展,私立醫學高等教育亦是如此,原有的臺北醫學院、高雄醫學院、中山醫學院以及中國醫藥學院皆於1990年代至2000年代完成改制醫學大學,而國軍軍事基礎院校在有限的資源及與民間學校的競爭下,除持續發揚既有教研特色外,還須不斷謀求革新與突破,特別是具有百年歷史的國防醫學院更應如此。

　　所以國防醫學院正值組織調整之契機,希望能整合現有資源,將獨立學院改制為大學,並藉由整併單位過程中,逐步檢討校地運用及人力資源整補等問題。據此,學院已經透過校務發展委員會及專案工作小組多次會議討論,決議以學校現有發展基礎,分別成立醫學院、藥學院、護理暨健康學院及生命科學院,並以既有之學系、科、所為基礎,分別調整於這四個學院之下,除使組織架構更趨完整外,各項教案及資審作業亦能符教育部三級三審之規定;另為配合國防醫學院發展特色需求及國軍任務需要,也預計將現有戰傷暨災難急救訓練中心更名為軍陣暨災難醫學中心,並隨單位駐地調整後,擴大其服務對象與容量,為國家各項救災工作提供更完整之訓練與服務工作。

　　總之,展望未來的發展,國防醫學院已經蓄勢待發,雖然還是屬於軍事學校,但卻逐漸呈現出最不像軍校的軍校面貌。這是因為國防醫學院早就置身在一般大學的競爭行列中,它必須不斷地蛻變,也唯有如此,邁向新世紀的國防醫學才能在國家的戰爭時期與承平時期裡屹立不搖。

第四篇

國防醫學院之貢獻

（1949－　　）

壹・美式醫學教育在臺灣之橋樑與灘頭堡
貳・「作新軍醫者來」初衷猶在
參・偉哉！國防醫學中心

壹・美式醫學教育在臺灣之橋樑與灘頭堡

一、前言

　　二十世紀的最後幾年，美國成立了一個名爲「外國醫學教育及評鑑委員會」（NCFMEA），用以評估美國以外國家的醫學教育是否與美國相一致，而針對評鑑的結果，該委員會便將各國醫學教育區分爲與美國「相容」和「不相容」兩種。這是以美式醫學爲標準的評判方式，把美國醫學教育模式作爲比較的範本，將世界各國醫學教育模式納入比較，並依該標準範本模式來指出差異與缺失。

　　在此般範本的比較下，當時臺灣的醫學教育被歸爲與美國「不相容」的類屬，同時該委員會也提出臺灣醫學教育制度的種種缺失，這對長期自視爲美式醫學發展的臺灣醫學教育體系，無疑是一項打擊。因此，爲改善這些缺失以「相容」於美國醫學教育系統，臺灣的國家衛生研究院評鑑委員會即於1999年8月成立了「臺灣醫學院教育評鑑委員會」（Taiwan Medical Accreditation Council, TMAC），開始針對臺灣的醫學教育進行改革，同時也至各大學醫學院進行改革的總體檢。

　　施行的成果，或許就如前國家衛生研究院院長吳成文所說：

　　2002年3月1日，外國醫學教育及評鑑委員會（NCFMEA）召開會議，根據臺灣醫學院教育評鑑委員會（TMAC）所提供的最新資料，評估臺灣用來評鑑醫師資格的標準是否與美國相容。根據臺灣提報的最新訊息和資料，NCFMEA認定目前TMAC用來評鑑臺灣各醫學院的標準與美國醫師資格授與的規範相容。

　　臺灣終於又重回美式醫學的行列，並且戰戰兢兢的用TMAC不斷地督

促自己，而作爲臺灣美式醫學灘頭堡的國防醫學院，當然也不能例外。
TMAC施行之初，因軍醫人才培育的特殊境況，並未將國防醫學院納入評
鑑行列，當時的張聖原院長認爲不能讓國防醫學院淪爲國內醫學教育的
旁枝末流，而致電TMAC負責人來極力爭取納入評鑑，並要求評鑑內容必
須和其他醫學院一樣。在張聖原院長的口述訪談記錄中，對此他即曾提及
說：

　　後來我打電話聯繫教育部TMAC的負責人賴其萬教授，當時兩人彼此
並不相識。我表示要賴教授重新考慮將國防醫學院納入評鑑體制當中，此
意見令他大感意外。我並要求評鑑的內容亦需與其他單位相同，不要特
權。賴教授認為評鑑是艱鉅繁重的任務，詢問為何非得要參加不可，我回
答只是因為不想讓國防醫學院變成國內醫學教育的旁枝末流，希望能維持
於主流的地位，除能滿足國防部的要求外，也要能符合國家標準。

　　2003年，國防醫學院接受並通過了TMAC評鑑，再度確認了與美國
「相容」的醫學教育系統，美式醫學依然屹立於國防醫學院中，證明從在
上海江灣成立至今已超過了半世紀不曾間斷。回顧過往，國防醫學院的美
式教育發展有其歷史脈絡，早期軍醫學校受到協和醫學院師資影響便已呈
現出英美派的跡象，遷臺後的國防醫學院更以美式醫學之姿引領臺灣醫學
教育由德日派朝英美派轉向，因此爲能理解這段歷史脈絡，就必須要重回
過去，回到國府大陸時期的軍醫發展時代。

二、軍醫教育的美式化

　　軍醫發展始自清末，而國防醫學院的前身即是創立於1902年的北洋
軍醫學堂，民國建立後改名爲陸軍軍醫學校，隨著進入了混亂的軍閥時
代，軍醫學校的運作經常陷入危機，直到國民政府北伐成功後，制度化的
發展方才逐漸成形。這過程或可如曾任軍醫署副署長之陳韜所稱：

　　我軍醫制度，創始於清末小站練兵時期，惟當年限於軍醫人才，過分稀少，故雖具有軍醫之制度，並無軍醫之實質，此一時期可稱為我國有軍醫之制度，而無人為之軍醫時代。迨至民國開國後，軍閥勢張，部隊成為軍閥割據主力，軍醫亦隨成為各部隊長私人之夾帶，雖具有軍醫組織，卻無組織力量，此一時期，可稱為我國有軍醫組織，有人為，而無組織作為時代。此二時代雖有人為與無人為之不同，軍醫均無聞於社會，即在軍事上、部隊中，亦罕被重視，此二時代，可統稱為我軍醫黑暗時代。北伐告成，軍政統一，衛生署署長劉瑞恆先生，以軍事委員會軍醫監理設計委員會主持人身份，奉令兼任軍醫署長，以其過去曾任北京協和醫學院院長學人之潛力，兼以所轄衛生署、衛生實驗院、中央醫院之既有人力、物力，得以磅礴氣魄，恢宏計畫，期於十年內，奠定軍醫基礎，二十年內，使軍醫建設，邁入正常現象。

　　事實上，整個現代醫療制度的建制化也是當政府奠都南京後才開始。1928年國民政府頒佈了衛生部組織法，1929年便成立衛生部並下設醫政、保健、防疫、統計等司來分掌各項衛生工作事宜，同時亦設立了中央衛生委員會、中央衛生試驗所、衛生行政人員訓練所，以及各省、市、縣衛生行政保健機構等等。至此，現代醫療制度已初具模型，而此般制度化的重要推手，便是來自美式醫學典範之協和醫學院的劉瑞恆。

　　劉瑞恆任衛生部部長後，除了致力推動國家醫療制度的現代化，對於軍醫制度的現代化也有深遠的影響。自北伐成功與軍政統一後，國民政府為打造現代化的軍醫陣容，在軍事委員會之下設軍醫監理設計委員會及軍醫總監部，並由劉瑞恆擔任軍醫總監來統理全國軍醫最高行政指揮監理事務，同時也兼任軍政部軍醫署署長，所以當時的劉瑞恆可說是集全國衛生行政、軍醫指揮監督與執行等大權於一身之要角。1934年，劉瑞恆更以軍事委員會監理設計委員會總監身份兼任了軍醫學校校長，開啟了軍醫學校邁向現代化的發展目標。

　　出身協和醫學系統的劉瑞恆係以美式醫學模式來改造軍醫學校，在他

兼任校長期間，大幅度地改革學校組織與教育計畫，幾乎撤換掉所有基礎醫學教師且引進許多協和醫學院師資，使軍醫學校徹底地改頭換面。在此之前，軍醫學校的課程和教學是深受德日醫學教育模式所影響，因此軍醫教育體制的變革也意味著軍醫學校邁進了一個新的發展階段。根據《國防醫學院院史》中所載，整個改革計畫的重要措施有下列幾項：

1. 重新策訂各科教育計畫，逐步實施。

2. 派留美醫學博士沈克非為教育長，實際主持校務。

3. 撤換所有基礎醫學各科之教師，幾乎全部易人。

4. 取消德日語文課程（醫科及藥科一年級之外國語文課程），改授英文。

5. 借助中央衛生實驗院有關基礎醫學各科之人才設備，充實基礎醫學方面之各項實驗室。

6. 以中央醫院為教學醫院，醫科五年級學生全部派至該院，擔任實習醫師之工作。藥科四年級學生至衛生實驗院及中央醫院實習。

7. 以南京市衛生局及江寧縣實驗衛生院為公共衛生實習場所。

這些改革措施主要在於實踐美式醫學教育模式，包括教育計畫與課程、主管校務者和教師等都配合著美式化的教育轉變，同時也強化實驗與實習的重要性，讓學生由黑板教育進入實驗室教育，廢棄講義教學制而採用隨堂聽課筆記教學制，使之更能夠靈活地學以致用。這些措施毋寧都是傳續於協和醫學模式而來，致使軍醫教育烙上了美式教育的印記。

在〈于俊先生訪問記錄〉中，即有提到「協和醫學院是美國洛克斐勒基金會所資助創辦，將美國醫學教育完完全全複製到中國。」除了劉瑞恆出身於協和醫學系統外，1947年合併軍醫學校和衛訓所而新成立的國防醫學院，其院長林可勝、副院長盧致德，以及許多科系主管與教師都是來自協和醫學系統。因此，若稱北伐成功與軍政統一後的軍醫教育制度化是美式醫學模式的一個開端，則國防醫學院的成立便意味著這般美式制度化的成熟，而當國防醫學院隨著政府遷臺後，更影響了臺灣醫學教育制度化的美式走向。

協和醫學院帶給日後軍醫教育的最大影響，就是住院醫師制度，根據施純仁回憶錄中所載：

協和醫學院所實行的西方醫學教育訓練制度，日後影響最大的就是住院醫師制度，當時學生畢業之後即進入協和醫學院的附屬醫院擔任住院醫師，但他們是採一年一聘制，前兩年為助理住院醫師，第三年為第一住院醫師兼助教，三年之後才可以晉升總住院醫師兼助教，繼續留在醫院擔負臨床與教學的工作。整個醫院內、外、婦三大科，每年都各只有一個總住院醫師的編制，因此競爭激烈，有人稱之為「寶塔尖制度」。

1947年創立的國防醫學院，即是採取這套美式的住院醫師制度，凡學生畢業後便必須進行住院醫師訓練，訓練幾年後並表現優異者方能升上總醫師。在當住院醫師期間，必須二十四小時在醫院內值班待命，不得擅自離開且隨傳隨到，方能與病患密切接觸掌握最新病況，所以幾乎約兩個星期才能夠休到一天的假。這般景象是與德日派的臺大醫學院不一樣，臺大醫學院畢業的施純仁即曾指出臺大的醫師有固定的上下班時間，晚上不須在醫院內待命，雖然1950年時臺大也有類似住院醫師制度，但不過都是叫些年輕的醫師輪流值班而已，跟國防醫學院規定必須全天候駐守醫院的情形相差甚多。

伴隨著住院醫師制度而來的一些不明文規定，也是美式醫學教育影響的結果，像是住院醫師還沒有完成訓練當上總醫師前，不能結婚的規定，便是一例。在《羅光瑞先生訪談記錄》裡即有提到此般狀況：

我當住院醫師時，沒有什麼上班、下班時間，一天二十四小時隨傳隨到，也沒有禮拜六、禮拜天，等於一天二十四小時，一個禮拜七天都在工作。難得交個女朋友、看場電影，都得先跟同事商量：「我們兩個合作好不好？你幫我代兩個小時，我去看場電影就回來。」而且住院醫師也沒有資格結婚，幾乎可以說是不准結婚。如果你走外科，又在住院醫師階段結

婚，大概就升不了總醫師了。不過，這種不人道的訓練方式卻是從美國學來的，因為國防醫學院的制度源自協和醫學院，也就是美式醫學教育。我出國之後，發現美國改了，後來我們也慢慢改變，現在住院醫師值班可以請人代班，升上總醫師之前可以結婚，結了婚，晚上也可以不值班，大家輪流，這才是合乎人道嘛！

　　除了住院醫師制度外，另一個影響國防醫學院美式醫學發展的制度，即是專科制度的確立，協和醫學院畢業的張先林在任國防醫學院外科主任時，便積極推動外科專科醫師的訓練計畫，同時鼓勵醫學生往更細的分科發展。對此，《臺灣外科醫療發展史》中便指出美式醫療制度對臺灣醫學發展的一個重要影響，在於跟隨新技術與知識引進的專科制度之確立，如「麻醉科、骨科與整型外科等專科制度的奠立，可說是在新科技的引進方面扮演著關鍵的角色。」

　　此般美式醫學專科教育模式對戰後整體臺灣醫學教育的影響，不只是體現在國防醫學院，也不只是侷限於外科，受到美援支助赴美考察的很多醫療人員，回臺後幾乎都受到這種影響，像是臺大醫學院的魏火曜便因此積極推動小兒科分科制度，在《魏火曜先生訪問記錄》中，他即曾提及：

　　我接手臺大醫學院時，小兒科方面急性疾病大半可以治癒了，所以次專科（subspeciality）方面的疾病如心臟病、癌症等日漸重要。分科的構想並不是由我一個人提出來的，大家赴美考察後都不約而同有了這種想法。

　　由此觀之，美式醫學教育模式不僅影響著國防醫學院，更伴隨著國防醫學院的遷臺而影響了臺灣醫學教育制度，其中，原屬於德日式的臺大醫學院之改變係更為明顯，特別是遷臺初期國防醫學院對臺大醫學院的協助和刺激，在在地加速了其美式醫學方向的變革。

三、臺灣醫學教育的美式化

　　1949年政府遷臺後帶進了國防醫學院，於是臺灣醫學體系呈現出兩大系統，即從大陸來臺的國防醫學院系統以及由日據時期延續下來的臺大醫學院系統，而這兩大系統亦有著英美派和德日派的醫學傳承。戰後的臺大醫學院，處處可見百廢待興，師資和制度在日人退出後都產生了問題，因此醫學院的各科主任大都只是畢業五、六年的年輕學者，相形之下，國防醫學院的師資與制度便比較成熟，各科主任大都是五、六十歲的教授。所以遷臺後，國防醫學院就提出將兩院合併的想法，對此，李鎮源便有這樣的回憶說：

　　1949年5月國防醫學院遷臺不久，國防醫學院林可勝院長曾宴請杜聰明院長等人，提議仿照抗戰時期大學合辦的方法，合併經營臺大醫學院和國防醫學院。當時，杜院長以軍方學校似乎不宜和一般大學合辦為由婉拒。

　　這或許只是一個推辭的表面理由，然在杜聰明的《回憶錄》中對此就強調「尤其是附設醫院主任均是年輕年齡，可能受老教授壓倒」之顧慮，更甚者，杜聰明根本上就排斥英美式的醫學教育模式，當然就會極力地阻止兩校合併的計畫。

　　概括地說，德日式教學多以演講為主，且多採大班上課或大禮堂授課方式的「講座制」，一科一個教授而擁有絕對的權威，各科發展方向大都取決於教授個人的專業規劃，並以他為中心來打造出一種集中且專精的研究體制，因此基礎訓練是深受重視的，其醫學教育事務是由各科教授所組成的教授會為最高的決策主導。而英美式教學則是以實際演練為主，採小班上課或小組教學方式，以便學生隨時發問與討論，其重視實驗課程並偏重臨床訓練的學習，每一系科可升等許多教授，再由教授群中的教授來輪流當主任，所以是屬於集體領導式的「主任制」，醫學教育事務即由代表

各系科出席的主任所組成的院務會議來決定。

　　德日式的教學是以德文為主要的外語訓練，因為日本醫學發展以德國醫學為模本，而英美式的教學則當然是以英文為主要的外語訓練。就教學所使用的教科書來看，在《魏火曜先生訪問記錄》一書中便提到說：「大體而言，美國與德國教科書的差異，在於德文書寫法精簡，而美國教科書則十分詳細，有愈來愈厚的趨勢。」根據魏火曜的說法，日據時代醫學院教授大都儘量講授自己的專業研究部份，一般醫學相關知識便由助教來講授，教授雖然也有到醫院迴診的制度，但最多一星期兩次，而美國的醫學院教授經常到醫院帶著實習學生巡診與討論，專業演講較少，較多是在病床邊的教育，「使學生在床邊『自己做而習』，並由討論『自己想而學』。」

　　傳統德日式醫學的訓練並無住院醫師制度，醫學生畢業之後便可到醫院擔任無給職助教來輪班看病，在有給職缺額可補上之前，是沒有什麼正式的待遇，所以生活過得相當清苦，然而助教兼看病醫師可一邊做研究一邊看病，表現優異者便可以留下來繼續做研究，往基礎醫學發展。英美式醫學的訓練是建基於住院醫師制度，凡醫學生畢業後必須接受住院醫師的訓練，當住院醫師是有待遇的，所以生活尚無問題，而二十四小時隨傳隨到和豐富臨床經驗的累積，使得訓練完成後即成為一個可執業的醫務者。因此，比較德日式醫學的訓練與英美式醫學的訓練，前者偏好培養醫學基礎研究者，後者則偏好在培養臨床醫師面向上。

　　國府遷臺後，政府在經濟上接受美援的協助，也期待習慣德日式教育的臺大醫學院能改為英美式體制，因此透過美援會選送了很多臺大醫師到美國去遊歷與學習，當時的臺大醫學院院長杜聰明也在1950年受聯合國世界衛生組織的補助到美國考察，但是回來後，他仍舊堅持德日式的教育模式，進而引發政府改革臺灣醫學教育的僵局。結果，杜聰明被迫於1952年辭去了醫學院院長一職，接替他職位的魏火曜就明白地指出：

　　錢思亮校長要我當醫學院院長是有原因的。那時美援會和臺大當局希

望改革臺大日本式醫學教學,但杜院長和一批年輕醫師不願意改,所以無法讓他繼續當院長。

另外,在楊玉齡所寫《一代醫人杜聰明》的書裡,也提到根據杜聰明之子杜祖信所憶:

當時杜聰明就曾告訴他們,要他去職的主要是行政院長陳誠,而歸其背後原因,應是和他不願配合當局的政策有關。

事實上,臺灣美式醫學教育的規劃在國府遷臺前就開始了,一方面是因為1945年日本戰敗撤離後醫學教育人才缺乏,一方面是美式醫學人才逐漸進入臺灣。是以,臺大醫學院的改革便在1949年初傅斯年接掌臺大校長後開啟,據前臺大醫學院病理系教授葉曙所認為,傅斯年早已有一個整頓臺大醫學院和附設醫院的腹案,而幕後指點他如何進行改革的重要人士就是協和派的劉瑞恆,當時主要的改革可分三個步驟:

第一步,要求醫學院所有各科都要把現有教員或醫師淘汰百分之五,去除只為擔任一個名義而不好好工作者。

第二步,徹底廢止講座制。

第三步,建立住院醫師合同制。規定各科應有住院醫師的人數,廢止臨床各科的助教名稱,一律改編為住院醫師,逐年淘汰,最後只剩總住院醫師,經任總住院醫師的人,才有資格升任講師。無給助教名額,全部取消,不願充任住院醫師的有給助教,暫時保留其職位,但將來不得升任講師。

這樣地改革,就是要讓臺大醫學院往美式醫學模式的方向發展,若再包括早已美式化的國防醫學院,則國府遷臺後的臺灣兩大醫學系統在教育體制上便日趨一致,所以可稱整個臺灣醫學教育已朝向了美式化。而在美式化的過程中,國防醫學院係起著領頭羊的效用,並且深深地影響著臺大醫學院的改革。

四、美式醫學的灘頭堡

　　國防醫學院隨政府遷移到臺灣來時，大學教育科系包括醫科、牙科、藥學、護理等，一般醫學院的重點科系全然具備，醫科於1902年成立，藥學於1908年成立，牙科於1941年正式招生，1947年護理系大學教育開辦。相形之下，日據時期臺灣大學教育中並無牙醫系、藥學系和護理系，首先就牙醫來說，當時只要具醫師資格且曾於公立醫院實習牙科一年以上者，即可幫病人看牙，而雖然日本本地早有藥學科系，但因藥品可由日本供應，所以並不在臺灣設立藥學科系，至於護理教育一向不被日人所重視，當然也就不會有這樣的科系存在。

　　臺灣光復後，儘管杜聰明還在當臺大醫學院院長時已著手籌備牙醫系和藥學系，但直到1953年這兩系才陸續成立。而臺大護理系是美援會為提高臺灣護理水準而被要求於1956年成立，過去護理人員的養成都是在邊做邊學的訓練下完成，不但基本護理知識不足，地位也低，醫院更不關注護理設施的問題，這情況誠如擔任過國立護專校長的朱寶鈿所說：

　　臺灣在光復之初，護理毫無地位，因為臺灣在光復之前，曾受日本統治五十年之久，那時日本婦女在社會上毫無地位，護理更無職業地位可言。醫院並無護理部，護士名為看護婦，屬醫師管理，除施行醫囑外，負責服侍醫師的生活起居，成為醫師的下女。醫院病人的生活全賴家屬照顧，醫院護理設備甚不齊全。

　　相對於此情景，周美玉所主導的國防醫學院護理教育，便擁有專業護理水準，這除了護理系學生都具備基礎的知識之外，也擁有穿著得體與舉止禮儀等外在專業形象。關於臺大醫學院與國防醫學院對護理養成的這般差異，無怪乎施純仁會回憶說：

　　因此在國防醫學院，醫師對護理人員的態度也不一樣，在周美玉的努

力下，護理人員被視為專業人員而得到尊重，且被當作淑女來看待，差異很明顯。

於是為改善臺大醫學院的護理教育，特邀畢業於協和醫學院的國防醫學院護理系教授余道真到臺大創辦護理系，將美式護理制度移植進臺大醫學院，進而也促使臺大醫院體質的改變，但這些改變也引發一些不滿，特別是習慣於過去醫護關係模式的醫師們。當時任臺大醫學院院長的魏火曜即指出：

在這些醫院的改進裡，我總覺得制度的改變為最難。護理部改組後，一段時期醫師與護士對立，醫師們對「護士只關照病人而不招呼醫師」的新制度大訴不滿。

國防醫學教育對臺大醫學教育的影響力，也在醫療技術方面呈現出來，像是在1952年時，臺大醫學院便派出三名外科醫師到國防醫學院的外科學系進修麻醉學及實習，而國防醫學院也派出專業醫師至臺大醫院協助其建立麻醉科。可見國府遷臺初期，國防醫學院的師資與設備以及專業系科的完整性，在臺灣醫學教育中皆具領先性的標竿。

另外，在臺灣公共衛生的問題上，國防醫學院亦有相當的貢獻，儘管國防醫學院的公共衛生學系成立於1979年，但在此之前的各系學生均須接受完備的公共衛生教育訓練。臺灣光復後，兩岸交流頻繁促使各類疫疾擴大流行，大量人口的移入也使衛生環境面臨極度的挑戰，針對這種情況，在1949年6月28日的《中央日報》社論中，即有如此地報導：

各街巷堆滿垃圾，而且溝渠不通，臭氣洋溢，蚊蠅滋生，這現狀如果不變，臺灣便將很迅速的變成一個藏疾納污的頭號垃圾箱，誰也不相信它是能夠支持大陸反共作戰的堅強基地。

　　因此政府遷臺後，對公共衛生問題日趨重視，而國防醫學院的師生亦紛紛投入臺灣衛生防疫相關事務，像是生物形態學系的許雨階主任，自1950年起即進行熱帶病害防治研究並帶領師生參與防癆工作，社會醫學系的師生更於1953年在臺北木柵建立公共衛生實驗區，進行社區衛生調查與衛生服務工作。此外，尚有諸多衛生防疫事務皆得見國防醫學院參與的身影，儘管擁有軍醫身份的特殊性，但投入社區衛生工作卻都能不遺餘力。

　　事實上，國防醫學院對公共衛生的熱情投入是其來有自，由於早期師資多來自協和醫學院，而協和醫學院除了致力於醫學研究外，更關心社區醫學的發展，1925年在北平建立了「京師警察廳試辦公共衛生事務所」，1928年結束試辦而更名為「北平市衛生局第一衛生事務所」。在《話說老協和》一書裡，曾任該所所長的何觀清便直接地指出：

　　協和創辦於1917年，當年創辦這樣一所世界第一流的高質量的醫學院，目的恐怕並不在於培養善於行醫的醫生，而是要培養出對我國醫學和衛生事業發展有影響的人才。

　　由此觀之，深受協和醫學模式影響的國防醫學院，對臺灣的貢獻已不只是顯示為美式醫學的教育基地，更是美式醫學的實踐場域，其所影響的不只是臺灣醫學的發展走向，更影響著臺灣衛生防疫的網絡建構。

五、結語：美援的推力

　　促成臺灣美式醫學的發展，除了協和醫學的師資群之外，美援挹注也是一股重要的推力，而影響最大的兩個美援單位，即是美國在華醫藥促進局（ABMAC）和中國醫藥基金會（CMB），其間，美國在華醫藥促進局所協助的對象較偏向國防醫學院，而中華醫藥基金會的協助對象則較偏向臺大醫學院。就國防醫學院來說，美國在華醫藥促進局是因應日本侵華而

設立，有強烈的國府認同情感並隨政府遷移來臺，所以對國防醫學院所要求的協助幾乎是有求必應，而中華醫藥基金會雖然在政府遷臺時曾一度將支助目標轉向東南亞國家，之後也對國防醫學院的物資需求與人員培育多有貢獻。

　　魏火曜早已說過，美援會最主要的目的就是將臺灣的醫學教育導向美式化，而黃崑巖針對ABMAC的影響過程更清晰地指出：

　　ABMAC的歷史跟著歷史的起伏而分成前後兩階段。前後段該組織的英文名稱同是ABMAC，這是命名的藝術，但前後的意義卻迥然相異。前段始於1937直至1949，ABMAC方面稱其為大陸階段，機構的目的由一批華僑與同情中國抗日的美國人士訂為資助中國醫療消耗品為主。1949年以後，國民政府因內戰敗退而移至臺灣。從此ABMAC在這一塊土地由純物質的資助改為協助改善臺灣的醫學教育及醫療制度，以及控制與撲滅境內地區的疾病。所以1949年是ABMAC前後兩階段歷史的分水嶺。ABMAC這兩階段的角色不同，表現在ABMAC五個英文字母所代表的字意：ABMAC的前段代表American Bureau for Medical Aids to China；後段歷史，該五個字母所代表的卻是American Bureau for Medical Advancement in China，兩者只有一個字的不同，但兩個階段的定義完全相異。

　　American Bureau for Medical Aids to China一般譯為「美國醫藥援華會」，而American Bureau for Medical Advancement in China則譯為「美國在華醫藥促進局」，但兩者皆簡稱為ABMAC。由黃崑巖的說明可知，美國在華醫藥促進局在1949年之後的目標，就是「改善臺灣的醫學教育及醫療制度，以及控制與撲滅境內地區的疾病」，其中所謂「改善臺灣的醫學教育及醫療制度」部份，其實就是美式醫學的複製，而受美國在華醫藥促進局影響最深的就是國防醫學院。

　　根據《美國在華醫藥促進局與臺灣》書中的記載，由於外交部於2002年停止對美國在華醫藥促進局的所有贊助，2003年該局在美國總部

與臺灣辦公室同步閉幕。這除了意味著美國在華醫藥促進局對臺灣的援助已功成身退，也意味著深受其影響的國防醫學院從大陸遷臺後的半個世紀都在美式醫學的持續推力形塑中，因此國防醫學院不僅是政府遷臺初期的美式醫學灘頭堡，更是美式醫學的在臺典範。

　　新世紀所開展的TMAC評鑑，已通過的國防醫學院不過是再度確證了美式化的醫學教育模式，不同於其他一般醫學院校，由於軍事學校的特殊性，小班教學早已成為常態，住院醫師制度更是有紀律地執行。是以，國防醫學院早已歷史悠久地擁有美式醫學傳統，它不但引領著臺灣醫學走向美式化，也是美式醫學教學的堅定實踐者。

美式醫學之灘頭堡

　　1947年還都南京不久，中央政府即著手戰後復員，戰前擬定之各項醫療、衛生，乃至於醫學教育制度，意欲漸次推動。無奈國家歷受戰亂、赤焰未靖，徒有各式規劃，終究未能有效推行。儘管具體的施政受制於戰火而未竟全功，但當時衛生部轄下有數個單位長期受美援支持，如：中央衛生實驗院、東南鼠疫防治處等，對於戰後引入外援提升醫療與檢疫能力甚是重要。以抗瘧為例，根據洛克菲勒基金會的檔案顯示，1946年隨國府西遷昆明的中華民國衛生署瘧疾研究所重歸南京舊址，透過周欽賢與洛氏基金會專家Robert Briggs Watson，江寧縣湯山衛生示範區被選定為DDT實驗區，並預定在1947年將臺灣潮州也納入實驗區域。有研究指出1945–946年間，多種傳染病由大陸入侵臺灣，中央政府卻因援用全國統一之法規，以致於與臺灣省實際需要發生扞格，造成戰後初期臺灣之傳染病復起流行。而根據洛克斐勒基金會與美國中華醫學基金會的評估，臺灣在1945年底的醫療與衛生水準因戰爭大受損失，尤其是在專業人力與藥品物資方面。僅有的牛痘接種只能勉強維持且品質堪慮，更糟的是毫無環境衛生的概念，以致腸道疾病四處橫行。自來水與廢棄物處理的能力，因轟炸破壞殆盡、荒廢依舊。儘管無法證明美援醫療物資在1946年是否已進入臺灣，但援華醫藥資源確定在1947年已透過林可勝等人主持之聯合

國善後救濟總署（United Nations Relief and Rehabilitation Administration, UNRRA），由新成立之臺灣省衛生處接受執行。此時美方對臺衛生之原則，在於有效運用臺灣日據時期訓練的醫事人員，輔以較佳的檢疫訓練與必要之藥品供應，以期儘速恢復或提升臺灣地區的檢疫、防疫能力。

　　隨著國共內戰情勢急轉直下，國民政府無力固守大陸江山，1949年國民政府正式宣佈遷都臺北，原本為戰後復興所做的公共衛生規劃不是中斷，就是隨遷臺機關而局部移轉。國防醫學院即在此浪潮中隨政府來臺，也意外地在臺灣建立了美式醫學登岸的灘頭堡。國防醫學院的遷臺，讓美式醫學在臺灣經濟尚未起飛、各種流行病橫生、醫療衛生體制仍然支離破碎之際，找到對臺影響的施力點，並和本地既有的人才結合，使得中華民國在臺灣的醫療與衛生有了不同於過去的面貌。

　　1949年9月，剿匪戰事失利、大陸情勢逆轉，農復會分批遷臺，同時期遷臺者即有國防醫學院。剛於1947年改組成立之國防醫學院即在內部整併尚有異聲的情況中，必須立即面對共軍南侵、必須跨海遷校的困難。此時前陸軍軍醫學校劉瑞恆已不續任衛生部部長，但密切配合UNRRA來華醫療物資的募集與分贈。早在劉瑞恆擔任軍醫學校校長時，即已根據北京協和醫學院為雛型，積極進行軍醫學校訓練改革，對中國軍醫教育進行了初步的美式教育改革。其中，以取消德日語文，改授英文；藉助中央衛生實驗院基礎醫學各科之人才及設備，充實基礎醫學各科的實驗室；以中央醫院為教學醫院進行臨床實習；與利用南京市衛生局及江寧縣實驗衛生院為公共衛生實驗場所，影響最稱深遠。一批協和醫學院校友，在抗日砲火中投身中國軍醫事業；也意外地讓遷臺後的國防醫學院在1955年以前，成為北京協和醫學院在臺校友的交集。其中，以劉瑞恆、林可勝、周美玉為首的一批醫界菁英，在既是協和同事，又曾共同在中國推動現代衛生與醫護事業的基礎上，不僅致力於將中國未完成的公衛及醫療改革引入戰後臺灣，也將既有的美援與海外關係移轉到這個土地上來。

　　行政院衛生署在1949年遷臺後功能、機構全失，殘餘的衛生司亦無公衛之實權，劉瑞恆遂成了一個無機構可管的部長。但真正有價值的是他

與過去協和校友的關係，寄身於國防醫學院的事實，以及在外國援助上一言九鼎的聲望。劉瑞恆隨國防醫學院師生眷屬一同在1949年播遷來臺。在劉瑞恆的牽線下，遷臺的國防醫學院師生仍與美方援助與醫療專家維持密切的關係。約莫從1950年開始，國防醫學院生物形態學系之教官章德齡，即與前南京江寧防瘧示範區的周欽賢，透過劉瑞恆的協助，取得美國醫藥助華會（American. Bureau of Medical Aid to China，簡稱ABMAC）的資助，在南臺灣孫立人的駐地組織鳳山聯合抗瘧組，進行軍事營區固定式的DDT噴灑計畫，並進行來臺軍士的瘧原蟲血片檢查。1951年並擴大成立抗瘧人員訓練班，抽調軍醫人員受訓。這些努力都是1950－1951年DDT噴灑計畫之前驅實驗，也是日後成功臺灣抗瘧奇蹟的先聲。由於國際間在世界衛生組織的引導下，1950年代以後，世界各國先後展開瘧疾防治或撲滅計畫，臺灣的防瘧工作也在這一波全球性行動中重獲外援。立基於章德霖、周欽賢等人的實驗基礎與海外人脈上，加上本地以梁鑛琪為首的臺大前後期醫師群的領導，經近二十年的努力，臺灣終於成功地根除瘧疾。

　　1949年初，經過各方的努力與奔走，上海地區搶救出來的DDT粉末與部份的奎寧隨ABMAC與國防醫學院轉送到臺灣。國防醫學院與ABMAC並肩作戰、周轉醫療物資誠有其歷史淵源。美國醫藥助華會成立於盧溝橋事變不久的11月，由三位紐約的華裔美籍醫師 Dr. Frank Co Tui、Dr. Earn B. Chu、及Mr. Joseph Wei （按：成立時尚未取得美國國籍）。ABMAC的主要贊助者，大致可分為以下三類：一是PUMC（協和醫學院）的教授，這些人也正是劉瑞恆、林可勝、周美玉、盧致德等人過去的同事；其二是傳教士，他們也是在美募款最稱活躍的一群人；最後則為友華的外籍人士，其中亦有不少出身早期來華的西方傳教士家庭。ABMAC與抗戰時期中國軍醫事業發展密切，陳韜曾謂林可勝在抗戰期間，「每年必一或二次攜帶戰時衛生訓練所工作成果，圖表、影片、照片飛往美國醫藥助華會（按即ABMAC），作廣泛說明與報導。計獲捐款6千6百萬美元，對國家戰時醫藥衛生輔助甚大。」ABMAC援華藥品器材

在貴陽圖雲關，堆集如山，單奎寧丸一項，竟以噸位計，分送各師軍醫處使用，而1941–1942年，更是美國醫藥聯合援華的高潮期。

然而美國調停中國內戰失敗，海內外一片低氣壓中，美國杜魯門總統更發表聲明，將調停失敗、中國境內動盪，都歸責於國民政府之失職與失能。一時之間，國際各類援助嘎然而止，原本是醫療援華與國防醫學院經費支柱的中華醫藥董事會（CMB）也出現態度上的搖擺；然而，ABMAC在此低迷氣氛中，仍願於國府遷臺後繼續支持國府及國防醫學院，此事在中華民國大勢已去的低沉氣氛中顯得頗為特立獨行。究其原委，ABMAC遷離上海的過程中，受到林可勝、劉瑞恆個人，與上海國防醫學院師生幫助頗多，同儕與盟友的情感令ABMAC不忍放棄退守臺灣的國府。李孟智在其主編的《美國在華醫藥促進局（即ABMAC）在臺灣》書中曾謂：「ABMAC成立之初，即以國民黨政府為其政治認同對象。當1945至1949年的國共內戰時期，主要的協助對象為國民政府，因此在大陸政局不穩之時，隨同國民政府遷移至臺北。特別是在1949年，美國政府懷疑國民政府之能力，選擇暫時停止對國民政府之支持，ABMAC卻仍持續提供醫藥物資予國民政府，ABMAC成為美國友誼協助自由中國，對抗極權主義歷久不衰的重要象徵。」更重要的是，由於ABMAC的支持，以及劉瑞恆奔走、盧致德長期擔任該會執行秘書的努力；對臺灣醫療轉型至關重要的美援，才會在韓戰爆發之後迅速來臺，並在此地重新發展戰後中國未竟之美式醫學夢。

有鑑於政府遷臺時，瘧疾之肆虐與農村衛生的落後，國防醫學院在ABMAC的協助下，聯通美國中華醫學基金會等國際組織，透過農復會將本地的瘧疾防治經驗與大陸時期發展出來的DDT噴灑計畫結合起來，在1950年代之後逐步展出臺灣DDT抗瘧模式。李孟智在其主編的《美國在華醫藥促進局（即ABMAC）在臺灣》書中曾謂：「ABMAC成立之初即以國民黨政府為其政治認同對象。當1945至1949年的國共內戰時期，主要的協助對象為國民政府，因此在大陸政局不穩之時，隨同國民政府遷移至臺北。特別是在1949年，美國政府懷疑國民政府之能力，選擇暫時

停止對國民政府之支持，ABMAC卻仍持續提供醫藥物資予國民政府，ABMAC成為美國友誼協助自由中國，對抗極權主義歷久不衰的重要象徵。」此外，在退守西南時期，軍事衛勤人員發展出來的滅蝨站、公廁建設等公共衛生事業與制度，也隨即在農復會推廣廣農村衛生並建立衛生站的前提下，逐步在臺灣的農村中建置並成為地區之衛教與醫療中心。至於國防醫學院因應傷殘士兵，所發展出來的義肢輔具工廠，亦成為戰後臺灣小兒麻痺輔具技術的重要根源，相關之醫療與後續護理照顧能力，也在榮民總醫院及振興醫院設立後，成為臺灣傷殘照護的重要範本。以上總總究其根源，實可追溯到抗戰與國共內戰時期，中國軍事醫護與美援之相互支援與影響。

　　除了各類傳染病與環境衛生改善之計畫外，1981年以後影響臺灣至深的家庭計畫，也與國防醫學院體系深具關係。早在1954年，世界衛生組織在美援會與省衛生處的要求下，派遣專家前來協助調查臺灣省的環境衛生問題，報告中即提出國防醫學院與臺大需訓練公共衛生護士，以應環境衛生改善與人口計畫之所需。中央根據其建議並取得美方資助後，1955年臺灣省環境衛生實驗所正式成立，並指定各縣市衛生局之第二課為主辦環境衛生業務單位。其中各項環境衛生業務之構思，都隱約可見當年西南衛勤訓練的影子，以及美國醫藥援助穿梭其間的足跡。而國防醫學院教官章德麟、許雨階等人的名字，亦不時出現在各式官方報告與會議名單上。此外，隨著醫藥設施普及，公共衛生進步，死亡率快速降低與人口增加遂成顯著之趨勢。有鑑於人口膨脹將嚴重影響國家經濟發展與社會建設，省政府乃於1968年公佈「臺灣地區家庭計畫實施辦法」，並著手尋求足堪大任者回國主持家庭計畫。崔玖是國防醫學院代訓的第一位女醫師，她畢業後赴美進修、開業、任教，1981年代回國任榮總婦幼中心主任，也代表過世界衛生組織，到東南亞、非洲推行世界家庭計畫。在戰後嬰兒潮當下，崔玖擔任美國開發總署「家庭計畫」醫療團隊的技術主持人，參與聯合國的衛生組織，將節育、避孕等觀念和技術，推展到亞、非洲。崔玖擔任榮總婦幼中心主任時，因薪給國內外差距甚大，美國方面

又以臺灣資源、設備不足頗有推拖。盧致德時任國防醫學院院長兼榮民總醫院院長,慨然以此計畫攸關國家發展至鉅,挺身向美方申請薪資差額補貼,並承諾榮總婦幼中心可獲得國防、榮總兩單位之全力支援,崔玖醫師才得以順利返國,而其主持的婦幼中心亦得發展,成為各地類似機構之張本。

就在國防醫學院與ABMAC的合作中,中華民國政府得以在1950年代後重新把援華的資源移往臺灣,並逐漸推廣到其他的醫學院與醫院。由於盧致德等人支持,ABMAC早在韓戰爆發之際,即已決定以臺灣全島為其醫藥援助之對象。國防醫學院時值師生、經費嚴重短缺之際,仍以國家為重,將有限之經費分配與在臺之其他醫、護單位,誠屬難能可貴且足為後師。1950年代末期,隨著美援主力轉向臺大,該會也開始資助臺大教授赴美修習美式醫學,他們引入美國醫學教育制度與公衛訓練,讓臺灣的醫療及衛生體質益發像是美日制度的混合體。戰後臺灣公共衛生受到大陸時期美式公衛的影響,除了行政組織由警察部門轉往衛生專責機構的改變,以及省衛生處的人事與組織變化外,公共衛生專業化也在戰後臺灣逐步發展起來。1945年11月15日臺北帝國大學改名為國立臺灣大學;醫學部易名醫學院,由杜聰明擔任院長。臺大醫學院戰後初期仍延續日本舊制設醫科及醫學專修科,但學制與課程內容迭有更替,直到1970年代才採七年制醫學士學制並於1973年改名醫學系。這段時期所改變的不僅是醫學系名稱與學制的變革,相應的還有新醫學專科的分化,其中與公衛發展息息相關的公共衛生學專業,以及護理系內對公共護士之專門培育,亦在此時初試啼聲。

從傅斯年接任臺大校長後,力促醫學院沿用北京協和醫院體制,並協調與國防醫學院合作。日據時期無從發展的護理、藥學、以及公共衛生,逐漸成為臺灣醫療教育裡重要的環節。1949年臺大醫院成立高級護士職業學校之後,「臺大護理系於1956年成立,……第一任的系主任由當時醫學院院長魏火耀教授兼任,一直到隔年2月,才由國防醫學院護理系的余道真接任。」鐘信心就認為1949–1958年間,臺大醫院護理制度的

改革，是自「德日」制，轉向「英美」制。現代的公共衛生學教育，亦在戰後從原屬的熱帶醫學裡分離出來。總督府醫學專門學校於1918年設立熱帶醫學專攻科，1926年臺北帝國大學增設醫學部暨成立醫學專門部後，除將既有之熱帶醫學專攻科與研究科納入醫學部編制外，另於1939年接收前總督府中央研究所之熱帶醫學研究所，成立臺北帝國大學醫學部熱帶醫學研究所。1951年，時任美國洛克菲勒基金會顧問、前協和醫學院教授蘭安生建議，改組熱帶醫學研究所為公共衛生研究所。 至此，公共衛生在臺灣醫學界的專業地位與專門教育機構才算正式開始，但相較於1917年開設衛生學系的北京協和醫學院，已晚了近三十五年。

　　1953–1954年間，劉瑞恆、盧致德等人幾度陪同美方代表，前往臺大視察並探勘，未來可能之合作研究機構的落腳處。1955年，美國海軍第二醫學研究所（U. S. Naval Medical Research Unit No.2; NAMRU–2）確定落腳臺大醫院。這個研究所主要在研究遠東地區的熱帶傳染病，在經濟上，是由美國海軍資助；於醫學研究上，則由美國西雅圖華盛頓大學支援。在臺最盛時期，是全太平洋地區最優秀的醫學研究所，也是世界一流的研究機構。這項決定，代表了中華民國公共衛生與美方的關係，已進入了一個新的階段：美援不僅將前日本殖民醫學重鎮之臺大醫學院納為合作對象，也與流寓臺灣之中華民國建立較為平等的夥伴關係。

　　就前面幾個例子而言，美援、國防醫學院校友與大陸時期中國軍事醫護事業關係深遠，1946年以後亦隨之改變了戰後臺灣的醫療與公衛發展。1949年國民政府遷臺後，外援隨著一批流寓來臺的國防醫學院師生，為掙扎中的臺灣醫護、公共衛生事業注入新的力量，也為傅斯年掌校時的臺大醫學院「改制」提供腳本。透過一批自大陸時期就與美方密切合作的醫療與衛生專家，1949年後才能把外國援華的資源移轉到臺灣，並逐漸把影響範圍推廣到原本與美援無關的臺大醫學院及相關公衛體系中。無可否認，臺灣戰後公衛與醫療的重建工作先後確實獲得美方與世界衛生組織等外援的大力協助，不只在經費上，也包括基本知識、技術的傳授與啟蒙，然而戰後臺灣成功的關鍵，毫無疑問地必須平衡考慮臺籍醫師、大

陸來臺人力（如國防醫學院師生）與美國援助的三邊關係。中華民國在臺灣醫療與公衛的新發展，正逐漸地走出日據時期的架構，以及大陸時期完全依賴美援的模式。從醫學教育的分科與新設系所的出現，到美式公衛體系深入農村基層，在在都看到戰後臺灣的醫療與公衛將走向今日更多元化的方向。1949–1955年間，國防醫學雖困頓於現實的左支右絀，但仍無私地將有限的資源與無限的海外人脈分享予臺灣社會。正是這段關鍵的重建期，讓戰後臺灣醫療與公衛體系得以立穩腳跟。此時，因戰亂意外落腳臺灣的中國醫護與衛生專家，以及隨他們而來的外援灘頭堡，正逐漸的建構起戰後臺灣一個兼具美、日歷史傳承的醫療與公衛體制。

貳・「作新軍醫者來」初衷猶在

一、前言

　　歷經百年淬煉蛻變的國防醫學院（National Defense Medical Center，簡稱NDMC），正朝著「培養全人關懷、允文允武、專業知能等三大素養之現代軍醫」的方向邁進。今之後進，實宜踵武先賢且揆文繼學。

　　踵武先賢者，除清末東北防疫作戰、民初兵燹出生入死之外，須當記取抗戰時期中央軍醫學校教育長張建，其在貴州安順地區克難收攏師生良才，特在井邊立一「飲水思源」石碑，操場則有「作新軍醫者來」等精神標語，以策勵同仁並招徠新血。留德歸國曾任廣東軍醫學校校長、軍訓部軍醫總監、軍政部軍醫署署長的張氏，戮力從公且高瞻遠矚，深知辦學之道首重師資設備，親自延聘良師禮賢下士，規劃器材整備未雨綢繆，秉持救國氣概與恢宏格局，創新軍醫蔚為國用。

　　揆文繼學者，除徐華清、伍連德兩人對北京軍醫學堂開創之功，宜再感念復員時期國際生理學界巨擘林可勝，其在上海江灣地區改組國防醫學中心，引進協和優秀師資多元注入，縝密規劃「八類六級」教育綱領，以擴大編制並務求專精。留英歸國曾任協和醫學院生理學系教授兼主任、中國生理學會創辦人、軍政部衛生行政人員訓練所主任、中國紅十字會救護總隊長、遠征軍軍醫總視察、軍醫署署長的林氏，風度翩翩且學養豐富，體察軍醫教育革新已是大勢所趨，期許NDMC上承中研院醫學研究所，下接各級醫學院、醫專、衛勤學校，成為研究實驗、臨床診治及醫學教育並重的高階醫學中心，再造軍醫濟世匡時。

　　1948年秋，因國共戰事不利，政府有遷移避鋒之意。上級以國防醫學院為培育軍醫人才之重要教育機構，宜不受戰亂影響，應早為之計。層峰對資深醫學學者特予垂顧，認為臺灣較安靜，指示從速進行遷移計畫。

時陳誠先生接任臺灣省主席，乃指定以臺北市郊「水源地」（臺灣省訓練
團原址，光復前是日軍營區）撥充校舍。1949年春，全院官師生兵及眷
屬三千二百餘人，教學設備及一應物資約百餘噸，經與上海港區司令部交
涉運輸車輛，以及軍運船資之調度，決分三批遷運臺灣。抵達時間依序
爲：第一批2月16日，第二批3月18日，第三批於5月4日。其中以第二批
爲整船裝運，全爲國防醫學院人員及物資裝備，船名「安達輪」，雖裝載
擁擠異常，但同舟共濟若家庭。遷定之後，極力整頓環境，可謂沐風櫛雨
且日夕勞碌。一二年間破舊更新由無至有，遂成規模可觀。惟來臺進入新
境，幸賴前人往事努力，得以累積豐碩成果，尤以「協和師資與醫學教
育」、「臺海戰役與軍陣醫學」、「國際人道與醫療援外」等績效斐然。
茲將分述如後：

二、協和師資與醫學教育

在中國發展現代醫學的歷史中，北京協和醫學院（Peking Union
Medical College，簡稱PUMC）具有舉足輕重的地位，它所附屬的協
和醫院在亞洲乃至全世界也是有名的。美國用「洛克菲勒基金會」
（Rockefeller Foundation，簡稱RF.）在亞洲建立起來的十三個醫學院
中，以協和醫學院爲最有名，協和的成功經驗甚至反饋到美國。因爲它確
實擁有一批醫學專家，有嚴格的教學制度，又注意臨床經驗，代代相傳，
相沿成風。研究協和醫學院歷史相關論著，多從清末英國倫敦會創辦的舊
協和醫學堂談起，歷經民初美國資助改組的協和醫學院，然後直接推演至
中華人民共和國建政後的新協和醫學院；對於隨著國防醫學院遷臺發揮重
要影響力的協和軍醫們，尚未眞正聚焦成完整論述的研究成果，遂使國內
對於協和校友投入醫學教育的直接推動，尤其是隨著政府播遷來臺的貢獻
則罕受學者注目，留與史家後人的都只是吉光片羽，以致難窺全貌。

費爾登‧伽里遜（Fieding Garrison）嘗言：「醫學之歷史，即人類本
身之歷史」。戰後臺灣醫學發展，不論是DDT 防瘧策略的引入、外科麻

醉技術的改進，或是醫學教育裡護理、藥學、公共衛生等領域的發展，莫不與協和軍醫人員遷臺有著千絲萬縷的關連；可惜當前醫學史相關研究，或多歸功於日據時期臺灣的殖民醫學遺惠，或則連結臺灣留學歐美的本土醫界菁英，不免忽略了同時期中國社會與醫療發展之關係，且過度簡化了臺灣醫學發展的多源性與多元特質。所謂「歷史不會為自己說話，只有人能解釋歷史」，面對過往的艱辛與前人的奮鬥，當今的我們有責任要在中國現代史上留下一筆，焉能任由青史成獨白？我們相信協和畢業的在臺校友人數雖不多，卻都是百年時代變局中的醫學界佼佼者，更是兩岸政經軍社大環境變遷的歷史見證者。因此，這是個值得探討的課題，且將有助於彌補此一史學闕漏。二十世紀協和校友在國防醫學教育研究的開花結果，乃至對於臺灣醫療改革的雨露均霑，包括他們對臺灣海島環境與社會疾疫的見解認知與解決方法。這些「協和軍醫」前輩的人物典範、師承關係、臨床經驗、管理實務、對醫學倫理的堅持，以及如何在國家飄搖之際仍為病患的苦痛驅策，或是孤燈殘燭仍勉力向學研究的精神，許多不為人知的心路歷程，都值得傳承予後輩學者！

　　協和軍醫在臺人士，包括：林可勝、許雨階、盧致德、張先林、王師揆、周美玉、許織雲、梁序穆、柳安昌、李鉅、彭達謀、馬家驥等人。以上所舉先賢，為遷臺後主要在職者，至於國防醫學院在上海改組成立時，還有許多協和知名學者在編的，諸如：細菌學林飛卿、內科學周壽愷、外科學汪凱熙、馬永江、婦產科學熊榮超、放射科學榮獨山，預防醫學薛蔭奎等未隨同遷臺；而遷臺後陸續加入，成為國防醫學院得力學者有：婦產科李士偉、神經外科王師揆、胸胸內科陳耀翰、外科文忠傑、小兒科聶重恩、護理學科余道真、衛生行政楊文達等人。表列如下：

PUMC在臺從事軍醫教育之校友一覽表

01	林可勝	協和教授	生理學專家、國防醫學院院長
02	許雨階	協和教授	熱帶病學專家、國防醫學院生物形態系教授兼主任
03	柳安昌	協和1928級	生理學專家、國防醫學院生物物理學系教授兼主任
04	盧致德	協和1929級	生理藥理學專家、國防醫學院院長、榮民總醫院院長
05	張先林	協和1929級	外科醫學專家、國防醫學院外科學系教授兼主任
06	周美玉	協和1930級（護理）	護理學專家、國防醫學院護理學系教授兼主任
07	李鉅	協和1931級	藥理學專家、國防醫學院藥理學系教授
08	彭達謀	協和1933級	公共衛生學專家、國防醫學院副院長兼公共衛生學系教授
09	馬家驥	協和1935級	國防醫學院社會醫學系教授兼教務處長
10	聶重恩	協和1936級	小兒科醫學專家、國防醫學院教授
11	文忠傑	協和1937級	外科醫學專家、國防醫學院外科學系教授兼一般外科主任
12	楊文達	協和1937級	國防部軍醫局中將局長
13	余道真	協和1937級（護理）	護理學專家、國防醫學院護理學系教授、臺灣大學醫學院護理系主任
14	王師揆	協和1938級	神經外科醫學專家、國防醫學院外科學系教授兼主任
15	許織雲	協和進修1941年	生物學專家、國防醫學院生物形態系教授兼主任
16	梁序穆	協和進修1941年	生物學專家、國防醫學院生物形態系教授兼主任
17	陳耀翰	協和1943級	胸腔內科學專家、美國胸腔醫師協會院士

1.林可勝

　　福建海澄人，出生於新加坡，英國愛丁堡大學醫學博士，協和醫學院生理學教授。抗戰發生，奉召爲中國紅十字會總會組織救護總隊，支援各戰區傷患救護及地方衛生，並設「戰時衛生人員訓練所」以充實醫護所需人員，厥功甚偉。抗戰勝利，升任軍政部軍醫署署長，議訂改進軍醫設施計畫。其對軍醫教育方面最重大的變革，即是將軍醫學校及陸軍衛生勤務訓練所與附屬機構合併，組成國防醫學中心。1947年6月，國防醫學院成立於上海，林可勝以軍醫署長兼任院長，訂定國防醫學院教育爲「八類六級」。後因時局變動而遷移臺灣，編制改組縮減，林院長辭去署長職務，並應美國伊利諾大學之聘，擔任客座教授。院長乙職由副院長盧致德代理。1967年，林可勝得知罹患食道癌後，隔年12月攜帶全套價值高昂的研究器材，離開生活了二十年的美國回到臺灣，前往國防醫學院設在榮總的柯柏研究館，孜孜矻矻埋首研究。他準備以熱衷的「痛覺生理學」，再次貢獻寶貴的餘生在自己國家土地上。當時在身邊共同研究的醫學家，包括解剖學家劉占鰲、神經外科專家王師揆、生理學家蔡作雍、新陳代謝學家趙彬宇等三十餘人。林於1969年8月7日逝世，享壽73歲。學者讚賞林可勝對軍中醫護衛生人員訓練與養成有貢獻與影響，還曾爲當時醫療資源的缺乏到國外籌募支援，ABMAC因此成立，募得6千餘萬美元；另其所領導的紅十會救護總隊在這樣強力的支援下，醫藥資源充足，防癆的奎寧竟可以噸位計。又與CMB關係密切，維繫臺灣與國際交流的管道，同時也擴及臺大系統，許多人因此得以赴美留學。

2.許雨階

　　福建同安人，生於馬來西亞爲華僑，英國愛丁堡大學醫學博士，繼入利物浦大學、劍橋大學及德國漢堡大學進修研究，爲享譽國際的熱帶病學專家，以O.K.Khaw名行世。初任廈門大學醫學教授及教務長，第一次世界大戰任英國皇家陸軍上尉軍醫，服務於英國陸軍醫院，隨軍轉戰於歐洲、印度、巴格達、阿富汗、伊朗等地，戰後赴德國柏林及漢堡從事細菌學研究，後歸國任職北平協和醫學院爲教授、附屬醫院副院長。第二次大

戰任盟軍遠東戰區司令部軍醫，以熱帶病學的醫療專長，維護盟軍在中、印、緬戰力有極大貢獻。許嘗於緬甸境內一次戰役中，爲日軍圍攻而退守山谷，飲食困絕達七日夜，待友軍退敵解圍時，人員傷亡已逾大半，許藉堅毅精神得存活。日本投降後，英政府以其爲國際知名熱帶醫學及寄生蟲學者專家，極力延攬以高薪邀聘至香港任教，許不爲所動，只願歸國效力。迨國防醫學院在上海成立，曾參與研議並擔任國防醫學院寄生蟲暨微生物學教授，兼衛生實驗院主任，當時接收美國醫藥助華會捐贈器材，一爲靜脈注射液製造設備，一爲血庫設備，一爲血漿製造設備。1949年，全部器材皆拆卸裝運來臺，生產製造「無熱原注射液」，以應軍用。後任水源校區醫學生物形態學系教授兼主任，見本省位居亞熱帶，導致血絲蟲、恙蟲、瘧病、痢疾、肺吸蟲等病猖獗，乃以教學人員爲基幹，輔以軍醫單位組成防治隊，深入鳳山、潮州、金門外島等地，從事防治工作，功效顯著。因「領導調查及研究瘧疾與寄生蟲疾病防治績效卓著」，1950年榮膺國軍第一屆克難英雄。1952年，中華民國紅十字總會成立血庫，即受聘爲主任，建立輸血組織及制度。1969年，美國海軍在臺成立第二醫學研究所，亦借重其專材而聘爲生態學研究員。憑其傑出學術成就與國際聲望，令醫學界無不知Dr. O.K.Khaw之名。許於1983年10月14日逝世，享嵩壽100歲。

3.柳安昌

山西代縣人，北平協和醫學院畢業，美國紐約醫學博士。致力於生理學，留校任教。1935年，派赴美國哈佛大學進修，一年後學成，隨即出席在俄國舉行的世界生理學會。歸國時適陸軍軍醫學校改組，由北平遷南京，受聘爲軍醫學校生理學主任教官，是爲獻身軍醫教育之始。抗戰軍興，隨軍醫學校南遷廣州。嗣中國紅十字會總會成立救護總隊，受邀參與南戰場救護工作及教育訓練，遂轉任救護總隊醫務股主任。戰時衛生訓練所成立，先後爲主任教官及教務處長等職。勝利復員，擔任國防醫學院教務部主任。遷臺後任生物物理學系教授兼主任，專心於教學及研究，前後達四十餘年，治學嚴謹，乃爲生理學名師，培育人才，多卓然於醫學界。

柳於1971年2月22日逝世，享壽79歲。

4.盧致德

廣東中山人，協和醫學院畢業，美國紐約醫學博士，留校教授生理藥理學。奉派赴英、美、法、意、比利時等諸國考察，並入英國皇家陸軍醫學院研習。國民政府奠都南京，任軍醫監理委員會上校專員，自此獻身軍醫。先後歷任軍醫處、衛生處處長等職，後再派赴歐美考察軍醫，返國後任軍醫學校醫科主任兼教育處長。盧山訓練團成立時任衛生處長，抗戰軍興任軍事委員會後方勤務部衛生處長，旋調任軍政部軍醫署升中將，兼後勤部衛生處長。可謂集軍醫的軍政、行政、監督、指揮於一身，經常奔馳於各戰場，遠至印、緬戰區。1944年，調任陸軍衛生勤務訓練所主任，直至抗戰勝利復員上海，與軍醫學校合併改組為國防醫學院，同軍醫學校教育長張建分任副院長。遷臺後，繼林可勝任院長。在其主持院務用心經營之下，將昔日的舊營區重建成為嶄新的醫學院。1958年「八二三砲戰」爆發，前線急需大量急救藥物，國防醫學院擔負供應靜脈注射液任務，遂日夜加工趕製，使戰地醫療資源不虞匱乏。同年，盧致德奉命籌建榮民總醫院，即率同國防醫學院各學科主管及技術人員共同規劃。盧以國防醫學院既有良好基礎，致力投注於榮民總醫院建設規模，且將從國外募捐所得專款移置於榮民總醫院，諸如建築柯柏科學研究館、病理實驗館、放射治療中心、護理館等等，其胸懷磊落令人欽敬。1974年，盧致德又受命籌劃成立陽明醫學院，以培養榮總醫護人才，拓展醫學教育園地，今已發展成為陽明大學。盧於1979年6月11日逝世，享壽79歲。其一生對國家醫學教育貢獻，可謂懋績昭著。學者以三總、榮總許多醫師赴美深造為例，肯定協和式的英美教育帶入軍民醫學教育體系，且因盧致德與CMB、ABMAC關係密切，方有如此成果。

5.張先林

安徽合肥人，北平協和醫學院畢業，美國紐約醫學博士，專攻外科，留校任教，升副教授。日本侵華，先佐林可勝成立中國紅十字會總會救護總隊，再任戰時衛生訓練所副主任。抗戰勝利復員，為國防醫學院外科學

系主任。遷臺初期奉准成立中心診所，開軍醫民診服務之先河，並在教學醫院建樹良多。包括：確立外科分流，使外科專業各擅其長；引進住院醫師制度，使醫療服務更無曠隙。一時國內醫院皆從之，譽為臺灣外科醫學導師。俟其籌設成立榮民總醫院，制度更為具體。公職退休後，獲聘為「振興復健醫學中心」院長，大展領導才能。張於1969年1月29日逝世，享壽68歲。張先林之次子張忠人，證實其父在協和醫學院畢業後，曾赴美哥倫比亞大學進修，國際聲譽卓著。張先林一生提攜獎掖、體恤濟助學生後進無數。不幸逝世後，前衛生署長施純仁始終對其感佩難忘，每年親赴陽明山為恩師掃墓，歷時四十餘載，風雨無阻未曾間斷。因此誠為醫學界的師生情義，譜寫感人肺腑的傳奇佳話。

6.周美玉

浙江慈谿人，畢業於北平協和醫學院護理科，留校為協和醫院護理長。獲美國羅氏基金會獎學金，前往麻省理工學院攻讀公共衛生及衛生教育碩士學位。學成，分赴美國各地及歐洲英法義等國參觀訪問農村衛生建設，返國仍任教於協和醫學院。抗戰軍興，加入中國紅十字會總會救護總隊。戰時衛生人員訓練所成立，任護理部門主任，建議成立軍中護理制度，從此遂有「軍護」。抗戰勝利復員，為國防醫學院護理系主任。1948年秋，第二度赴美進修取得哥倫比亞大學護理教育碩士學位。國防醫學院遷臺後，應盧致德之邀返國任教，翌年因「主持護理教育二十餘年，開創軍護建立制度」，與許雨階同時榮膺國軍第一屆克難英雄。1958年晉升為陸軍少將，對於榮民總醫院及振興復健中心之籌設、成立，皆有策劃、領導之功。周於2001年3月13日逝世，享耆壽93歲。學者肯定周美玉為國內第一位護理將軍，同時也是我軍護制度的創立者。

7.李鉅

河北邯鄲人，為燕趙望族，家學淵源，燕京大學修業四年，再入北平協和醫學院，畢業授美國紐約醫學博士。以成績優異，留校任教，主授藥理學，先後任教於軍醫學校及北京大學。1951年，間道來臺，任國防醫學院教授，授藥理學。其教學甚嚴，謂藥品即毒藥，過之則危害生命，不

及則徒勞無功，且貽誤療期，故應堅守安全適切劑量守則。是以於學生考試的劑量，評分嚴格，重修、補考者眾，因而養成日後服務之嚴謹習慣，為善於教導之嚴師。李於1986年11月2日逝世，享壽81歲。

8.彭達謀

湖南沅陵人，岳陽湖濱大學畢業，再入北平協和醫學院，畢業授美國紐約醫學博士，留校執教。先後任北平第三衛生事務所長、北平師範大學衛生課長、中央大學健康教育學系教授及中央衛生實驗專員等職。後獲公費送美國耶魯大學進修，獲授公共衛生博士。抗戰爆發，即從美國耶魯大學束裝返國，旋奉派往中國紅十字會總會救護總隊，任副總幹事協助戰地救護任務。戰時衛生人員訓練所成立，任第四分所主任。1940年，軍政部成立第四防疫大隊，以一等軍醫正（上校）軍階任為大隊長。勝利復員後，為國防醫學院辦公室主任，佐林可勝院長處理外文文書。遷臺後，盧致德院長升其為副院長並兼公共衛生學系教授，其間曾一度兼任學員生總隊長。1963年，退役後旋受聘為榮民總醫院研究部主任；1969年，再繼張先林之後任振興復健醫學中心院長，以古稀之年為殘障兒童醫療復健付出愛心。彭於1995年5月6日逝世，享耆壽92歲。

9.馬家驥

上海市人，北平協和醫學院畢業，美國紐約醫學博士，美國耶魯大學衛生碩士，留校執教。抗戰軍興，任中國紅十字會總會救護總隊第三大隊長，駐湖北均縣，支援第五戰區醫療救護。戰時衛生人員訓練所成立，旋調任第三分所主任，在戰火之中，培育醫護衛生人員甚眾，對於戰地軍民衛生之維護，尤貢獻良多。勝利復員，繼柳安昌為國防醫學院教務主任。1948年至1950年間，曾應用人類學「田野調查」與心理學「羅夏克墨蹟測驗」，先後在上海江灣沈家行、臺北新店安坑區域，從事「文化與人格」實地研究，實屬國內此項研究之創舉。任職國防醫學院社會醫學系教授兼教務處長期間，採行教育行政三聯制，於學籍資料管理見功。1958年，更計畫應用「團體動力」於醫學課程教學，俾改變學生依賴心理，亦為我國醫學教育開拓新里程碑。1960年，應聯合國世界衛生組織借調服

務，任西太平洋區署教育顧問，離臺未歸。馬於1985年12月24日逝世，享壽77歲。

10.聶重恩

　　湖北黃陂人，北平協和醫學院畢業，美國紐約醫學博士。歷任醫師、教官，國防醫學院成立，初任副教授洊升教授，以小兒科醫學著名於當時。1954年，擔任中華民國女醫師協會首屆理事長。聶主持學院小兒科學課程外，並任教學醫院診療工作，以其慈幼心切，對病童關愛備至而常不惜面責家長照護不週，故人多敬而畏之，然求診者不曾稍減。退休後赴美國依親，終老於是邦。

11.文忠傑

　　漢口市人，上海滬江大學畢業後，復進燕京大學研究院專攻工業化學。1932年，考入北平協和醫學院，畢業授美國紐約醫學博士，留任附屬醫院駐院醫師，繼續進修外科醫學，晉升駐院總醫師，調升一般外科教職。抗戰軍興，返湖北漢口開業行醫。勝利復員，合併改組的國防醫學院遷臺，主事者多為協和校友且皆舊識，經院長邀聘，遂於1951年舉家來臺。初期為外科學系副教授，協助張先林主任施行外科分科制，並極力培養各科專業人才。1955年，獲獎學金赴美國約翰霍普金斯醫院進修研究一年，又獲同一獎學金赴美參訪各大醫學院及醫院之醫療及教學設施。其獎勵後進不遺餘力，自身亦致力於學術研究不輟。文於2006年12月12日逝世，享嵩壽100歲。文忠傑之長子文良彥，常提及父親教學嚴格，退休三十年間，仍每月出席三軍總醫院外科臨床討論會，發言指正後輩依然鏗鏘有力。母親樊長松為眼科名醫，當年是協和醫學院第一名畢業。

12.楊文達

　　江西南昌人，金陵大學理學士，北平協和醫學院醫學博士。抗戰軍興，服務於中國紅十字會總會救護總隊第七十一醫療支隊。戰時衛生人員訓練所成立，派赴位於浙江上饒的第三分所，擔任一級防疫學組主任教官，後再前往雲南擔任昆明訓練組上校組長，兼軍委會駐滇幹訓團軍醫訓練隊一等軍醫正副隊長。完成軍醫訓練事宜，升任軍政部（後改聯勤總

部）貴陽總醫院軍醫監院長乙職。勝利復員，中央電令其前往上海帶隊赴
美受訓。結訓返國後，任南京陸海空軍醫院副院長兼醫務長（院長是北京
軍醫學校出身的景凌灝）。遷臺後擔任第一總醫院院長，再兼任國防醫學
院衛生行政學系行政學組主任，以及臺灣省衛生處副處長（不支薪）。
1953年起，調任軍醫署衛勤組少將組長、少將副署長、中將署長，兼國
軍退除疫官兵就業輔導委員會保健處處長。1963年，晉陞國防部軍醫局
中將局長。1970年退休後，義務擔任公勞保顧問、中華防癆協會常務理
事、中華醫藥促進基金會理事長等職。

13.余道眞

　　廣東中山人，畢業於北平燕京大學及協和醫學院護理科。原加入周美
玉在定縣衛生所主持之婦女衛生訓練班，擔任副主任乙職，抗戰軍興後
即因戰火而解散。1938年，加入紅十字會；1943年受聘至貴陽醫學院執
教，翌年擔任貴陽陸軍醫院護理部門副主任，再接替周美玉上校爲主任。
抗戰勝利後，赴美國哥倫比亞大學師範學院取得碩士學位；返國任教於
上海國防醫學院，並隨校遷臺。1955年，代表我國參加WHO西太平洋區
護理教育會議後，適逢臺灣大學校長錢思亮敦請借調以主持護理學系之
開設，獲NDMC盧致德院長同意後前往該校應聘；1957年起擔任臺大護
理學系教授兼主任（迄1972年止）。1959年元旦，接任中華民國護理學
會第八屆理事長（後又歷任第十一屆、第十五屆理事長）；1961年，與
周美玉將軍參加澳洲墨爾本召開的ICR/CNR（國家護理學會暨國家代表
會議）並重新入會，取得中華民國護理學會在國際上的地位；1981年，
財團法人道眞護理教育研究基金會成立；1986年，獲聘爲臺灣大學名譽
教授；1987年，獲頒衛生署「參等衛生獎章」。余於1996年11月20日逝
世，享壽85歲。學者肯定系出協和同門的周美玉、余道眞等人，對於護
理品質以及護理教育提升有重要貢獻，其認眞、負責、努力工作、參與團
隊合作、追求卓越等協和精神，也展現在戰後兩大醫學院護理系的教學與
研究表現。

14.王師揆

上海市人，上海滬江大學醫預科肄業，考入北平協和醫學院，畢業授美國紐約醫學博士。抗戰軍興，因業師敦勸而留校接受外科訓練，迄太平洋戰爭爆發，協和醫學院停辦爲止，然其始終以未能直接投入抗戰爲憾。妻許惠娟亦爲協和之同班同學，後爲小兒科醫師。勝利復員，擔任天津陸軍醫院外科主任，時東北戰爭激烈，其救死扶傷而晝夜辛勞，長達三載。1949年戡亂形勢逆轉，遂赴美加州大學醫學院進修神經外科。夫人攜子來臺後，不得不中止在美進修機會，而於1951年返回臺灣，夫妻同任職於基隆港務局醫務所。未久，經國防醫學院外科主任張先林之延攬，擔任神經外科教學與臨診工作，成爲開拓神經外科先驅，貢獻極大。當時有美國軍醫人員分派至各軍醫院擔任顧問，某位神經內科軍醫上尉派駐第一總醫院，初時頗有優越感，不免流露驕矜之色；及與王師揆相稔，始識高明，日益敬佩而以師事之。1960年，爲維護元首健康，奉命編組五人醫療小組，計爲熊丸、陳耀翰、盧光舜、鄧述徽及王師揆等醫師。小組成員公推其爲首席，並由蔣宋美齡發函聘請。嗣後醫療小組依需要擴充爲十三人，仍以王師揆爲首。長達十六年間，深爲蔣家倚重爲醫界柱石。1969年，繼張先林爲外科系主任，十年後再交予施純仁。王於1981年12月23日逝世，享壽68歲。

15.許織雲

浙江溫州人，燕京大學主修生物，考取燕大理學院生物研究所，1941年寫完論文，未及完成碩士口試，即因北平協和醫學院解剖科需要人才而被挖角，正式進入全國首屈一指的醫學聖殿。1942年，同夫婿梁序穆受聘廣西大學，欲前往任教途經貴陽時，在貴陽遇到軍醫總監林可勝將軍及衛生人員訓練所生態系林紹文主任。在兩人的勸說下，正式投筆從戎於衛訓所服務，官拜少校。遷臺初期於水源地校區，夫婦皆任教於生物形態學系。1960年在中華醫學理事會（CMB）贊助下，再度赴美訪問在紐約愛因斯坦醫學院向Prof.Etkin請教蝌蚪相關研究，成爲權威變性大師。1977年至1980年，許教授接任系主任。許教授於70歲退休，仍繼續

於實驗室帶領蝌蚪小組成員。許教授生前訪談憶及協和醫學院往昔諸事：第一、劉瑞恆曾擔任協和醫學院院長；第二、林可勝院長國語說得不好，平常多用英文和大家交流，但因為他是廈門人，有時會用閩南話與懂此方言的同事互相對談；第三、盧致德、張先林、文忠傑等人將協和醫學院的精神帶來臺灣根植，對學術研究、臨床診治、手術開刀等方面，都是透過嚴謹而扎實的訓練，以培養學生全方位的能力。許於2014年7月8日逝世，享嵩壽100歲。

16.梁序穆

　　福建福州人，山東大學理學士，北平協和醫學院進修。抗戰軍興，梁當時激烈抗日，後策劃逃離淪陷區而遠赴貴州貴陽，投效林可勝主持之戰時衛生人員訓練所，任解剖學教官，旋受任生物形態系主任。1946年赴美國進修，入華盛頓大學醫學院攻解剖學科，先後獲頒碩博士學位。1948年返國，舉家隨同國防醫學院遷往臺灣。1956年，中央研究院在臺北南港復建，梁獲聘為中研院評議員暨研究員，並受命籌設動物研究所，號召海外學者歸國效力。其自1947年6月至1977年間，在生物形態學系（1983年後，改稱為「生物及解剖學科」）均以教授兼系主任。梁於2004年5月20日逝世，享耆壽92歲。

17.陳耀翰

　　福建龍岩人，燕京大學醫預科，考入北平協和醫學院，通過畢業考後，第五年之實習課程至成都華西大學醫學院完成，並留校任肺癆科住院醫師。1944年，獲華西大學頒授美國紐約醫學博士。輾轉來臺，任教於國防醫學院內科學系。1945年6月，前往湖南芷江空軍第一大隊擔任醫官，一年半後以上尉飛行醫官退伍，返鄉任職於鼓浪嶼教會救世醫院，曾親自裝設X光機，為全島居民義務檢查服務，造福患者。1951年，選送美國哥倫比亞大學醫學院進修胸腔內科，1953年春回國後仍任教原學系，並擔任陸軍第一總醫院主治醫師。1954年6月升任內科主任。1955年，獲選為美國胸腔醫師協會院士，任內巡迴全省各軍醫院檢查並治療結核病，建立肺結核鑑定統計卡及三軍體位標準。「八二三砲戰」期間，率部救傷

醫療不懈，著有勞績。1960年，經徵調為總統醫療小組成員之一。1969年，受命為振興傷殘復健中心副院長，迄於1986年退休。陳於1994年11月25日逝世，享壽77歲。

國防醫學院當年雖屬合併數個單位改組而成，然協和醫學院的優良學風與組織文化則蔚為主流。國防醫學院行政、教學乃至臨床的重要領導人物，初期幾乎都是協和醫學院出身者，由此深受協和醫學院傳統價值的影響，NDMC自然成為PUMC精神的在臺承繼者。協和校友來臺後投入戰時軍醫任務、平時醫療臨床與醫學教育，奉獻心血均能不遺餘力。尤其是運用國際友我人脈網絡，將豐沛多元的美援資源引入臺灣的過程，令人印象深刻。

至此可知，協和校友來臺後從事醫療制度建立、軍民防疫行動，甚至對於元首醫療小組、社會保健責任等事務的長年關注，確實已為一個時代作出典範。《協和醫事》引用奧斯勒在1903年演講〈行醫的金科玉律〉時指出：「行醫是一種藝術而非交易，是一種使命而非行業。在這個使命當中，要用心如同用腦。」對於醫學教育正待改革的現今環境而言，昔日協和光榮的使命精神可供深思，今舉PUMC在臺校友們「協力為公，和合無私」的身教行誼為例，殊值NDMC後進認真學習並師法之。

三、臺海戰役與軍陣醫學

國防醫學現代化的歷史，對映著國軍現代化的歷史，惟視軍隊戰爭特殊狀況，以適應戰場救死扶傷之需要。軍隊作戰無遠弗屆，舉凡改進部隊環境衛生到戰場檢傷分類、傷患救治與野戰衛生勤務之運作，均有賴隨隊專業訓練之軍醫人員與單位密切合作，才能達到扶傷救治及提振軍心士氣之目的。特別是國防醫學體制與各軍種合作之良窳，對維持部隊戰力有決定性之影響。尤其，「軍陣醫學」與民間醫學不盡相同。國防醫學體系始終伴隨著時事局勢的發展過程，諸如：SARS、九二一震災、八八水災、H1N1⋯⋯等重大事件處理，同心協力以迎接社會公衛保健與防疫救災的

各項挑戰。迄今，仍有無數醫護人員默默扮演軍民生命的守護神，以確保
我國家總體戰力日新又新。

回顧早期的軍醫學校教育與訓練，特別注重野外實地的操作與演習。
諸如：身體各部位如何包紮？前線傷員如何急救搶運？三人如何使用擔架
越過戰壕？如何才能跨越鐵絲網或其他障礙物？畢業後分發到野戰醫院服
務時，真正展開救死扶傷的工作。包括：摘除子彈、擴創及清創的戰時手
術。且聽資深校友娓娓道來，他們當年在戰場前線的生死經驗。

烽火洗禮，救我制敵

1958年8月23日，金門突遭共軍大量砲彈的密集轟擊。軍醫界前輩苑
玉璽（M50）感慨說：

> 沒有經歷戰火洗禮的人，永遠不知道戰爭的可怕！

當時，戍守陣地的官兵傷亡慘重。即使那硝煙烽火早已消逝多年，但
對曾參加過「八二三砲戰」，不顧自身安危而努力搶救傷患官兵的軍醫，
回想起來仍有些許悸動和自豪。苑醫師記得很清楚，當年他報考國防醫學
院就讀的身份是「自費生」，不過讀到三年級後，卻改為「軍費生」。他
認為也沒什麼不好，而且又可紓解家中經濟壓力。畢業前，在臺北市小南
門八○一總醫院（三軍總醫院前身）見習時，即提前擔任實習醫師，認真
盡責的工作態度，深獲當時婦產科王主任的賞識；俟他進入實習階段，醫
院更安排其膺任住院醫師，讓同期同學相當羨慕，卻因母命難違而放棄婦
產科，而改習攻外科。以往陸軍的醫療（後送）制度分為五級：第一級是
戰地急救小組，第二級衛生連，第三級野戰後送醫院，第四級後方醫院，
第五級才是總醫院。1958年8月1日，他即奉調金門料羅灣的野戰醫院任
職，二十幾天後，就遇上震驚中外的「八二三砲戰」。當天下午，他與好
友在院區忽見三架米格機在金門上空盤旋，離去後沒多久，隨即就有一批
莫名砲彈，從大陸方向飛越過來，爆炸聲響此起彼落。國軍官兵初期死

傷慘重，搶救傷患自然是軍醫的天職；但是，國防醫學院醫學系畢業的軍醫，在金門戰地可說是屈指可數。於是，苑玉璽等人遂成為前線防區炙手可熱的醫療支柱。他在美軍顧問的護送下，穿過砲火緊急前往金門較具規模的「五三醫院」（花崗石醫院前身）支援，救治傷患官兵。輕傷者給予包紮裹傷後，回單位繼續再戰；重傷者則立即施以手術治療。由於傷患太多，幾乎日以繼夜不停工作，根本沒有休息睡眠的時間，加上資源條件窘困，在醫療作業上確感艱辛。

他舉例說，當時戰地沒有乾淨的自來水，只好打井水用明礬沉澱過濾污質，才能勉強洗滌清潔衛生，惡劣環境由此可見一斑。醫療人員雖為職責所在忘卻自身疲憊，卻也累得他的甲狀腺機能出現異常。最令苑醫師迄今仍驚嚇不已的，則是兩度遭共軍砲擊差點喪命的經驗：

一次是去「八三一」（軍中樂園）為公娼體檢，返程遇到砲擊而跌跌撞撞返回醫院；另一次，是從坑道醫院要去咫尺之遙的病房大樓，為截肢傷患處理出血不止問題，才剛出坑道口，砲彈就如雨下，一顆砲彈從頭頂飛過，感覺似乎就在自己身邊爆炸，接著就不醒人事。醒來才知道砲彈在附近炸了一個洞，我跌進洞裡覆滿泥沙卻毫髮無傷。

還有一次面臨生死關頭的經驗，就是砲戰期間的某次門診：

一位士兵在我身旁坐下後，隨即打開裝了兩顆手榴彈的便當盒，威脅為其安排轉院回臺灣。我一邊和士兵周旋，一邊想辦法解圍。於是，我告訴對方說要先去查看近期有否後送名額，然後帶回來一群荷槍實彈的衛兵。

由於他的機警反應，又讓自己和同仁逃過一劫。

軍醫界前輩唐國淦（D26）也回憶道，他當時僅是國防醫學院三年級學生，親耳聽聞那一段歷史：

　　金門砲戰甫爆發，軍醫署長當機立斷，深夜親率一級主管，赴北市八〇一總醫院後方「紅樓」醫師宿舍，將骨科、外科、麻醉科等資深主治醫師召集起來。醫師們緊急登上卡車，直奔松山機場。在登機前的拂曉時分，署長才宣佈出差命令，表示將飛往金門前線，支援當地醫療單位。值此突如其來的行動，想到年邁的父母、嬌妻、愛兒，在這臨危受命之前，連和家人說一聲再見的機會都沒有，從此命運未卜。更何況，父母妻子根本不知自己此刻身在何處，或許以為忽然從人間蒸發得無影無蹤了。

　　那種複雜難言的情緒，唯有無語問蒼天！

　　不久，飛機在共軍砲聲隆隆中著地，醫師們相互珍重道別，各自乘車前往被分派的地點。一抵達現場，舉目四顧不禁令人怵目驚心，但見病房走廊擺滿了躺著傷患的擔架，有的缺腿殘肢、肚破腸流，哀號呻吟聲混雜在血腥空氣中。

　　但戰場實況也會激發軍醫和官兵同仇敵愾之心，喚醒大家盡忠職守的責任感。全體團隊立即將一切煩惱拋諸九霄雲外，共同發揮專業學識、能力與經驗，將醫院所有的工作人員，就各人的專長與職責，分為若干小組，分工各司其事。輕傷者消毒、止血、包紮就地醫治；重傷者立即作各類檢查，並進行就地醫治。光是X光室為患者照片子，竟然照到機器發燙，X光片子如雪片般地不斷送進開刀房；檢驗室人員使用顯微鏡，眼睛看得昏眩發花；疊紗布的人，雙手都為之痠痛；消毒鍋不停的放蒸氣，輪流消毒器械及用品。手術房的病床，不斷一出一進，不知幾還。骨科及一般外科兩張野戰手術臺，從未間斷稍歇，支援的醫師全心關注於手術的進行，無視於屋頂外砲彈不時穿梭飛越，對它們發出的尖銳刺耳聲、咫尺外的爆炸聲，均置若罔聞；而孜孜於手術臺燈光下的人，更無分晝夜，稍可喘口氣的機會，是在一次次病患等待麻醉的空檔，才在牆角小憩片刻。飢餓時啃幾口饅頭、喝幾口稀飯，忘了身處危險的戰地，忘了全身的疲勞。

就這樣連續三天三夜，被潛在的責任心支撐著，將一批嚴重的傷患從死亡邊緣拉回來。

金門原野戰醫院移往尚義村郊之後（即「五三醫院」），後來陸續更名為「八六六醫院」及「尚義醫院」，但民間則通稱為「沙頭醫院」，於「八二三砲戰」期間，拯救無數遭砲擊的軍民傷患。直至1958年，「八二三砲戰」爆發，前線戰區大量傷患需要空運後送；直至1959年9月1日，正式成立「空中傷患後送分隊」，隸屬空軍第六聯隊。而第六醫務中隊，就從1962年開始擔任金門駐防任務。吾等後輩可以清楚的看到，金門當年在敵人的砲火下，戰時軍醫是從自掘的土洞為軍民看診起步，繼而借用民宅行醫，最後才有設備現代化的花崗岩醫院；其間，無數人為捍衛國土流血流汗，為臺澎金馬的百姓犧牲奉獻。

國防醫學，歷史不滅

軍醫界前輩馬大勳（M58）提及，1960年代的金門，仍是隨時可能發生戰爭的前線。民間施行戰地政務而全島皆兵，一般年輕男子要參加民防隊，女子則參加救護隊。晚上10時戒嚴，軍民若無特許不得到處走動。最大的軍醫院，就是上述在尚義的八六六野戰醫院，有總醫院派來的顧問醫師。五個師各有其師衛生連，在各駐地為軍民提供醫療服務，都是免費義診，看病住院不收分文。師衛生連的醫官，一部份是佐理軍醫，一部份是各大醫學院畢業的醫師擔任，亦有少數地方開業醫師被徵調服役半年。若無再發生重大戰事，當時的醫官人數是夠的。馬醫師自從國防醫學院畢業，即被派赴駐金門的陸軍八十四師衛生連，官拜陸軍軍醫中尉，擔任一般外科軍醫官。1965年7月6日清晨，在微風細雨的料羅海灘登陸，立即進入戰地掩蔽。激烈砲戰雖然沒有了，但「單打雙停」的砲宣彈攻勢繼續維持著，彈頭內是心戰傳單，彈片還是會傷及軍民。戰地生活也是野戰化，駐軍為求安全而分散住在坑道、碉堡或掩體中，他的寢室是個半掩體，一半在土中，一半在地面，多暖夏涼；沒有電，夜間照明用手電筒，看書用煤油燈；沒有自來水，飲水、洗滌皆用附近的井水，洗澡也在井邊

進行；電話皆為軍用，沒有民間電話，與家人緊急連絡只能用電報；最方便的是書信，但亦由軍郵負責，郵政人員穿著軍服隨軍行動，郵件運送靠軍用飛機或軍艦，有特殊狀況隨時停止；沒有收音機，對戰地的恐懼、家人的思念，除了看閒書、聽講道之外，無從抒發。

原想到部隊只負責對軍人的醫療工作，事實上卻與想像大不相同。雖也有醫療專業，軍中戰備訓練也要參加。諸如：看病著軍服，除了醫療用的聽診器、手術刀，還配發作戰用的刺刀、手槍以及鋼盔、水壺、S腰帶等，同一般戰士的戰鬥裝備。他指出當年軍中年輕官兵或民眾，內科疾病少，多為外傷、性病，衛生連可作小外傷縫合、膿瘍切開、包皮手術。他在1966年1月9日的日記寫道：

> 一早，被鄭醫官拉住，有位八三一的妓女臀部膿瘍開刀，原本可用局部麻醉切開即可，但妓女不合作，由我負責麻醉。用pentothol稀釋成20cc，慢慢青脈注射，使病人昏迷，由鄭醫官切開皮膚，排出近700cc的膿血…。

有的病人在連上無法處理，即送到八六六野戰醫院，1月17日的日記寫道：

> 上午，自病房看完病人，支指部來電話，謂副指揮官生病，請我探視。問診是下腹不適有一夜，經檢查右下腹有壓痛明顯，不敢貿然診斷為闌尾炎，中午再去探視，其痛如故，認為初診可信，遂送八六六醫院，驗血、驗尿，白血球二萬六千，半小時後手術，三十分鐘取出發炎的闌尾…。

年紀大的士官兵，因久居軍中而有心理疾病不少，3月9日的日記寫道：

　　上午，女青年工作隊來上課，正巧一位心理異常的老士官求診，與他交談兩小時。他訴求是失眠、煩惱、胃病、尿道發癢、怕東怕西、失去生趣和信心、不思飲食、孤獨、怕吵鬧又怕孤單，這是一個沒家老兵的悲劇，我以耐心聽其訴說，使其心理鬱悶藉談話得以發洩，然後偶爾加一兩句解釋⋯。另有45歲的士官，娶了一位17歲女子為妻，就怕休假回家，經我交談開導、開藥予以治療⋯。

　　有些年老戰士已不適於野戰部隊服役，當時軍中長官也知此事，平時45歲以上的士官兵，發放維他命丸（俗稱老人丸），對年老生病體弱者，每年派醫官為他們作體檢，不適任者簽報師部參一單位，調回臺灣的警備部隊守海防，為軍中解決困擾。

　　金門百姓的醫療保健也是軍醫負責，馬醫師曾奉派組成體檢小組到金沙、山外等地的幼兒園、小學、國中，只憑最簡單的醫療器具、聽診器、耳鏡、顯微鏡等，走遍半個金門，發現當地的孩童患中耳炎、寄生蟲病特別多，偏遠鄉村更為嚴重。各村落的民眾，也有小兒麻痺、麻疹、先天性心臟病、腸道寄生蟲、貧血、營養不良、腦中風等，多數很棘手。他印象中比較深刻的一次，是為慢性氣喘患者看診：

　　夜間11點時分，被連長傳令兵叫醒，命我為離塔後不遠的漁村患氣喘的老先生看病，因已戒嚴必須先與路口守衛連絡，由連上派車帶一位士官前往。老先生是慢性氣喘患者，半夜急性發作求診，路不好走，二十多分鐘才到，注射麻黃素後症狀緩解⋯。

　　還有一次，是為疑似血絲蟲流行病患者看診：

　　某位，54歲婦人，右下腿紅腫，局部疼痛、發燙，明顯紅斑現於腫脹部位，有壓痛但無壓下之凹陷，左腿完全正常，驗血白血球兩萬，中性球80%，依其症狀有丹毒或血絲蟲病引起的急性發炎現象⋯⋯。

看病之餘，還要為婦女民防醫護隊上課，包括急救課和藥物學，很受學員歡迎和長官賞識。雖然，身為一位中尉軍醫官，只有在空軍總醫院一年的實習臨床經驗，但是在金門獨當一面的林林總總，讓他深覺自己沒有浪費生命。

金門戰後數十年間，國軍已依據各作戰區兵力佈署，於本島北、中、南、東及離（外）島地區，結合作戰區設置醫療責任區，設立國軍地區醫院及醫療中心共計二十家，負責官兵門、急診及住院醫療服務。另並配合國家醫療政策支援駐地附近之一般民眾之門、急診及住院醫療服務。國軍醫院除負責責任區內傷患後送醫療與參與各作戰區年度重大演訓及大量傷患緊急處理外，對醫院之管理、醫術之精研亦全力以赴，其醫療設施標準與醫事人員素質均獲行政院衛生署評鑑合格，而達國家標準，大部份醫院並經教育部評鑑核定為教學醫院。

此外，原本在抗戰期間，軍中具備正式學資的醫務人員，實屬鳳毛麟角。他們對於軍醫勤務著績，亦有功於國家；政府遷臺後，許多未有學資的行伍軍醫，退伍徬徨於轉業之途。時任國防醫學院院長盧致德中將（兼榮民總醫院院長）研商，建議經行政院「國軍退除役官兵輔導會」成立專案舉辦特考，以保障渠等生計並避免醫藥人才流失。

1983年7月1日，奉國防部令，三軍總醫院直屬於國防醫學院，完成兩院徹底合併，改編成一整體機構。政府遷臺六十年來，國軍醫療體系本「就近醫療、直接後送」之原則，由地區醫療中心為主體，結合地區國軍醫院及基層醫療單位，定期集會研議，執行平、戰時傷患疏轉、床位調節與管制作業，充份維持各級醫療單位之水準，並有確切之後送政策，達到整體醫療之功能。此外，外（離）島地區緊急傷患，在當地缺乏某項特殊醫療服務時，除可使用與本島醫學中心連線之遠距會診系統診治外，尚可即時申請緊急空中或海上後送本島專業醫院醫治，維護官兵應有之醫療權利。

綜觀戰後臺灣醫學發展，不論是DDT防瘧策略的引入、外科麻醉技術的改進，或是醫學教育裡護理、藥學、公共衛生等領域的發展，莫不與

國防醫學院遷臺有著千絲萬縷的關連。

戰傷中心，軍醫革新

　　國防醫學專業技術的永續研究開發，提供三軍袍澤適切醫療服務，充分支援建軍備戰與作戰任務達成，攸關國軍未來整體戰力之發揮。為因應未來戰爭型態，並完備戰場傷患搶救與後送相關訓練，國內首屈一指的軍陣醫學重鎮─國防醫學院，特別成立「戰傷暨災難急救訓練中心」，下轄「軍陣外傷急救技能劇場」、「大體模擬外科技術訓練實習室」與「軍陣醫學成果展覽室」，專職訓練、研發戰傷搶救技術，加強軍醫臨床技能，藉以提升戰傷患員醫療照護品質，維護國軍基本戰力不墜。2010年5月25日，軍醫局長范中將與學院院長張少將共同為該中心舉行揭牌儀式。該中心成立不僅提供軍醫強化臨床技能，同時也讓醫護同仁熟悉戰場各種緊急急救及災難發生時各項傷害醫療處置作為，未來對國軍醫事團隊整體於平、戰時醫務專業技能，將有大幅的提升效益，以嘉惠國軍官兵醫療照護品質。范局長致詞時強調，「軍陣醫學」領域無疑是全體軍醫同仁必須致力推動發展的重要環節，也是軍醫人員的責任與榮譽價值所在。該正式啟用，不僅象徵軍陣醫學教育的落實，對軍陣醫學的研究更帶來莫大的助益，他期許全體軍醫幹部持以熱忱投入研發，精益求精，為國軍做出最大的貢獻。

　　有關戰傷中心成立緣起，時任國防醫學院院長張德明指出：

　　某次國外軍陣醫學研討中，發現新加坡軍醫體系以戰傷為主要研究對象，並設置專職機構從事訓練與研發。返國後，思索本校已投入軍陣醫學百年有餘，卻未建置相關研究機構，乃責成生物解剖科成立「戰傷暨災難急救訓練中心」，在既有戰傷醫療技術基礎上，廣泛汲取各先進國家戰傷新知，以完備訓練體系，培養優質軍陣醫護人員，為國所用。

　　戰傷中心訓練核心價值，在培養國軍醫護人員練就純熟的基本外科急

救技術，特別是因應國軍將救災納入核心任務之一，未來不論是戰傷搶救或救災醫療等面向，軍醫都應當挺身而出，使其熟悉災難或戰場上各種可能發生的傷害及醫療處置，具備現代軍醫前進第一線急救技能，是爲該中心責無旁貸的重任。「軍陣外傷急救技能劇場」，主要爲戰區實務訓練，可模擬傷患收集點急救演練、陸空後送準備與運送傷患監控、巷戰作業士兵心理危機應急急救戰術、機動前進急救小組後勤整備演練與陸地指通導航等演練；在完成第一階段訓練後，「大體模擬外科技術訓練實習室」則以大體老師實作，除提升臨床技術外，也兼具摒除戰傷搶救時衍生的壓力。爲因應未來發展遠景，將落實軍陣醫學研究發展，尤其是在特種醫療勤務支援部份，經由教學經驗找出問題，並藉以研發、改良急救裝備或技術，達到訓用合一，確保災難傷或戰傷急救品質能與時俱進，做國軍戰力最穩固後盾。

國防醫學院爲「加強資淺醫師臨床技能，特別是與急救相關技術與經驗，提升醫療照護品質，在大體老師身上練就純熟的各種基本外科及急救技術，培育優良的外科軍醫，使其熟悉並親自操作災難或戰場上各種可能發生的傷害的醫療處置，以備未來具有各項基本的現代軍醫技能（combat casualty care course, C4）」，特別於2008年2月成立「戰傷暨災難急救訓練中心」，感謝傅天任先生爲貢獻醫學教育，特別捐款協助成立該中心。該中心訓練課程，包括：高級心臟救命術（ACLS），急診創傷訓練課程（ETTC），高級創傷救命術（ATLS），救護員訓練（EMT–I, EMT–II, EMT–P），基礎與高級呼吸道急救術（BALS & AALS），災難急救助理員訓練（DMAT），高級小兒急救救命術（PALS, APLS），毒化災醫學急救訓練（AHLS），軍陣護理課程，戰場心理危機急救訓練（first aids for mental crisis），暑期第五週的衛勤聯合戰傷急救訓練。

爲增進學習效果，戰傷中心除了擁有傳統的各式教學模型安妮外，特別購入美軍現役的「戰傷傷情模擬系統」（Combat Medic Advanced Skills Training, CMAST, MET–I）與「核生化大規模毀滅性災難的傷患緊急救護模擬系統」，「重大傷亡救援學習模組」（Disaster Medical Readiness,

DMR, EMT-I），使教學情境更加逼眞：前者（CMAST）模組，內含三十種不同的臨床模擬情境時習訓練，是專爲軍中救護之標準化所設計。如戰場中常見之大出血情境，則會出現大腿動脈噴血情境。配合傷情情境的發展，各種軍醫學員必須學習快速診斷與應變處置，防止失血休克產生，如果學員不熟稔急救技術，模擬系統的假人就會根據學員的處置進行相對應的生理反應，包含最後的死亡。這種接近眞實的訓練對資淺的軍醫來說是必要的，現實環境下也很難安排相似的臨床病人，讓無經驗的軍醫進行如此危險性的醫療行爲；後者（DMR）內含十五種不同的臨床模擬情境實驗訓練，教導在大規模毀滅性武器，例如「神經毒氣」施放時的緊急救護。

國軍針對當前敵情威脅暨前瞻未來戰爭需要，近年來積極調整戰略部署、加強軍事武器研發及加速國防改革；國防醫學發展亦始終戮力革新，除了積極改善部隊官兵健康、社會防疫，更重視戰史教育課程以激勵戰時軍醫士氣，同時汲取國際戰傷研發重點，期能再結合國家災難防救之趨勢，爲國軍現代化的光芒彰顯而盡一己之力。

從上海江灣轉至臺北水源地，再遷內湖新院區，如今NDMC可謂日新又新，惟須保留的是國軍同根同源、親愛精誠的傳統理念，尤其是砥礪國防醫護人員的使命感。軍醫教育界前輩蔡作雍、馬正平、張宗尹等人，語重心長地道出「軍醫使命」之誠摯忠告：

戰爭形態隨著科技日新月異而產生重大變革，現代戰場已無分戰地或後方。假若下一場戰事來臨，真不敢像能有幾多專科醫師能坐鎮現場救治傷患？能有幾間醫院保持正常運作？屆時能挺身而出，勇敢拯救軍民傷患者，捨軍醫其誰？今日，即能重新揭櫫「國防醫學院史」之源遠流長，激勵平時醫官挑戰專業技能，鼓舞戰時軍醫迎向風雲際會，奉獻心血於醫療照護與救死扶傷，乃刻不容緩！

誠哉斯言，有如暮鼓晨鐘。

四、國際人道與援外軍醫

近年來，臺灣醫療援外的成效更加享譽國際。許多具有愛心、耐心的醫療人員，不辭勞苦地深入世界各角落，包括國人罕至的非洲、中南美洲、南太平洋島國、北印度喜馬拉雅山區、泰北、緬甸等遙遠國度，幫助當地亟需醫療的民眾，共同對抗疾病，追求身心健康。國內對於醫療外交進行有系統的歷史回顧書寫，則有臺大醫院的利比亞醫療服務隊、中沙醫療團，以及臺北醫學大學的聖多美醫療服務隊、史瓦濟蘭醫療服務隊等記錄，堪稱代表之作。以《中沙醫療團援外史料記錄－荒漠行醫照影》為例，該書回顧1980至1990年參與中沙醫療團的援外任務。當年中沙醫療團規模相當的龐大，來自衛生署、臺北市衛生局、臺大醫院、榮民總醫院、臺北市立醫院、馬偕醫院與臺北醫學院及高雄醫學院，乃至後期的軍方醫院，最多即曾有一千三百多位醫療專業人員常駐在沙烏地阿拉伯。

其實，政府播遷來臺早期為維護與邦交國的合作關係，參與醫療援外最早的是八○一軍醫院軍醫團，接著才是莊哲彥醫師帶領的臺大醫院利比亞醫療服務隊；1970年代支援北葉門作戰任務，也曾派出代號為「大漠案」的首批航醫。近年來，海內外救災搶傷行動，軍醫人員幾未缺席，即以2010年1月12日「海地震災」為例，前往馳援救災的除了衛生署「臺灣國際醫衛行動團隊」、國合會「行動醫療團」之外，尚有國防部成立的「軍醫小組」。有鑑於國軍援外醫療團之組成，概以在職軍醫為主，而國防校友、現職人員顯為中堅。茲將探討臺灣援外軍醫團在國際外交風起雲湧時代的努力成果，乃至返國投入醫療改革的心路歷程，包括他們對生涯規劃與醫政關係的看法。這些當年奉命執行醫療外交任務的前輩們，其因緣際會、見聞感受、團隊合作、經驗回顧、對未來醫療生涯的期許展望，都值得傳承予後輩學習者。相關資料已撰成《國軍援外醫療團口述歷史研究》結案報告書，故擇要略述其人其事，以見證本校對國際醫療救援回饋與輔弼我國外交之歷程。

首先，根據軍醫局檔案顯示，歷年接受軍醫派駐援助的國家，計有史

瓦濟蘭王國、聖多美普林西比、甘比亞、幾內亞、賴比瑞亞，布吉納法索、中非共和國、查德等。其次，就派出條件來說，援外人員專業涵蓋醫師、護理師、醫工師等專技，如時任駐非洲友邦大使、軍醫局承辦參謀、國際合作發展基金會陳志福先生，國家衛生研究院癌症研究所張俊彥所長，三軍總醫院張維國、余慕賢、彭萬誠、謝財源、朱大維、曹殿萍、符振中、陳啓煌、吳寶榮、梁統華、張比嵩、羅文聰、梁維信等醫師，郭愛華、江雅芬、劉瑞靈等護理人員，以及龍中鼎工程師。但因他們當時都具軍職身份，從既有的訪談記錄中，不難看出，軍醫援外的醫療經驗顯與國內人道救援、臨床診治有所不同。

　　身處戰場或戰區而臨症救治，是這群國防校友援外時的第一經驗。心臟科醫師曹殿萍（M81），1990年派往非洲的賴比瑞亞，遭遇該國內戰動亂，路上佈有許多檢查哨，隨時都有配帶槍械的軍人站在哨點執行例行檢查，可謂風聲鶴唳。後來情勢每況愈下，遂從馬拉威過境飛往南非共和國，再轉派幾內亞比索醫療團，擔任內科醫師。婦產科醫師陳啓煌（M85），早年實習時受到從非洲回來的余慕賢醫師教導，見其在手術臺上刀法之嫻熟俐落，心中非常欣羨，遂萌生效法參加醫療團前往非洲磨練的志願。1999年8月至2000年8月，他擔任駐查德共和國援外醫療團團長乙職，任職於首都恩加美納（N'Djamena）的「自由醫院」。陳醫師憶起當年在非洲的生活，真實狀況是在戰亂、槍聲、盜匪、瘧疾、寄生蟲與愛滋病中渡過，特別是蚊子多得像沙塵暴。醫療團宿舍常遭遇當叛軍入侵，成為燒殺擄掠的目標。除了罹患過兩次瘧疾，陳醫師也曾遭上膛的AK-47步槍抵住胸口盤問。或許就因為此等不畏艱難、無視危險的精神，接受援助的當地居民，亦普遍認為臺灣的醫師友善、慷慨、不嚴苛，沒有強烈的主僕觀念。

　　此外，面對醫療資源匱乏、後勤補給時時中輟的現實，援外醫療經驗對於參與之校友個人，乃至於學校與國家都有相當影響與刺激。如參與之校友普遍認為前往非洲等醫療資源落後地區支援工作前，最好先在臺灣有扎實的基礎訓練和資歷，才比較有辦法駕輕就熟。而且，在非洲行醫

的歷練，除能加強本身的國際視野和增廣見識，更是提升診治能力和技術的絕佳機會，對往後的醫師生涯極有助益，也可以對自己人生規劃的態度，提供豐富的學習經驗。其中陳志福牙醫師（D36），1992年至1996年間先後被派往非洲的布吉納法索、幾內亞比索等國。他返臺後服務於國際合作發展基金會（簡稱國合會），負責推動〈聖多美普林西比國家瘧疾防治計畫〉。日後更說服外交部，採用WHO的國際大架構在非洲執行臺灣Health Program。

　　幾乎所有參與過這項任務的國醫校友們，一致認同醫療援外對國家形象與人生歷練的珍貴價值，更希望臺灣能賡續立足於「地球村」的高度，透過醫療平臺提供國際接軌，以推動人道關懷的實務運作。根據他們的實地經驗，也得以建議政府日後擬定類似政策前，當有長遠寬廣的戰略佈局和行前規劃，由資深者帶領訓練緊急應變能力，並慎選外派（聘）的醫護人員進行再教育。這些經歷顯然不僅是這些國醫人生涯中的亮點，也當為臺灣醫療援外計畫裡最珍貴的資產。

　　國防校友參與醫療援外計畫時有兩項優勢，一是臺灣派遣的援外醫療團員素質高，二是臺灣輸送的衛材資源充裕。只要當地能長久保持乾淨用水和充裕電力的供應，再困難的環境都無法阻礙他們推展醫務工作。另外，軍醫團還兼顧國家外交政策，以及醫療團隊整體業務的進展。因此，日常醫療任務範圍，除了照顧臺灣派遣的農技團、大使館人員，以及駐在國政府高層、軍民之外，甚至留在當地的中國大陸人民，也會給予適時的支援與協助。面對包括飲食習慣、生活互動等在內之文化差異，以及酷熱天候、沙漠地質、戰爭動亂、疾病橫行、貧窮普遍的天災與人禍，甚至是水電不足、通訊困難、醫藥缺乏、衛生習慣差等環境限制，都未能稍阻國醫人投身醫療援外事業之熱情。援外軍醫團的成就，更顯示臺灣已從「當年被他國援助者」成功轉型為「有能力援助他國者」。

五、結語

　　首先以醫學教育言，光復後臺灣醫學從日本殖民體系轉爲英美現代體系，關鍵在於早期留學歐美的醫界人士來臺投注心力所致。此一轉變的原因，不僅與臺灣日據時代之結束有關，也和兩岸分治時代之開始有莫大的關係。其中，最顯著可觀的主力團隊，乃是國府播遷帶來的國防醫學院師生近三千餘人。特別是默默付出春風化雨的教育研究與實務推動者，亦即協和醫學院出身的校友群。回首戰後美援醫療在臺發展之脈絡，特別因緣PUMC過去與美援單位，如美國醫療援華會（ABMAC）、洛克菲勒基金會（RF）、中華醫學基金會（CMB）等的既有關係，方能順利地將美方援華的資源，點滴移轉至我國投入「臺海戰役、醫療改革、防疫救災、軍民保健」等現代化過程，豈可就此堙滅於歷史黃花中？

　　其次以軍陣醫學言，戰時軍醫面臨同樣生死危急關頭之際，除了要在槍林彈雨運用醫學專業，拚命搶救傷病患者爭取官兵求生機會，甚至還得支援軍事作戰人力不足，慷慨赴義地殺身成仁。無論是「古寧頭戰役」或「八二三砲戰」，國軍白袍沾滿斑斑血跡，在熊熊烽火映照之下，同樣應屬可歌可泣的英勇義舉；政府遷臺後的承平時期，NDMC人員仍兢兢業業地投入研究，堅持爲社會防疫、軍民健康進行把關的重要工作。

　　再者以醫療援外言，睽諸民間醫學院紛起書寫「海外行醫服務，結合人道外交」過程的點滴記錄，不免忽略了同時期國防醫學與國際外交之關係，且過度簡化了臺灣醫學貢獻的多源性與多元特質。尤其，軍醫團援助友邦國家的歷史過程，對當年的外交維持與爭取，乃至國際人道關懷與落實，其重要性自是無庸置疑。全體國醫人在緬懷過去、展望未來之際，更須一本初衷、紹承履踐，賡續戮力發揚新軍醫的神聖使命與光榮傳承！

參・偉哉！國防醫學中心

一、臺灣歷史中的「領先」記憶

　　國府遷臺之初，國防醫學院與臺大醫學院並列為兩大醫療系統，這兩大系統除了有英美派與德日派之差異外，尚有龐大且資深的教授群與資淺且人力不足的教學陣容之分別。因此，國防醫學院對臺灣醫療衛生與制度發展，在各個層面上都展現出相當程度的影響力，甚至擁有多項領先的記錄，也許從現在的角度看，這些記錄很多可能已成過往雲煙，但若回到歷史的當下，這些記錄卻都是值得歌頌的貢獻。

　　所謂的「領先」，指的是國防醫學院在臺灣醫療衛生與制度發展上的「濫觴」、「先河」、「第一」、「啓導」、「先鋒」、「嚆矢」、「開創」、「發現」、「首創」之事蹟，這些事績可概略地歸整如下：

　　1. 為臺灣有規模製造無熱原注射液之先河。

　　2. 與中華民國紅十字總會合作展開作業，成立我國第一所血庫或稱血液銀行。

　　3. 為配合血庫之運作，首創試製抗凝血輸血瓶。

　　4. 學院對外發行「大眾醫學」雜誌，對民眾之衛生知識具開路先鋒的啓導效果。

　　5. 教學醫院附設民眾診療處，為軍醫服務民間社會之濫觴。

　　6. 臺灣住院醫師制度推行之嚆矢。

　　7. 1950年代辦理國軍結核病訓練班，成為國內單一專科醫師在職訓練之嚆矢。

　　8. 開創麻醉專業事業，並於1955年在教學醫院成立國內第一間麻醉後恢復室。

　　9. 1962年完成國內第一例開心房中膈修補手術。

10. 1967年成立第一個燒傷中心，以同時因應平時及戰時之需要。

11. 1970年引進國內第一部穿透式電子顯微鏡，並舉辦電子鏡學講習會。

12. 1984年創立國內第一個皮庫，自製醫用豬皮及研發皮膚細胞培養。

13. 1988年完成國內心臟移植的第五例，但卻是第一例成功之心臟移植。

14. 1994年發現臺灣首例愛滋病毒二型血清感染病例。

15. 1998年建立國內唯一之萊姆病感染診斷標準實驗室，首度證實萊姆病存在於臺灣地區。

當然，國防醫學院對臺灣的貢獻不止如此，也未必都在「領先」指標下進行，事實上，鑑於軍事體系習慣性的低調模式，更多的貢獻是在無數默默的工作中進行，等到奠定基礎後再由民間醫療事業體系接手。譬如2003年面對SARS的處境時，國軍軍醫便是扮演著這般角色，以致事後媒體細數抗煞功勞時，往往忽略了軍醫這群無名英雄。

儘管難以描繪出國防醫學院在臺灣醫療發展中所扮演角色的全部圖像，但自遷臺後的醫療貢獻還是能被約略地刻劃一些，而底下即是選擇性地歸整出國防醫學院對臺灣社會的重要事蹟及其貢獻。

二、無熱原液和血庫的引入

在上海的國防醫學院成立後，由美國醫藥援華會提供的無熱原液製造設備、血庫設備以及乾血漿製造設備等醫療器材，原封不動地自昆明運至上海江灣，而當國防醫學院自上海江灣遷移到臺北時，這些器材設備也運到臺灣來，但因水源地校區狹小，負責這些設備的國防醫學院轄下之衛生實驗院，便暫時將之安置於借來的臺灣大學醫學院部份房舍中。

無熱原液製造設備是用以生產軍隊需要的各種無熱原靜脈注射液，為重要的軍用醫藥物品，在1958年「八二三」金門砲戰時，因需大量的醫療急救藥物，衛生實驗院遂擔負供應靜脈注射液任務，日夜加工趕製讓供應持續無缺，使得醫療不虞匱乏，這也讓國防部對國防醫學院的製劑實力刮目相看。當時臺灣尚無較大規模廠家可製造無熱原注射液，而國防醫

學院不但獨具規模且所製產品精良，雖然到了1964年有了民間藥廠製銷可供軍用，但熱原試驗不合規定且品質不良，因此國防部乃於1966年下令，指定今後軍用大型注射液交由國防醫學院承製，並指定國防醫學院衛生實驗院為動員之軍工廠。

由於無熱原液高品質的大量製造，故除了軍用之外，也供應民間醫療使用，以造福社會大眾的健康生活，如供應各大醫學院、馬偕醫院、省立醫院及省立婦產科醫院、紅十字會等大醫療機構，使之用於民眾的醫療過程，對當時的民間醫療貢獻極大。後來行政院退除役官兵輔導會醫院聯合製藥廠成立，便以國防醫學院為指導機構，錠劑由藥學系指導，針劑由衛生實驗院指導，從而分出若干供應責任。

為了擴大製藥規模，製藥廠開始不限於既有之無熱原注射液及血清與預防疫苗之產製，而致力於符合優良製藥標準的藥廠功能，1983年奉國防部令核定，衛生實驗院改制為藥品研究製造所，之後由於業務範圍的擴增，同時中外製藥業在臺設廠增多，使得無熱原液的生產遂日漸萎縮，甚至生產事業停頓而成了以研究軍陣用藥為主的單位。

在無熱原液製造設備開始運轉的時刻，血庫設備亦與中華民國紅十字總會合作，於借用的臺大醫學院部份房舍中漸次展開作業，但製造乾血漿設備則一直未曾啟用。血庫設備的運作使得我國第一個血庫銀行成立，其中的血清疫苗之培養與製造除了供應軍用外，產品供應對象也包括了各省立醫院及血庫、各榮民醫院、馬偕醫院、婦產科醫院、兒童醫院以及各衛生機構，隨後血庫組織陸續開設於全省各地的紅十字分會並發展成今日之輸血中心，拯救人命無數的景象在在地彰顯了國防醫學院對民間醫療的貢獻。

為配合血庫之運作，國防醫學院亦首創試製抗凝血輸血瓶，在技術上克服了高度抽空之困難，因此不必依賴國外進口之輸血瓶（袋）而節省外匯。另一類自製產品為小型注射劑，包括有20%葡萄糖注射液以及吐根鹼注射液等，主要供應對象為各軍醫院、臺大醫院、紅十字會血庫、馬偕醫院、省立婦產科醫院等，對軍中和民間的醫療過程具有相當大的助益。

三、政府遷臺後防疫任務的推手

由於臺灣位居亞熱帶，時血絲蟲、恙蟲、瘧疾、痢疾、肺吸蟲等疾病甚猖獗，國防醫學院遷臺後，為了能夠找出解決之道，當時的醫學生物形態學系主任許雨階及其教師便組成防治隊深入各地，如鳳山、潮州、金門外島等處，來從事疫疾防治工作。在這些工作中，又以昆蟲學專家章德齡教授在屏東潮州等地區從事的防瘧工作，以及范秉真教官所進行臺灣地區及外島金門澎湖血絲蟲病、恙蟲病之調查研究和施行防治等，績效顯著且最受人樂道。

在防瘧工作方面，國防醫學院遷臺後即從事熱帶病害之防治研究，從1950年起先以鳳山營區為實施防瘧計畫，並與陸軍訓練司令部組設「聯合抗瘧組」展開工作，進行採血作瘧原蟲血片檢查，在營區及附近民眾居住地區普遍灑DDT，且每週發給駐軍固定劑量Paludrine作預防瘧疾。當年年終所做的調查報告裡就顯示了臭蟲、跳蝨已絕跡，蚊蠅減少，瘧疾病患人數也已大幅下降，足見這種防疫作為有立竿見影之功效。因此，隔年國防醫學院即開設了抗瘧人員訓練班，抽調軍醫人員受訓，讓他們於結訓後返部隊積極擴展防瘧措施，而防瘧工作遂由軍中擴及民間，自此瘧疾終於絕跡於臺灣。

在行政院衛生署出版的《臺灣撲瘧紀實》一書中，便明確指出臺灣瘧疾根除計畫自始至終，軍方防瘧配合作業一直是不可或缺的一環，這係由於軍方單位遍佈臺灣各地，每一年又有成千成萬的新兵入伍服役，而駐守臺灣瘧疾流行區的軍人每週均發給固定劑量的Paludrine作為預防措施，因此防瘧工作可擴展全臺。1950年在鳳山營區實施的防瘧計畫，即使該區瘧疾罹患率由8%降至1%，成果相當令人鼓舞，而國防醫學院也被要求開辦為期三個月的瘧疾防治課程，訓練特選的野戰醫官協助防疫工作。

有關軍民合作之防瘧措施的協調會於1952年在臺北召開，而隨後全國防瘧協調委員會成立，使防瘧措施開始制度化。防瘧協調委員會是由內政部、衛生署、省衛生處、軍醫署、國防醫學院、農復會、美國國際合作

署、美軍顧問團、省瘧疾研究所及世界衛生組織瘧疾與昆蟲防治小組等單位代表組成，委員會維持到1955年疫情解除後才結束。

在防治血絲蟲病方面，事實上，血絲蟲病流行臺澎金馬地區已頗有年代，但一直未能根除，政府遷臺後，已注意到駐軍防衛之地多屬血絲蟲病流行地區，其病害之烈及傳染散佈足以影響戰力。對此問題，國防醫學院便展開調查研究如何防範與治療之措施，其範圍包括臺灣本島及離鳥各流行區域之軍人及民眾。1941年先在臺灣南部進行調查，1942年起便先後在高雄、臺南、雲林、嘉義及屏東等地擴大展開，隨後並及於金門、澎湖等地，過程中皆獲有數據顯示血絲蟲病的傳染途徑，而其防治方法係採用噴灑殺蟲劑滅蚊及給予居民和駐軍以Hetasan包衣食鹽服用，病患由此逐見顯著降低，功效也已彰顯。此後各有關單位繼續推行，數年之後血絲蟲病逐告根除，而國軍健康自此無慮，民眾健康也獲得了保障。

在行政院衛生署出版的《臺灣撲瘧紀實》中關於血絲蟲防治一節，就曾記載1953年范秉真等人於臺灣南部八個鄉鎮進行血液調查，結果發現三處斑氏血絲蟲病傳染中心，傳染中心為臺南縣仁德鄉及高雄縣岡山及鳳山。關於這項研究，范秉真自己也有一篇題為〈血絲蟲病研究之回顧—著重於金門血絲蟲病之根除〉專著發表，論文學術價值相當高。總之，國防醫學院策劃進行血絲蟲病之調查研究與防治，得當時之農村復興委員會、軍醫署、臺灣省衛生處等機關之經費及藥物之支援，及駐軍與地方之協助，研究成果豐富且有效地鏟除血絲蟲病對臺灣社會的威脅。

除了對抗瘧疾與血絲蟲之外，鼠疫也是撲滅工作的重點。遷臺初期，金門發現鼠疫，國防醫學院隨即組成專家實地進行防治工作，並開辦鼠疫防治訓練班，經由軍民聯合作業過程，有效地阻遏鼠疫流行，事後並設立管制機構，長期施行偵檢預防。由上觀之，戰後臺灣的流行疫疾四處肆虐，播遷來臺的國防醫學院便成為政府防疫作戰的重要幫手，其貢獻之鉅應載入史冊。

四、軍民健康保健工作的推行

　　鑑於民間社會健康保健知識之不足，遷臺後的國防醫學院在教學之外便致力於研究工作及社會服務，試圖以宣導衛生教育來促進國民健康，先後出刊《大眾醫學》及《醫藥世紀》兩種刊物，皆為對外發行之月刊。《醫藥世紀》為學術性之期刊，為醫學專案知識刊物，發行範圍較狹，而《大眾醫學》雜誌期刊則以傳導一般性的醫學常識為主，一經出版即風行社會，並成大眾所需求之優良讀物，故發行量甚大。

　　《大眾醫學》月刊於1950年創刊，發刊目的為「普及醫學知識」和「促進大眾健康」，所以文字與概念皆淺顯易懂，甚至當時被中小學校取為衛生教材，而民眾家庭訂閱踴躍，報攤也大量供售。《大眾醫學》月刊自1950年創刊後至1960年代間為極盛時期，不但是代表國防醫學院對外發行的刊物，也是國防醫學院推行社會衛生健康文化之表徵，這在當時醫藥知識刊物尚不普及的時代，可謂獨佔鰲頭也。

　　基本上，《大眾醫學》包羅有關醫藥知識之傳播與介紹，如疾病防治、心理衛生、生理衛生、護病知識、新藥介紹、家庭醫學、婚姻講座、軍隊衛生……等等，並設「大眾醫學信箱」解答讀者詢問，是屬於多層面的醫學知識讀物，故廣受大眾歡迎。但是到了1970年後，各種知識刊物日益充盈於市，醫藥衛生雜誌及報刊專欄甚為普遍，《大眾醫學》也日漸式微了。儘管如此，從臺灣醫療發展的角度視之，《大眾醫學》於啟發衛生知識於大眾是為開路先鋒，所以其社會之貢獻可說甚大。

　　除了發行健康保健知識的刊物之外，國防醫學院也將健康保健工作實踐於民間社會，譬如1953年社會醫學系便在臺北市郊木柵鄉建立公共衛生實驗區，辦理社會調查，舉辦鄉村衛生業務，並供學生實習；1961年國防醫學院更設立「健康中心」，除擔負學院員生及眷屬之健康維護外，實際亦為教學與實習機構；此中心成立後，1967年即與臺北市衛生局合辦「古亭衛生實驗中心」，擔任古亭區十個里民眾的衛生保健之相關任務，如家庭訪視、健康調查等。此健康中心營運跨越了三十年頭，直至

1992年才被裁撤，其業務併於三軍總醫院家醫科中，足見其對社區醫療存有相當大的貢獻。

　　另外，1977年國防醫學院又與臺北市政府衛生局合辦「木柵區衛生所」，負責木柵區之公共衛生服務與鄉村公共衛生的實習，當時該衛生所建築物等硬體設備皆是由盧致德院長募款所籌建，出力又出錢的景象勾勒出國防醫學院對社區健康保健事務的重視。這般重視情景亦非只侷限於都市中，國防醫學院的醫療服務更遠達於新竹山地、離島、漁村。國防醫學院也舉辦「防癌專車」巡迴宣導，推廣衛教可說不遺餘力，1992年後更成立職業病防治中心，推廣軍民和勞工的健康與安全教育，造福社會甚鉅。

　　然而，國防醫學院的健康保健工作還不只是針對社區，關於元首保健的工作，在過去長期以來便是國防醫學院的一大特色。實際上，過去軍政要員信賴國內醫術並選擇軍醫院就醫已為常態，像是國防部首任參謀總長陳誠上將的胃疾即指定國防醫學院的教學醫院來為之施行手術，而且療效圓滿，自此便受到黨政層峰的倚重。所以遷臺後，國防醫學院即自然而然地擔負首長保健維護的任務。

　　榮民總醫院成立初期即是國防醫學院的教學醫院，主要醫師亦多為學院資深教官兼任，因各專科醫師受層峰信賴，所以也經常被指定為長官應診或遠行時的兼任醫官。例如蔣中正總統之口腔及義齒，自早年起便由本學院牙科教官曾平之醫師任診療及配製義齒工作，且經常為之維護與調整，又如眼科之林和鳴教授、耳鼻喉科之榮寶峰副教授以及內、外科多位專科醫師，也經常出入官邸如家庭醫師般地應召服務。

　　蔣中正總統晚年健康衰退，臥病時組成醫療小組，其人選多為國防醫學院的臨床醫師，包括有王師揆、陳耀翰、盧光舜、鄭不非、俞瑞璋、譚柱光、李有柄、姜必寧、趙彬宇、王學仕等諸位教授、教官，他們也皆任有榮民總醫院職。而蔣經國總統之健康維護亦倚重榮民總醫院，當其晚年患病常住院療養以及後因疾臥病在邸時，醫療小組的參與醫師有姜必寧、趙彬宇、金鏗年、趙退父等多位教授，並且每日例由榮民總醫院派定資深

住院醫師在府邸病榻前留值照護。兩位國家元首的健康保健醫療團隊,當時都仰賴於國防醫學院的教學醫院,負責醫師亦多為國防醫學院的教授群或是所培養的醫師,由此可見之,國防醫學院係位居對元首保健的重要地位。

五、開枝散葉的醫學領航者

國防醫學院在臺灣的發展並非只是封閉於軍事體系中,為配合政府政策及社會需求,國防醫學院亦展現其影響力而向外開枝散葉,諸如協助榮民總醫院和陽明醫學院的成立,就是最鮮明的例子。

關於榮民總醫院的成立,是源於政府為照顧國軍退除役官兵而在1954年設立的國軍退除役官兵輔導委員會,該退輔會先後在臺灣省各地設立榮民醫院及就養機構,同時也準備籌畫設置大型的榮民總醫院。1957年醫院籌備處正式成立,並以國防醫學院院長盧致德為籌備處主任,而盧院長就在國防醫學院各學科專業教學人員中,選派適當者參與醫院籌劃設計工作,舉凡像房舍之區隔、工作區間之佈局、器材之購置、員額編制之設定,以至工作規程、表報格式之擬訂等等,無不細加規劃。

當時國防醫學院參與籌備之主要人員,略舉有外科張先林及其所屬專業人員,骨科鄧述微、胸腔科盧光舜、婦產科孟憲傑、麻醉科王學仕;內科丁農及其所屬有關專業科人員,神經精神科劉錫恭、朱復禮,眼科林和鳴,耳鼻喉科榮寶峰,牙科惠慶元,放射科管玉貞,病理科朱邦猷;護理部周美玉率同徐藹諸、關進恩、吳瓊芳主持建立最繁雜之護理及行政籌劃,醫院供應中心則由李慎述負責,營養部宋申蕃、檢驗部趙彬宇、生化檢驗柳桂亦皆參與其中;藥劑部則先後有李蔚汶及張祖堯,復健醫學徐道昌參與。

綜上觀之,對榮民總醫院的籌劃可說是國防醫學院全力建立之體制,待1958年榮民總醫院正式成立時,行政院便任命盧致德為兼任院長,而各部門主管及主要人員也多為國防醫學院人員兼任,並且又各自調配其屬

員隨時服務，以致形成兩院一體的模態，而其中在籌備時的主幹人員到開辦後十年間還在擔任榮總之主導人者甚多，甚至很多是服務至退休年齡才離職。

　　退輔會鑑於榮民醫療事業之日漸擴大，需用人才日眾，因此擬籌辦醫學教育機構來培育專材，試圖利用榮民總醫院之設施與師資成立醫學院。於是，1971年成立「國立陽明醫學院籌備處」，而整個籌備工作均由盧致德主持，當時盧致德已經身兼國防醫學院院長及榮民總醫院院長職務，其綜理醫學教育及醫院行政經驗均相當豐富，而隨行參與籌備陽明醫學院的人員皆駕輕就熟，也多是因出於國防醫學院而合作無間。1974年陽明醫學院完成籌建工作並開始招生，而首任院長一職是由國防醫學院醫科四十九期畢業之韓偉博士擔任，其各教學部門主管及主科教授亦大多為國防醫學院教授及榮民總醫院各相關部科主任兼職，因此初期之兩個醫學院是呈現著血脈相通的景象。

　　此外，在榮民總醫院成立之際，總統夫人蔣宋美齡為助患小兒麻痺症之兒童及成人等殘障醫療復健需求所創辦的振興傷殘復健中心，亦商請國防醫學院的優秀師資協助，如張先林便擔任著振興復健醫學中心的院長，而彭達謀亦於1969年接續擔任院長，陳耀翰擔任副院長。

　　除了上述這些開枝散葉的景像，國防醫學院也不吝協助其他醫學院建制所需要的醫療專業。國防醫學院開創麻醉專業事業，並先後於1954、1955年舉辦兩期麻醉醫師講習班以調訓軍醫院之主治醫師，更在教學醫院成立國內第一間麻醉後恢復室，安全措施頗為嚴密，在當時的臺灣麻醉學發展上係首屈一指。因此早在1952年時，臺大醫學院便派出三名外科醫師到國防醫學院的外科學系進修麻醉學及實習，同時，國防醫學院也派出專業醫師到臺大醫院協助建立麻醉科。在榮民總醫院籌備過程中，有關麻醉之設施均由國防醫學院的王學仕所策劃，並開設麻醉護士訓練班，待榮總開辦後，王學仕便以國防醫學院主任教官本職兼任該院麻醉科主任以迄退休。

　　再者，政府遷臺初期臺灣大學並無藥學系，而國防醫學院的藥學系卻

已有超過四十年的歷史。所以當臺灣大學藥學系在1953年成立的初期，國防醫學院的藥學系老師也協助相關教學，同樣地，臺北醫學大學藥學院於1960年成立之初，國防醫學院的藥學系老師也多給予協助，中國醫藥大學藥學系創立時，國防醫學院的黎漢德老師更是重要幹部，曾負責多門藥學專業課程並曾擔任該校之訓導長。

國防醫學院的護理系成立於1947年，遷臺後成為臺灣唯一的大學護理教育單位，因此對隨後各校的護理發展深具啓導作用，如國防醫學院護理系余道眞教授便被邀請到臺大醫學院創辦護理系，又如陶叔英、金春華、方惠卿先後擔任省立臺南高級護理職業學校校長；桂萬鈞、鄺夠珍先後擔任省立臺中高級護理職業學校校長；張美芳任慈濟護理專科學校校長；夏萍絅、馬鳳歧、尹祚芊分別爲國立陽明大學護理學系主任、臨床護理研究所所長及社區護理研究所所長等等。這些林林總總的開枝散葉事蹟，均顯示著國防醫學院做爲臺灣醫學領航者的角色，早已是毋庸置疑的歷史公斷。

六、歷史中領先群雄的外科

軍事醫療首重外科，這是面對戰爭過程所必然的側重或偏向，國防醫學院是集合戰後各軍醫單位之構成，主要任務亦是在維護軍事人員的健康，故外科發展便相當地健全。遷臺前，國防醫學院的外科學系在張先林的領導下已享譽盛名，遷臺後，國防醫學院的外科技術更對臺灣外科學界產生啓導之作用。

外科學系主任張先林受美式協和醫學教育模式的影響，將上海時期已建立之住院醫師訓練制度在臺推行，可稱是醫學訓練之嚆矢；又鑑於臨床專業之趨勢，開始將外科分次專科，分頭合進，開展臺灣的專科醫師制度的雛型。這兩種制度的推廣，顯示出國防醫學院對臺灣醫療發展的影響效果，而且臺大醫學院在當時也只能亦步亦趨地調整改變。直至今日，住院醫師訓練制度和專科醫師制度已成爲臺灣醫學教育之理所當然的景象。

　　回顧過去，上海江灣時期的國防醫學院，屬於協和教育系統的外科醫師們致力推動住院醫師的訓練制度，而這套住院醫師的訓練制度也隨著國防醫學院的遷臺而帶來臺灣，當時的住院醫師制度規定一天二十四小時都必須待在醫院裡，且要隨傳隨到。所有國防醫學院的醫科學生畢業後一定要接受住院醫師訓練，而且外科訓練過程也有一定的進程，依馬正平前院長的說法，從上海遷到臺灣來時的外科醫師訓練順序，前兩年的住院醫師可以開盲腸與疝氣等這般小手術，然後持續增加手術訓練項目，在經過嚴格的淘汰過程，到了第五年的總醫師時已可以做到像胃部分切除、攝護腺和甲狀腺等等手術，幾乎是都能做全外科的手術了。

　　住院醫師訓練制度是著重實際臨床經驗之養成，因此所培養的外科醫師都具有獨立作業能力，不管是到醫院任職或自行開業皆能即刻上手，所以逐漸地成為臺灣醫療教育的標準模式。同樣地，為了能夠專精化醫療處置能力，專科醫師制度也逐漸發展並成為今日醫療教育的標準模式，而這醫療模式的源頭便是國防醫學院的外科學科，但這套制度並不是從大陸帶過來的，而是在臺灣慢慢產生的。

　　外科學系主任張先林在1949年時已將外科分科，一般外科由文忠傑主持，自1950年代起更構想外科專科醫師制度，他先延攬了神經外科醫師王師揆，隨即安排盧光舜到美國學胸腔外科；1958年俞瑞璋到美國進修心臟血管外科，1960年回國後在榮總完成了國內第一例開心手術。張先林積極鼓勵醫學生往更細的分科發展，當醫學生升任主治醫師後，他便依照外科發展計畫來指派學生專修神經外科、心臟外科、泌尿外科等等科目。

　　從此開始，國防醫學院的外科已初步都有人負責專業的分科，如盧光舜做胸腔外科、鄧述微做骨科、鄭不非與姜景賢做泌尿科、施純仁做神經外科、俞瑞璋做心臟外科等，然後再由這些外科分科負責人進行各專科發展的任務，漸漸地打下了國防醫學院外科專科醫師制度的基礎。

　　根據鄧述微的〈張先林教授逝世三十週年紀念會演講稿〉中即有指出，當時的分科專責有：

科　別	人　員
一般外科	文忠傑、李新超、李杰、鐘均盛、沈國樑
骨科	俞時中、鄧述微、馬擢、楊大中、許萬宜
神經外科	王師揆、施純仁、鄒傳愷、吳志呈
胸腔外科	盧光舜、乾光宇、王丕延、唐森源、姜希錚
泌尿外科	鄭不非、呂曄彬、張正昜、馬正平、姜景賢、賴枻文
直腸外科	杜聖楷、周良駬、王振湖
整型外科	洪楚琛、章國松、金毓鴻
手外科	張中序
小兒外科	樂亦偉、楊樹滋
麻醉科	王學仕、江福南、金華高、何維柏
物理復健	馮文江
心臟血管外科	俞瑞璋、俞紹基、張梅松、鄭國琪、鄭敏盛

　　由此觀之，在張先林的規劃下，外科次專科已漸趨規模，並且爲國防醫學院的外科團隊的實力與風評，在臺灣醫療發展上創造出一片天。

　　國防醫學院外科學科之領先群雄的醫療實力，自遷臺起便以展現。1950年代由於社會與軍中肺結核病流行，開胸手術最早由盧光舜所發展，在經內科與手術治療雙管齊下，並隨環境衛生之改進，肺結核病遂成陳跡。1958年施純仁學成返國，協助臺北榮民總醫院開設神經外科並於1960年接任主任，在職期間除積極發展腦脊髓手術外，更致力於神經外科學術之推動，諸如協助成立神經醫學會及神經外科醫學會而爲創始會員。

　　外科學科於1962年完成國內第一例開心房中膈修補手術；1967成立全國第一個燒傷中心；1984創立國內第一個皮庫並自製醫用豬皮及研發皮膚細胞培養。儘管國防醫學院教學醫院三軍總醫院在1988年才由心臟外科主任魏崢上校領導心臟移植小組，首次爲軍眷易辨女士進行心臟移植手術，此手術雖爲國內完成心臟移植的第五例，但卻是第一例成功長期存

活的心臟移植病例，自1988年至1994年間，共完成五十六例心臟移植，其中一年存活率者高達百分之九十二，遠超過國內其他醫院之比例，亦較國際平均水準高出甚多。

綜觀國防醫學院外科學科的貢獻，除了住院醫師訓練制度和專科醫師制度的施行上領先群雄外，外科學術與技術更在歷史的記錄中超群絕倫，因此外科不但是軍隊醫療的標識，亦是國防醫學院的驕傲。

七、結語

在臺灣醫療發展的歷史中，國防醫學院有相當多的「領先」記錄，儘管從現在的角度看已多淪為過往，但具啓導之效用確也流傳長久，甚至是影響至今。若撇開「領先」的部份，單就國防醫學院對臺灣社會的貢獻來看，則更難以細數，一般所熟知者係包括「無熱原液和血庫的引入」、「政府遷臺後之防疫任務的推手」、「軍民健康保健工作的推行」、「開枝散葉的醫學領航者」、及「歷史中領先群雄的外科」等幾大面向，但這些面向每一個都深深地嵌入這塊土地上，在醫療社會裡烙下深刻的印記。

總之，遷臺後之舉凡臺灣醫學教育的制度建構、醫療資源與設施的開拓、社區醫療保健事業與防疫工作的推廣、醫療技術的創造與革新，國防醫學院皆扮演著重要的角色。說來也許簡單，但若從軍事機構的角色來定位國防醫學院，在國防軍事制度與要求的種種限制下，與民間自由且資源豐富的醫學教育體系相比，這些領先與貢獻實屬不易；然而國防醫學院確實做到了，且直至今日仍持續不斷地努力和發展中。因此，國防醫學院已不只是有著軍醫的成份，更有著與一般民間醫療機構相同的責任與義務，國防醫學院早已跨出了軍事國防意義，既擁抱社會也被社會所擁抱。

國防醫學院百年大事紀要（1902–2013）

年份	大 事 紀 要
1902	袁世凱於畿輔小站，訓練新陸軍，感於軍隊衛生為建軍重要之一環，奏准創立北洋軍醫學堂，於是年11月24日成立，此為軍醫教育之嚆矢。校址設於天津東門外海運局，委徐華清為總辦。開辦伊始，招收醫科第一期肄業，期限為四年。
1906	學堂由陸軍部軍醫司接管，徐華清兼任司長，更名為陸軍軍醫學堂。新建校舍於天津黃緯路，添置圖書、儀器，方具規模。
1908	徐華清鑑於藥學之重要，而尚闕如，呈准增設藥科招生，肄業三年，此為我國創辦藥學教育之先聲。敦聘留學英國劍橋大學之伍連德博士為協辦。
1911	更名為陸軍軍醫學校，是年夏，徐華清離職，由醫科第一期畢業留日同學李學瀛繼任，奉教育部頒教育綱領，釐訂教育實施計畫，按步施教。所有授課實驗步入正軌，並設立附屬醫院，學生臨床實習場所，組織臻於完善，在職四年。
1915	由全紹清繼任校長。全氏旗籍，係海軍軍醫學堂畢業，曾赴英考察醫學教育，思想維新，所獲心得甚多。
1917	是年冬，綏東發生鼠疫，奉命組織防疫隊。全紹清率領教官及高年級學生，馳往防治，疫癘得以阻遏，克奏膚功，校譽遠播塞外，獲當局嘉獎。
1918	秋，新建校舍竣工，由天津遷至北京施教。新建校校址為北京東城六條胡同北小街地段。
1921	冬，東三省鼠疫竄行，死亡枕籍，本校命組防疫隊前往防治。由軍陣防疫研究科主任教官俞樹棻率領馳往防治，期月而阻遏疫癘，活人無算，政府嘉獎，地方感頌，友邦一致欽讚。是年冬，全紹清調升教育部次長離職。
1922	春，戴棣齡繼任校長。戴氏留學日本，長崎醫科大學畢業。時北京政府政治腐敗，派系傾軋，軍閥割據，兵連禍結，雖欲謀發展，怎奈環境惡劣，無由施展，僅任職一年即辭去。
1923	張用魁任校長（醫科第一期畢業），亦因處境艱難，經費支絀，僅維持現狀，任職一年即辭去。
1924	張修爵任校長，處境乃艱困，校務日形衰頹，任職年餘即辭去。
1925	任梁文忠為校長（醫科第一期畢業），處境亦艱，僅數月即辭職。

1926	夏，任陳輝為校長（醫科第一期畢業，留美，哈佛大學進修）。彼時政治極度混亂，陳氏雖有抱負為母校服務，竭力維持現狀，幾不可能，撐持至本年底離職。
1927	去年底，北洋政府由奉軍所組成之安國軍把持政權，派其舊部魯景文為校長，到任後無有作為。本年春，魯隨安國軍退出北京返關外，不辭而去。組織維持會繼校務，推由主任教官張仲山主持會務。
1928	夏，北伐軍事底定平津，旋東三省易幟，全國統一，學校改隸國民政府軍政部。發表張仲山為校長，只以人望不孚，學生反對，乃以郝子華為校長（醫科第八期畢業）。郝氏因籌組軍政部軍醫司而任司長，未能到職。繼任楊懋為校長，又被學生所阻，校長職務權由醫科科長林鴻代理。
1929	國民政府勵精圖治，鑑於戴棣齡學術精湛，眾望所歸，為適當人選，再畀以校長職。據醫科第十八期同學景凌灝陳述，為增進學術水準，於是年將醫科肄業期限由四年改為五年，所加一年為醫院臨床實習；藥科由三年增加一年為四年。是年冬，戴氏返江蘇故里，以年邁體衰辭職，校務又由醫科科長林鴻暫代。
1930	再度任命陳輝為校長。以戴氏陳規，並參照國際醫學教育趨勢，循序改進，校務頗成新氣象。
1931	學生入校後，奉部令以四個月實施入伍訓練。此後本校招收新生，均照此規定實施入伍訓練。是年秋，日本軍閥侵略我東北各省，是為九一八事件，陳氏調升軍政部軍醫司司長。
1932	嚴智鍾任校長。嚴氏係日本東京帝國大學醫學部畢業。時日寇謀我日亟，擴大戰爭，沿長城各口入侵。國軍於喜峰口、古北口抗戰，予敵重創，傷亡頗眾。
1933	駐北平之各軍事學校處於危城，有礙教育進行，故先後遷至首都南京。本校於是年暑假遷至南京，指定漢府街前陸軍第三軍醫院院舍（簡稱北校）及東廠街前江蘇省立工業學校校舍為校址（簡稱南校），低年級在南校上課，高年級在北校上課。
1934	本校改立軍事委員會軍醫設計監理委員會，由監委會主任員劉瑞恆兼任校長。劉氏為我國現代醫療事業拓荒者之一，亦為英美醫學教育制度推行於我國之早期領導人，曾任北平協和醫學院院長。時劉之主要職務為衛生署（後改為部）署長，另身兼中央醫院（國立醫院）院長、中央衛生實驗院院長、軍醫署署長、禁煙委員會委員長、軍醫監理委員會主任委員及軍醫學校校長等九職。劉氏接長本校之初，將所有教職員進行撤職，曾遭部份校友及在校師生之反對，一度掀起學潮。
1936	10月，本校以作育之醫學人員畢業後不僅分發陸軍工作，並分派至海空軍服役，故更名為軍醫學校。

1937	2月，本校校長由軍事委員會委員長蔣中正兼任，授權教育長全權處理校務，電召張建任教育長（醫科第十五期畢業，留德，柏林大學醫學博士及哲學博士）。是年7月7日盧溝橋事變，烽火迫近京畿，學校奉命南遷廣州。於9月底到達。
1938	4月，西南戰區戰事益繁，日寇至惠州登陸，學校籌備內遷，奉准先遷廣西。經派員前往勘查，暫擇定桂林、陽朔及大墟三地，乃由水運經梧州轉桂林。
1939	抗戰步入第二期，日寇侵略漸入內陸，經呈准以貴州遵義或安順兩縣為最後據點。派教務處長于少卿偕同主任教官萬昕為先導，前往查擇校址。據電告，遵義已由其他軍事機關駐入；安順縣北門外之桂西營房地曠屋多，堪作校舍。2月中旬教育長張建抵達貴州安順，師生於離亂中違別月餘，官員學生聞訊，群圍歡呼相迎，有如家人重聚，情況感人。
1940	時全面抗戰日益緊張，野戰部隊及後方醫療機構均急迫需要醫事人員甚眾。為因應軍中需要，奉命擴大招生暨增設科系。自本年起，每年招生二次。唯限於設備，醫科仍招六十名，藥科仍招三十名。後創辦牙科，由謝晉勳為主任，張錫澤、戴策安等分任教官。
1941	本校為實施研究發展與因應戰時國軍需要，另創辦三個研究所。一為藥品製造研究所，由藥科主任張鵬翀（岳庭）主其事。二為血清疫苗製造研究所，由細菌系主任李振翩教授兼任。三為陸軍營養研究所，由生物化學系主任萬昕擔任。
1945	秋，日本遭受美軍兩顆原子彈襲擊，8月15日日本宣佈條件投降，抗戰勝利，舉國歡騰。時駐昆明第二分校併入本校，學生編入醫科第四十六期畢業。教育長張建飛往上海，參加軍醫會議，旋奉命復員上海市江灣。
1946	開始籌訂遷校計畫，各部門準備復員行動。教育長張建於2月飛往上海市江灣主持一切，並由藥品製造所張鵬翀負責運輸人員物資，分七批輸送。在重慶、漢口、南京等地派遣前站人員設站照料食宿，於3月底全部安全到達上海江灣。以前上海市市中心區之上海市立醫院及日據時之軍醫院為校址，摒當就緒，弦歌復唱。
1947	是年6月1日，與陸軍衛生勤務訓練所、軍醫預備團等合併改組為國防醫學院。兩大機構共同商定編法，並議定以本校創校之11月24日為國防醫學院院慶日。6月1日國防醫學院正式成立。院址設於上海市江灣「市中心區」市立醫院原址。校舍廣闊，佔地一五〇萬平方公尺，為理想之校區。奉國防部（三六）署厭字第二一七一號寅梗署漢代電核准頒訂編制，計官佐一千四百一十四員，學員一二二〇員，學生三七八〇名，士兵一七八〇名，共計八一九四員名。由軍醫署署長林可勝兼任院長，副院長則由原軍醫學校教育長張建、陸軍衛生勤務訓練所主任盧致德分任。 本年8月初招收醫科第四十八期、牙科第七期、藥科第三十五期，同時第一期護理科招考高中畢業女生，教育四年，予以大學畢業之學資，此為國內舉辦大學程度護理教育之創始。

1948	院長林可勝呈准派副院長張建赴歐美各地考察，蒐集資料。至翌年春共黨叛亂，各戰場戡亂戰事失利，張氏返國後遂以外職停役，應召就任廣東省政府委員兼教育廳廳長，致考察所得未有結論提供參考。
1949	赤燄猖披，時局日益動盪，政府於年前已有遷移之議，令本學院亦為遷移之計，使教育不致中輟。時廣東方面尚稱寧靜安穩，本學院擬定分兩處遷移，院部設於臺北，為基礎教育重心；一部份遷廣州，作後期教育樞紐，便於學生分發實習。嗣京滬告急，而臺灣設營亦大致就緒，時軍運頻繁，船隻已調度不易，經力向上海港口司令部交涉，始得實施遷運，綜計遷臺人員有官員學生士兵及眷屬三千二百餘人，器材物資及裝備百餘噸。策定分三批運輸，上海港口司令部派安達輪運送臺灣，第一批於2月16日抵臺，第二批於3月16日抵臺，第三批於5月4日全部到達臺北水源地舊址。而廣州設營組，以時局日非，高年級學生後期教育在廣州施行之計劃不得不中止。 國防醫學院奉分配臺北水源地營舍，原係日據時期日軍砲兵聯隊營房，佔地二甲餘，光復後曾作臺灣省訓練團團址，停辦作為大陸撤退來臺之本學院院舍。除一棟兩層大樓外，餘為平房數棟，大禮堂為木結構大堂。與上海院舍相較，大小懸殊，如何容納遷來之員生眷屬大有困難，除水源地本部外，尚有新店清風園小部營舍則作為入伍生隊及衛勤訓練班用，此外另借用臺灣大學醫學院中山南路部份房舍，臨床部門則設在小南門總醫院。美援剩餘物資之「活動房屋」正加緊興建，須至次年方能竣工。 6月奉聯勤總部38年5月軍字第六○七三三七號令頒編制員額縮減，但組織型態未嘗更改，並將第五總醫院（後改稱八○一總醫院，再改為三軍總醫院）、軍醫署衛材總庫配屬本學院為教學實習院庫。另洽准臺灣省立醫院為實習醫院。林可勝先生亦於同時辭去軍醫署署長職務，專任本學院院長。嗣於七月應美國伊利諾大學之聘擔任客座教授，從事研究工作，奉准赴美。出國期間，院長職務由副院長盧致德代理。張副院長已因他就離職，副院長職務由辦公室主任彭達謀升任。
1950	本年國軍人事凍結，暑期不招考新生，教育部鑑於本學院師資設備尚稱完善，而臺灣醫事人員缺乏，經函准國防部委託代辦自費生，始得招考醫科第五十期、牙科第九期、藥科第三十七期、護理科第三期、高級護理職業班第七期等學生入學肄業。（翌年人事凍結解除，各該期班學生依志願改為軍費生）。 本年5月，為促進國軍及民眾之健康，改善鳳山營區衛生，得美國醫藥助華會資助，與陸軍訓練司令部組設鳳山聯合抗瘧組，由本學院派醫學昆蟲學教授章德齡主持該項工作，普遍噴射DDT，作瘧原蟲血片檢查。事後根據年底之調查報告，臭蟲、跳蚤已絕跡，蚊蠅減少，患瘧率已大為降低。
1951	10月，遷臺後政府厲行減縮員額，撙節開支，本學院成立時編制已自遷臺後修訂，教職員官佐員額已減半，成為七八六員。茲復奉聯勤總部本年10月綱偉字第五七五號代電頒佈本學院編制員額再行縮減二九九員，成現行編制教職員官佐四八七員，惟組織形態不變。

1951	本學院隨政府播遷來臺，軍公教人員待遇菲薄，生活清苦，各級教學人員醫術各有專精，為使其安居樂業，亟需設法補助，藉以維持其最低生活子女之教育費用。經呈准於小南門第一總醫院（教學醫院）附近以二層活動房屋二棟設置病床十九張，成立中心診所，公餘為民眾執行醫療服務。 血絲蟲病為害人體甚劇，在大陸時各省同胞患者甚眾。臺灣早年即有文獻報告，惟本島民眾中此疾患病率若何，迄為一謎。本學院對此問題甚為重視，為明瞭此疾在本島及離島各地民眾及軍人中傳染之實際情況，特於本年派醫學生物學系教官章德齡及范秉真著手此病之研究，先至臺灣南部進行。 海外華僑熱愛祖國，多遣其子弟返國求學，經僑務委員會會同教育部函准國防部，飭由本學院自本年起接納習醫僑生來院就學，本年分發來院就讀者五人，本學院自此有僑生。
1952	福建省金門縣數十年前曾有鼠疫流行，近年來該地區為反攻之重要前哨，軍民人口激增。政府為消除是項無形之「內憂」，亟須預防，代院長盧致德於本年二月奉派負責辦理，遂率同本學院是項技術專家許雨階、李宣果、章德齡諸教授飛往金門作實地調查，蒐集資料，策定防治方針，並於月底由院開辦鼠疫防治訓練班。 本學院鑑於醫學分科專精之趨勢，除實施住院醫師制度外，外科學系之下有婦產科、眼科及耳鼻喉科，來臺後又先後設立骨科、神經外科、泌尿外科、胸腔外科、心臟血管外科、肛門外科、整容外科及麻醉科，步向專精之分業。 本年秋，臺大醫學院派外科醫師三員至外科學系進修麻醉學及實習，本學院復派王學仕醫師至臺大醫院協助其建立麻醉科。迨後受臺灣省立結核病防治中心之邀請，外科學系亦負責為該中心代訓麻醉師及協助其創立麻醉科。 創辦水源地周刊（油印版），內容有國際情勢、三民主義認識及院事音訊等項，旨在砥礪學術、鼓舞士氣，由政治部指導學生辦理。
1953	5月1日林院長任期屆滿，代院長盧致德真除。 政治政訓教育為使學生學員對主義、領袖、國家、責任、榮譽五大信念為重點，建立忠貞情操，鍛鍊堅強體魄，養成時代軍人習性。自本年起，養成教育各期班於畢業前實施反共抗俄鬥爭教育一個月，使其具備各種反共抗俄鬥爭知識，以養成文武兼修之忠貞軍醫幹部。 創辦大眾醫學月刊：以傳播醫學常識、環境衛生、疾病防治等為內容，使學員生有練習寫作之機會。 為便於學生實習公共衛生，經選定臺北郊區木柵鄉，建立公共衛生實驗區。由社會醫學系主辦，並與臺北縣基層建設中心及農村復興委員會合作，辦理社會調查，舉辦鄉村衛生業務。
1954	教育部以本學院師資陣容堅強，設備完善，各科系教程內容均符合醫科大學部定標準，自本年起大學教育各科畢業生均授予學士學位，醫科授醫學士、牙科授牙醫學士、藥科授理學士、護理科授護理學士。後復奉教育部（四三）臺高字第六四一九號函藥學系所授之理學士改稱為藥學士。 本學院來臺初期，衛生實驗院無處安置，承臺灣大學醫學院借用房舍，得以繼續作業，盛情可感。年來院內營舍以克難方式修葺，次第完成，復蒙政府撥款興建房舍，乃於本年春遷回院部作業。該院以生產無熱原液注射劑供應軍方需求為大宗，並生產各種疫苗供軍民之用。

1955	4月，於教學醫院（第一總醫院）設立麻醉後恢復病室，為臺灣醫學界首創措施，於手術後病人照護周全，對患者大有助益。 9月1日本學院改隸陸軍供應司令部軍醫署。
1956	承美國醫藥助華會，發動美國友人捐款，而院內苦無土地建築，經呈准國防部撥款三十六萬元徵購民間土地一甲興建教學人員眷舍多棟，定名為「學人新村」。 行政院國軍退除役官兵輔導委員會，為對榮民之醫藥照顧，籌辦榮民總醫院，委託本學院負責進行，本年六月成立籌備處，聘請本學院院長盧致德為兼主任，本院醫學各科專家皆參與籌劃及設計工作，建立醫療制度，如外科張先林、盧光舜、鄧述微、麻醉王學仕、眼科林和鳴、護理周美玉等皆主理其有關部門籌劃事宜。
1957	本學院衛勤訓練班，奉令於7月1日擴編為「陸軍衛生勤務學校」，脫離本學院獨立。
1958	8月，金門「八二三」砲戰，戰火激烈，本學院生產無熱原注射液及藥品，衛生實驗院動員所有員工，並招雇臨時人員大量趕製，供應戰地需要，無匱乏之虞。
1959	本年3月1日榮民總醫院開始作業，經層奉行政院核定為本學院教學醫院之一。同年11月1日該院舉行開幕典禮。並奉核定榮民總醫院院長，由本學院院長盧致德兼任，該院之各級醫事人員暨主幹人員多由本學院人員甄選兼任從事服務。
1961	國軍現役軍醫人員尚有未具正式學資者，奉國防部令仍須繼續舉辦醫學專科教育，使其具有較優良之學識，畢業後能成為健全之軍醫幹部。經重擬教育計畫，奉准於本年召訓醫專第五期。
1963	新建柯柏醫學科學研究紀念館於石牌榮民總醫院內，供兩院作學術研究之用。
1964	病理實驗館建於教學醫院石牌榮民總醫院內，以該院病例較多，獲檢體較易，且以兩院人才相互合作切磋，對病理教學可收事半功倍之益。
1965	本學院奉令，自本年1月1日起改隸陸軍總司令部直轄。
1966	釐訂本學院代行政院國軍退除役官兵輔導委員會招訓醫學系公費學生辦法，由本年度起代輔導會招訓醫科學生十二名，畢業後服預備軍官役，期滿後由輔導會分派至其所屬各榮民醫院服務。 本年4月22日奉國防部令，軍中所需之大型注射液交由本學院衛生實驗院承製，遂擴充設備，增置高壓蒸汽滅菌器、燃料油鍋爐、高速蒸餾器、配液容器、無菌過濾及另加薄膜無菌過濾等設備，並徵調藥學系畢業生數員參加工作，致生產倍增，且因設備更新而品質提高。

1967	本年度學院編裝修訂，奉國防部核定頒行，除修訂部份專長與職稱外，其要點院長職位改為文武通用。 承美國紐約中國醫學教育理事會捐建之護理館，建於榮民總醫院院內，於2月20日舉行落成典禮，由盧院長主持。
1968	本學院教學醫院三軍總醫院，自1964年奉核定遷建於本學院鄰近之古亭區第八號公園預定地，本年竣工，於5月10日正式舉行開幕典禮。原小南門院舍，一部份移作市立和平醫院用，一部份由政府標售。
1969	盧院長致德中將，改敘為簡任一級文職官階，自本年7月1日起生效。 國防部核定陸軍衛生勤務學校撤銷，復併入本學院，仍稱衛勤訓練中心。
1971	奉國防部令縮編員額，核定本學院裁減少將副院長一員，十三個學系系主任原為少將編階，改為上校任用，因業務需要，請准設置少將教育長一員，其員額由教務處少將處長員額調整。教務處長則編為上校。
1974	籌辦衛勤專科班，招收高中畢業社會青年，服役十年，以充實部隊衛勤幹部。預定自1975年實施。
1975	由本學院院長盧致德先生主持及本學院相關人員參與籌備之國立陽明醫學院，6月30日舉行成立會及交接典禮。其首任院長為本學院醫科四十九期畢業校友韓偉。 10月7日院長盧致德奉參謀總長賴上將10月1日令核定退職，專任榮民總醫院院長，所遺職務由副院長蔡作雍代理。
1976	為充實國軍醫療單位衛生勤務初級幹部，於1975年奉國防部核准成立衛生勤務專科學生班，並參與軍校聯合招生，本年度錄取五十四人，分發本學院肄業。 參謀總長賴上將核定代院長蔡作雍真除院長職務，於本年5月1日生效。參謀總長於5月10日蒞院主持佈達典禮。
1977	教育部公佈本年度各大學醫學院評鑑結果，對本學院各學系及研究所總評多有褒獎，列為最優醫學院之一。
1978	本學院附設民眾診療處（中心診所）原坐落臺北市小南門，奉國防部核定由國有財產局公開標售，所得款作為遷建於水源地營區之用。
1979	由於國防任務需要，增設公共衛生學系，以培育國軍醫勤幹部專業人才，充實醫勤缺員，替代衛生勤務專科，提高醫勤教育水準。奉國防部令核定自本學年度成立，同時停辦衛勤專科。 奉國防部令核定，三軍總醫院改隸為本學院之直屬教學醫院，自本年5月1日生效。編併後，國防醫學院設副院長二員，以副院長一員兼任三軍總醫院院長。 奉核定自本年9月30日衛生勤務訓練中心改隸陸軍總部，更名為「陸軍衛生勤務學校」，本學院專辦養成及進修教育，有關衛勤短期訓練由該校負責辦理。

1979	前院長盧致德先生不幸於6月11日因心臟病逝世於榮民總醫院,享壽七十九歲。盧先生主持院務長達二十六載,殫精竭慮,不僅使本學院渡過艱難時期,且重建合乎國際水準之醫學學府,培育人才師資,爭取外援物資,功在國家,其喪禮蒙政府褒揚飾終。
1981	衛生勤務專科班奉命恢復招生:該專科班於1976年成立,教育期限三年,為國軍培養野戰醫勤軍官,教育部並授予三專學資,因歷年所招學生均不足額,故核定自1979年起停止招生。嗣因基層部隊之衛勤軍醫官缺員嚴重,亟待補充,乃恢復招生,教育期限二年六個月,教育部授予二專學資。
1982	教育部核准本學院設立醫學科學研究所博士班。 院長蔡作雍中將,任期屆滿,奉調總統府參軍,國防部核定軍醫局中將局長潘樹人為本學院兼任院長。7月奉國防部令核定兼院長潘樹人專任本學院院長。 本學院與三軍總醫院原已於1979年6月核定編併,三軍總醫院改隸本院為直屬教學醫院,惟因種種因素未能完成實質合併,經數度磋商協調,達成合併改編協議,並奉國防部(七一)雲震字第一二九九號令核定本學院與三軍總醫院完成進一步編併改組,自本年7月1日起生效。
1984	本學院改組成立之初原為醫學中心制,遷臺後由於遷就現實環境,組織形態不得不變更,遂成單純之醫學院。惟時代之推進,科技之發達,不容故步自封,必求多方配合方克有發展之地,故恢復醫學中心制度之擬議不斷提出,歷年若干措施亦向此途邁進,先後向國防部建議與三軍總醫院兩院整體整建。「國防醫學中心」遷建內湖案,奉令成立籌建委員會,由國防部副參謀總長陳堅高上將兼任主任委員。
1986	本學院副院長兼教學醫院三軍總醫院院長尹在信少將,奉調為軍醫局局長。今年起與美國史坦福大學簽訂合作計劃,選派博士班研究生前往該校進修;與中央研究院生物醫學科學研究所合作,雙方人員交流進修;此外並與榮民製藥廠及景德製藥廠簽訂建教合作,進行研究計劃。
1988	國防醫學中心整建工程,自本年4月展開初步設計工作。 本學院教學醫院三軍總醫院首次完成心臟移植手術,甚為成功,由心臟血管外科主任教官魏崢上校率同手術小組施行手術。
1989	院長潘樹人中將3月1日退伍,由尹在信中將接任。 國防部核定本學院成立「國軍航空太空醫學中心」及「國軍海底醫學中心」。
1990	國防醫學中心整建工程,於2月開工,從事大地整地工程,並進行各階段細部工程設計規劃。
1991	院長尹在信中將於12月1日退伍,受聘為本學院精神醫學科教授。奉令以馬正平中將接任。

1992	本學院與中央研究院合辦「生命科學研究所博士班」，推舉馬院長正平為該所所長。 自8月1日起撤銷任務編組之「健康中心」，原任務改屬三軍總醫院。
1993	國防醫學中心之「醫院主體建築工程」於1月16日開工。 院長馬正平中將退伍，於6月30日生效，隨即受聘為本學院外科學教授。奉國防部核定李賢鎧中將繼任本學院院長，國防部副參謀總長羅本立上將於7月16日主持佈達式。
1996	學院搬遷內湖國防醫學中心計劃，議定1998年執行遷移。 學院海底醫學中心及航太醫學中心，奉國防部核定修編為「海底醫學研究所」及「航太醫學研究所」，並自1997年起招生。 院長李賢鎧中將奉令調國防部軍醫局局長，院長職務由國防部軍醫局局長沈國樑中將接任，於7月1日生效。
1998	遷內湖後院史館規劃設計，成立委員會任務編組。 自本年度起，各學系得招收女生，護理系得招收男生。
1999	內湖國防醫學中心工程，已於10月完工，本學院決定搬遷計劃：第一階段，為院本部、各行政部門、大學部相關單位及學指部，於10月7日至22日完成搬遷，10月25日由水源地轉移至內湖。第二階段各研究所、圖書館及動物室於12月底前完成搬遷。
2000	國防部3月21日令：衛生勤務專科裁撤，自4月1日生效。 國防部3月31日令：國防醫學院院長職階降編為少將階，自4月1日生效。學院院長沈國樑中將申請提前退伍，奉准自4月1日離職，改聘為外科教授。院長職務由副院長兼三軍總醫院院長張聖原少將代理。 學院自本年5月8日改隸國防大學，是日由國防大學夏瀛洲校長主持學院揭牌儀式。
2001	代院長張聖原真除院長職，2月2日由夏瀛洲校長主持新任院長佈達式。
2002	9月1日，張聖原院長榮陞軍醫局局長，陳宏一副院長代理院長兼三軍總醫院院長。
2003	4月25日，因應「嚴重呼吸道症候群」成立SARS緊急應變小組，由副院長孟慶樑少將為小組長，並舉行第一次會議，決議各項防疫管制措施，每日召開檢討會乙次。 6月1日，陳宏一代院長榮陞軍醫局局長。6月2日，王先震少將榮陞院長，由陳鎮湘校長主持新任院長就職佈達典禮。 10月13日，教育部委託國家衛生研究院辦理醫學評鑑，醫學系評鑑訪視小組委員和信治癌中心醫院院長美國DUKE大學醫學院黃達夫等九員蒞院實施評鑑，為期三天。

2005	8月30日,舉行王先震院長屆齡榮退歡送茶會。 9月1日,副院長兼三軍總醫院院長張德明少將代行院長職務。 9月7日,費鴻波校長聽取學院改編獨立學院作業提報。9月14日,費鴻波校長主持校務會議臨時會,審查學院變更計劃書,張德明代院長及教師代表十一員赴校部參加。會中通過學院自2006年起變更為獨立學院,受國防部督導。12月30日,軍醫局陳宏一局長主持學院改編為獨立學院授旗、授印暨揭牌典禮。
2006	恢復國防醫學院獨立建制。
2007	2月27日,為配合國防部政策,考量蔣公銅像避免日曬雨淋並為永久保存,經張代院長召開會議審定安置地點,且於銅像旁立牌說明歷來遷移過程及緣由,正式遷移至一樓中庭,原址改以設立立體校徽。 6月29日,國防部軍醫局陳宏一局長於致德堂舉行張德明院長任職佈達暨頒獎典禮。
2009	10月9日,由學院主辦「第四十八次全國公私立醫學校院院長會議」,張德明院長主持會議,討論醫學教育相關議案。
2010	5月3、4、6日,學院各系所接受教育部委託財團法人高等教育評鑑中心基金會舉辦之大學校院系所評鑑,由張德明院長歡迎評鑑委員蒞臨,進行整體校務簡報後即由各受評系所分別引領所屬委員前往系所場地進行評鑑程序,辦理過程順利。 6月10日,張德明院長主持院史編輯籌備會第一次會議,討論「國防醫學院院史編輯籌備委員會」組成,未來將負責撰寫本學院正史工作,以檔案整理與口述史的方式,針對獻身國防醫學體系的先賢留下紀錄,進行深度、廣度與細緻的訪問,為國防醫學院院史留存更完整的史料,也為臺灣醫療發展史留存見證。 11月1日,奉國防部軍醫局國醫計畫字第〇九九〇〇〇八一一八號令核定本學院「精進案」第二階段編制員額調整為四一六員,其中醫學系航太醫學研究所與海底醫學研究所已整併為醫學系航太暨海底醫學研究所,另體育組修訂為體育室、學員生大隊所屬學員隊修訂為學員中隊。 11月29日,財團法人高等教育評鑑中心蒞院實施TNAC實地評鑑,由楊美賞主委領隊率委員七人至本學院實施評鑑,過程中對我醫學中心及護理學系各項設施與教學均極為肯定。
2011	5月1日,《評鑑月刊》(第三十一期)公佈之「二〇一一年臺灣理工醫農領域ESI(Essential Science Indicators,簡稱ESI)論文統計結果」,本學院於平均被引次數這項統計指標,為國內各大學入榜排名第一名,連續第二年獲得第一。 5月31日,張德明院長6月1日榮陞軍醫局局長。 6月30日,軍醫局局長張德明中將主持新任院長于大雄少將佈達典禮。

2011	7月27日，于大雄院長主持「課程委員會」，決議三大基本素養為「全人關懷」、「專業知能」、「允文允武」，六大核心能力為「修己」、「利群」、「倫理」、「科學」、「武德」及「體魄」。 10月31日至11月1日，學院接受財團法人高等教育評鑑中心基金會進行校務評鑑。 12月7日，學院接受「醫學院評鑑委員會」追蹤訪視作業，由TMAC主任委員賴其萬教授、委員蔡哲雄教授、林炳文教授、郭博昭教授、何明蓉教授等五位蒞院實施訪評。
2012	3月23日，主體大樓正式命名為「源遠樓」。 5月9日，舉行「國防部軍醫局及所屬醫院與退輔會臺北榮民總醫院院際醫學研究合作」簽約典禮，由高華柱部長見證，軍醫局局長張德明中將與臺北榮民總醫院林芳郁院長共同簽署。 8月9日，「戰傷暨災難急救訓練中心」獲美國心臟協會心血管急救訓練中心（AHAECC）認證，由國防部軍醫局局長張德明中將與院長于大雄少將共同主持揭牌儀式。
2013	4月1日，軍醫局局長張德明中將主持新任院長司徒惠康少將佈達典禮。 6月11日，總統馬英九先生視導三峽預醫所，由國防部部長高華柱先生、衛生福利部部長邱文達先生、軍醫局局長張德明中將及院長司徒惠康少將等人陪同，並由院長司徒惠康少將專案報告該所研發能量及如何提升國家疫苗開發等策略。 12月2日，辦理「國防醫學院醫學系與日本東京醫科齒科大學醫學院簽約儀式」，由軍醫局局長張德明中將擔任見證人，院長司徒惠康少將擔任主持人，醫學系主任蔡建松上校為簽約人。 11月28日，財團法人高等評鑑教育中心基金會李宏謨教授、陳益昇教授及張瑞當教授三位評鑑委員，蒞院進行實地訪評作業。

單位沿革資料簡表

壹・醫學系

年份 ＼ 項目	創設時間
1902	本院前身北洋軍醫學堂成立，校址天津東門外海運局，招收醫學系第一期（M1，修業四年），以造就軍醫人才。
1947	6月1日軍醫學校與衛訓所兩校合併改組為國防醫學院於上海成立，以創校之11月24日為國防醫學院院慶日。
發展歷程	
1906 1912 1918 1929 1933 1936 1937 1939 1940 1946	軍醫學校初期階段主要發展歷程概述如下： 遷校天津黃緯路，更名為陸軍軍醫學堂； 中華民國成立，改為陸軍軍醫學校，由李學瀛（M1）主持校務； 遷校北平； 醫學系改為五年制； 遷校南京； 改名為軍醫學校； 抗戰爆發，遷校廣州； 遷校桂林； 遷校貴州安順； 抗戰勝利，遷校上海江灣。
1947	6月1日軍醫學校與衛訓所兩校合併改組為國防醫學院於上海成立，採醫學中心制，兩大機構共同商定編法，教育實施稱「八類六級」，並議定以本校創校之11月24日為國防醫學院院慶日。
1949	國府遷臺，於臺北水源區復校，臨床部門則設在小南門總醫院，政府處境雖困難，學院教育計畫並未中斷，編制整合之後，教學部門由前原設之六大科，改為十七個學系。 6月奉令將第五總醫院（後改稱八○一總醫院，再改為三軍總醫院）、軍醫署衛材總庫配屬本學院為教學實習院庫，另臺灣省立醫院為實習醫院。
1952	醫學系改為六年制。
1956	開始招收醫學專科班。

1963	因應國軍軍醫業務之要求，符合教育部醫學教育水準及本學院之特性，重新釐訂醫學系教學計畫，所有專業教育課程均以部頒之「修訂醫學院共同必修科目表」及「修訂醫學院科系必修科目表」為依據，分別配當施教，使其具有優良之學術與精練之技能。復為應部隊之需要，錄取新生入學之前，送由陸軍官校接受四個月入伍教育，然後返校接受專業教育及訓練。所有學生必修學科外皆授予衛生勤務課程，使學員生熟習國軍各級衛勤作業之方法。另照規定時數講授政治課程，並於畢業前施以反共教育一個月後始舉行畢業典禮，發給畢業證書及學位證書。當年本學院教學醫院（廣州街第八〇一總醫院）興建之外科館落成，提供臨床教學。
1967	醫學系、醫學專科奉國防部令劃一學曆，將修業年限為六年、四年，與教育部規定之修業年限相配合。
1968	醫學專科班停止招生。
1964 1968	原廣州街教學醫院三軍總醫院奉核定遷建於本學院鄰近之古亭區第八號公園預定地； 竣工，於5月10日正式開始運作，負起軍醫教育重任。
1970	醫學系改為七年制。
1972	為使各系所學期起迄一致，調整學期，每學年區分為兩個學期，每學期二十二週，取消暑訓。
1978	2月，國防醫學院奉令以現行編組員額調整編制，改編為二十二個學系，自此臨床各學科分別獨立為學系。在原屬內科學系之學科分出神經精神科學系、小兒科學系；外科學系分出婦產科學系及眼耳鼻喉科學系。本學院原編制設有物理醫學系，下轄放射線學、核子醫學及復健醫學三部門。由於復健醫學發展快速，包括物理治療、職能治療、語言治療、社會心理復健、義肢支架學、職前鑑定與職業諮詢及社會工作等，與放射線學性質顯有不同，故新設復健醫學系。其課程於醫學系六年級施教。
1979	5月，三軍總醫院改隸為國防醫學院直屬教學醫院，將原二十二個學系，擴編為二十八個學系。臨床醫學部門調整，將原眼耳鼻喉學科系分為眼科學系及耳鼻喉科學系；神經精神科學系分為神經科學系及精神科學系；另成立核子醫學系及皮膚科學系。
1982	奉國防部（71）雲震字第1299號令核定自7月1日起三軍總醫院正式編併於國防醫學院為教學醫院，回復醫學中心制，成立醫學系，統轄臨床各學科。醫學系主任兼任醫院醫務長職務，秉承醫學院院長及教學醫院院長之指示，綜合並督導各臨床學科之教學及診療業務。醫學系下除原有組織外，麻醉及放射醫療改編為獨立學科。（原物理醫學系此時已分立為放射診斷學科、放射腫瘤學科、核子醫學科及復健醫學科。）自此醫學系管轄下有十五個學科：內科學科、外科學科、婦產學科、小兒學科、放射診斷學科、放射治療學科、核子醫學科、復健醫學科、眼科學科、耳鼻喉科學科、神經學科、精神學科、皮膚學科、麻醉學科、病理學科。

1987	7月1日奉核定增設骨科學科。
1994	9月，奉核定增設急診醫學科及家庭醫學科，共有十八個學科。
1997	正期班全面開始招收女生，開放自費生及退輔會代訓生名額。 三軍總醫院進行組織架構重整，廢除醫務長之設置，另行設置教學副院長，由醫學系主任兼任。
2000	遷校內湖成功路，與三軍大學、中正理工學院、國防管理學院及政治作戰學院等四校，合併為國防大學。
2001	開放衛生署公費生名額。
2005	停止招收退輔會代訓生。
2006	廢除軍事聯招，學院新生統一由大學學測入學。
2006 2008	自國防大學中獨立； 國防部2月22日國醫管理字第0970001148號令核定「本學院委任國防部軍醫局辦理」； 3月1日起生效。
2009	停止招生衛生署公費生。2010年復招退輔會代訓生。
2010	11月1日奉國防部軍醫局國醫計畫字第0990008118號令核定本學院「精進案」第二階段編制員額調整為四一六員，其中醫學系航太醫學研究所與海底醫學研究所已整併為醫學系航太暨海底醫學研究所。
2013	醫學系改為六年制。
主管遞嬗	
1983	醫學系原稱醫科，其主管皆稱科長，遷臺後在教育處設五教務主任，分別主管醫牙護藥及醫事技術（衛勤）之教育。國防醫學院在上海改組成立時醫科科長李宣果，遷臺後改編，醫學教務主任李宣果兼任。 歷任醫學教務主任如下： 第一任　李宣果主任　　　　　1947–1968 第二任　蔡作雍主任　　　　　1968–1970 第三任　尹在信主任　　　　　1971–1975 第四任　張新湘主任　　　　　1976–1983 7月，三軍總醫院編併本學院，成立醫學系，統轄臨床各學科，第一任系主任兼三軍總醫院醫務長為章國崧。歷任醫學系系主任如下： 第一任　章國崧主任　　　　　1984–1986 第二任　林光大主任　　　　　1987–1988 第三任　李偉政主任　　　　　1988–1989 第四任　陳之凱主任　　　　　1989–1992 第五任　林承箕主任　　　　　1993–1995 第六任　朱夢麟主任　　　　　1995–1997

1983	第七任　王先震主任	1997–1999
	第八任　何善臺主任	1999–2003
	第九任　張德明主任	2003–2004
	第十任　趙有誠主任	2004–2005
	第十一任　趙有誠執行官代理主任	2005–2006
	第十二任　汪志雄主任	2006–2009
	第十三任　司徒惠康代理主任	2009.08–2010.02
	第十四任　俞志誠主任	2010.02–2010.08
	第十五任　余慕賢主任	2010.09–2011.08
	第十六任　朱柏齡主任	2011.08–2012.08
	第十七任　陳建同主任	2012.08–2013
	第十八任　蔡建松主任	2013–迄今

光榮事蹟	
1950	本年國軍提倡克難創造，鼓勵士氣，陳尚球教授以研製勝利代血漿成功等年終甄選第一屆克難英雄。
1951	海外華僑熱愛祖國，多遣其子弟返國求學，經僑務委員會會同教育部函准國防部，飭由本學院自本年起接納習醫僑生來院就學，本年分發就讀者五人，自此有僑生。
1953	本年度國軍第四屆克難英雄選拔，本學院聘任副教授盧光舜以其精於胸腔外科，半年來為國軍施行手術百數十病例，效果極佳，對軍中結核病之治療貢獻甚大，且教學不倦、照護傷患備至，得以膺選。
1954	本年國軍選拔第五屆克難英雄，上尉佐理員何枕江膺選。以其研製成塑膠質神經解剖、顯微解剖及發生學之教學切片，共八千二百片，毋須向國外採購，節省經費，對教學貢獻殊多，是以膺選。
1955	國軍第六屆克難英雄選拔，上尉教官范秉真（M47期校友），以其血絲蟲病之研究及治療、大便中寄生蟲之調查及其治療，該員經三年餘鍥而不捨追蹤研究有成，績效卓越，對軍民健康裨益，是以膺選。 教授柳安昌發表有價值論文多篇，於學術上之貢獻卓著，本年榮獲教育部44年度學術獎金醫科獎新臺幣2萬元。
1977	教育部公佈本年度各大學醫學院評鑑結果，對本學院各學系及研究所總評多有褒獎，列為最優醫學院之一。
1978	蔡作雍院長（M47期校友）膺選為中央研究院院士。
1988	本學院教學醫院三軍總醫院首次完成心臟移植手術，甚為成功，由心臟血管外科主任教官魏崢上校（M68期校友）率同手術小組施行手術。
1990	外科學系心臟血管外科主任魏崢當選中華民國第二十八屆十大傑出青年。

1991	8月31日心臟內科主任丁予安上校當選國軍八十年「莒光楷模」，於軍人節時接受國防部表揚。 配合外交需求，三軍總醫院陸續派出多位各專科醫師成立援助非洲友邦醫療團，包括賴比瑞亞、中非共和國、幾內亞比索、布吉納法索、史瓦濟蘭與聖多美普林西比等國，提供優質醫療服務，為國內醫療外交的先鋒。
1994	10月17日小兒學科陳遠浩教官、骨科學科吳興盛教官，因執行臨床醫療嘉惠病患，績效優異，當選國軍好人好事代表，接受全國表揚。
1995	6月26日舉行授予醫學系校友盧健泰教授（M47期校友）名譽博士學位典禮。
1996	4月29日由麻醉學科推薦本學院傑出校友林重遠教授（M51期校友），授予名譽醫學博士學位審查委員會議，由院長李賢鎧博士主持，與會全體委員均一致肯定其學術成就，受予名譽醫學博士學位。 12月5日授本學院名譽醫學博士予前外科學系教授施純仁。
1999	東歐塞爾維亞戰爭持續中，三軍總醫院派出多位各專科醫師成立醫療團，協助馬其頓友邦處理大量難民醫療需求，完成國際人道救援任務。
2004	9月18日謝建東校長主持頒授文忠傑教授「名譽博士」學位暨「榮譽教授」證書大會。
2006	8月1日召開國防部95年度「國軍楷模暨模範團體選拔」評選會審查，三軍總醫院重症醫學部主任顏鴻欽上校當選「國軍楷模」。
2009	10月22日文藻外語學院舉辦「英語團體朗誦」活動，學院代表醫學系M109期謝珮涵等三員榮獲本次比賽第一名。 11月23日張德明院長主持張正曄教授（M52期校友）「名譽博士」頒授典禮。
2010	9月10日國防部表揚年度國軍楷模，由總統馬英九先生親自舉行頒獎儀式，本學院99年度「國軍楷模」計有上校科主任陳震宇、少校醫官張耀文等二員當選接受表揚。
2011	9月15日醫學系賴鴻政教授獲頒2011年臺北生技獎「產學合作金獎」。 11月24日舉行110週年院慶大會，國防部高華柱部長親臨致詞，並頒授國防部獎章予文忠傑教授（公子文良彥代領）、蘇澳榮民醫院鄭紹宇院長，以表彰文教授及鄭院長對國防部、軍醫界的貢獻。
重要記錄	
1950	教學環境逐漸改善，學院之聲譽建立，時大陸來臺曾肄業於醫學院之學生，經教育部洽准分發來院借讀者，計杭愛碧等十四名，經甄試後，分別編入醫科第四十六、四十七、四十八、四十九各期就讀。

1950	本年國軍人事凍結，暑期不招考新生，教育部鑑於本學院師資設備尚稱完善，而臺灣醫事人員缺乏，經函准國防部委託代辦自費生，始得招考醫科第五十期。（翌年人事凍結解除，各該期班學生依志願改為軍費生）。
1951	學院成立之初已明定以教授治校之精神為學校施政之民主制度，今正式成立教育委員會，以各學系主任、主任教官、教官、教授、副教授及資深講師與各一級單位主管為委員，並聘院外醫學名流參與大會，本年為第一屆大會，由委員選舉常務委員，稱「教常會」，推定外科學系張先林主任為主任委員，陳尚球為秘書。 血絲蟲病為害人體甚劇，臺灣早年即有文獻報告，惟本島民眾中此疾患病率若何，迄為一謎，為明瞭此疾在本島及離島各地民眾及軍人中傳染之實際情況，特於本年派醫學生物學系教官章德齡及范秉真著手此病之研究，先至臺灣南部進行。承農村復興委員會捐贈藥品Hetasan及軍醫署撥助研究費，並得臺灣省衛生處之支援，工作得以順利展開，患病率因而顯著降低。 本學院教學醫院為第一總醫院（原稱臺灣總醫院，經多次改稱，即今之三軍總醫院。）與本院本部距離頗遠，實習學生需乘萬華新店鐵路火車往返，甚為不便，先即洽借萬華區老松國民小學搭建實習生宿舍，甚為簡陋擠迫，且生活管理不易，經籌款自建實習生宿舍一棟於總醫院內，學生得免奔波之苦。
1952	福建省金門縣數十年前曾有鼠疫流行，年來該地區為反攻之重要前哨，軍民人口激增。代院長盧致德於本年2月奉派負責辦理，遂率同本學院是項技術專家許雨階、李宣果、章德齡諸教授飛往金門作實地調查，蒐集資料，策定防治方針。並於月底由院開辦鼠疫防治訓練班。第一期調該區之軍醫二十員來院受訓，同年3月20日結訓，仍分配金門，專負滅鼠防疫工作。因得各方之協助、合作及工作人員之努力，鼠患斂跡，對前線軍民極有裨益。 本學院鑑於醫學分科專精之趨勢，除實施住院醫師制度外，外科學系之下有婦產科、眼科及耳鼻喉科，來臺後又先後設立骨科、神經外科、泌尿外科、胸腔外科、心臟血管外科、肛門外科、整容外科及麻醉科，步向專精之分業。 秋，臺大醫學院派外科醫師三員至外科學系進修麻醉學及實習。本學院復派王學仕醫師至臺大醫院協助其建立麻醉科。迨後受臺灣省立結核病防治中心之邀請，外科學系亦負責為該中心代訓麻醉師及協助其創立麻醉科。 應臺灣省立結核病防治中心及國軍退除役官兵輔導委員會嘉義肺病第一療養院之請求，為之建立胸腔外科，此案由外科學系副教授盧光舜醫師負責指導辦理。 因軍中兵員營養缺乏，普遍發生眼疾，開辦眼科訓練班，調訓軍醫人員予以專業訓練，該班由林和鳴教授全盤策劃主持，該年7月第四期訓練期滿結業。

1953	創辦《大眾醫學月刊》，以傳播醫學常識、環境衛生、疾病防治等為內容，使學員生有練習寫作之機會。由高年級學生主持編纂、發行等事務，並由社會醫學系指導及審核後出版，普遍發行，對社會提供衛生知識，頗有裨益。 1986年該刊《大眾醫學月刊》停刊，發行長達三十三年。 臺灣各醫學院校之畢業學生應受軍事訓練，以備動員之需。學院奉命主辦是項班次，其所授課程與地方醫事人員訓練班相同，為期一個月，於本年冬開訓。
1954	教育部以本學院師資陣容堅強，設備完善，各科系教程內容均符合醫科大學部定標準，自本年起大學教育各科畢業生均授予學士學位，醫科授醫學士。
1955	4月於教學醫院（第一總醫院）設立麻醉後恢復病室，為臺灣醫學界首創措施，於手術後病人照護周全，對患者大有助益。
1956	行政院國軍退除役官兵輔導委員會，為對榮民之醫藥照顧，籌辦榮民總醫院，委託本學院負責進行，於6月成立籌備處，聘請院長盧致德為兼主任，醫學各科專家皆參與籌劃及設計工作，建立醫療制度，如外科張先林、盧光舜、鄧述微、麻醉王學仕、眼科林和鳴、護理周美玉等皆主理其有關部門籌劃事宜。 奉國防部令續辦專科教育，考選各部隊三十二歲以下無正式學資軍醫施以四年專科教育，考試課目以高中畢業程度為準據，錄取後留職帶薪就讀。
1961	國軍現役軍醫人員尚有未具正式學資者，奉國防部令仍須繼續舉辦醫學專科教育，使其具有較優良之學識，畢業後能成為健全之軍醫幹部。經重擬教育計畫，奉准於本年召訓醫專第五期。
1962	本年招考醫學專科第六期學員，分在臺北、金門、馬祖三地同時舉行。因試題外洩，遂將承辦涉嫌者送請法辦後，奉令重考。在臺北一區舉行，計投考者二○二名，預定錄取八十名，因成績較低，不合錄取標準，僅錄取三十八員，未能達到預定人數。
1964	為訓練放射治療專才及研究改進我國放射治療作業，設班召集軍中各級醫院之放射科醫師進修，以一般放射基礎與放射治療專業為重點，全期分三個學期，每學期施教十一週，共三十六週。
1966	釐訂代行政院國軍退除役官兵輔導委員會招訓醫學系公費學生辦法，由本年度起代輔導會招訓醫科學生十二名，畢業後服預備軍官役，期滿後由輔導會分派至其所屬各榮民醫院服務。
1974	自本學年度起比照大專院校現行教育規定，及教育部有關法令，停止基礎教育各系畢業考試，但畢業學生仍須參加考試院舉辦之醫、牙、藥、護資格考，然後取得專技人員資格。

1976	用統計學方式精算本學院醫學系七三、七四、七五期班次在學學生之成績,與軍校聯合招生入學成績比較,以供國防部聯招錄取新生之參考。
1978	學系自成系統,但臨床醫學各系分別設於三軍總醫院與榮民總醫院,距離路程及教學研究咸感不便,自以籌設院屬教學醫院較為便捷。
1982	教育部核准本學院設立醫學科學研究所博士班。 奉核准派教授丁農率領教官謝士明、丁予安、周湘臺赴蘇聯莫斯科參加第九屆國際心臟學會。 醫學科學研究所博士班,本年度首次招生於10月18日舉行,錄取李偉華一員入學。
1983	遵照教育部訂頒研究所學分規定,國防部頒行研究所共同研究必修科目及研究所學組課程需要策訂深造教育計畫,呈奉核定頒佈實施,此項教育重點以理論與基礎醫學實驗協同訓練培養兼備基礎醫學與實驗求證能力,教育完成後,授予博士學位或碩士學位;博士學位班修業期限為三至六年,應修學分由醫學士逕攻讀博士為五十七個學分;碩士班,修業年限為二至三年,應修三十個學分。軍費生畢業後,如本學院助教有缺,即優先任用,自費生畢業後自行就業。
1984	本學院與中央研究院合辦臨床研究中心,成立基礎與臨床醫學系科際整合實驗室,進行編組前期基礎醫學博士參加研究工作。
1986	本學院新近成立十個科際整合研究室,以加強基礎與臨床醫學人才交流合作,並協助預防醫學研究所執行國防醫學研究工作。
1989	奉國防部78.11.14(78)航艃字第1593號令核定成立航太醫學中心及海底醫學中心。
1994	強化見、實習制度,將原醫學系實習兩年課程排定為一年見習、一年實習,並藉由每月排班課程,每位學生可輪流在各部、科的門診、病房、檢察室、開刀房等醫療場所觀摩學習,讓學生對臨床醫學有一全盤瞭解,並熟悉各種疾病的處理原則。
1996	3月1日起全面實施教學門診,以精進教學績效。 學院海底醫學中心及航太醫學中心,奉國防部核定修編為「海底醫學研究所」及「航太醫學研究所」,並自次年度起招生。
1997	開始招收自費生。
2001	9月7日院長張聖原將軍率領教務處分處處長童吉士上校、醫學系主任何善臺上校及醫學系五年級學生五十餘人前往高雄榮民總醫院、臺南縣永康市奇美醫學中心參觀訪問,作為選擇實習醫院之參考。
2002	為促進學術交流與提升醫事技術,特與各醫院簽訂醫療合作合約,本年度計完成新光吳火獅紀念醫院、私立中國醫藥學院附設醫院等二十六家建教合作學術交流案。

2003	3月8日為提升空中後送作業訓練由三軍總醫院假學院辦理「空中後送及救演練」邀請空警隊、紅十字會災難特勤隊參與演練。 4月25日因應「嚴重呼吸道症候群」成立SARS緊急應變小組，由副院長孟慶樑少將為小組長，並舉行第一次會議，決議各項防疫管制措施，每日召開檢討會乙次。 10月13日教育部委託國家衛生研究院辦理醫學評鑑，醫學系評鑑訪視小組委員和信治癌中心醫院院長美國Duke大學醫學院黃達夫等九員蒞院實施評鑑，為期三天。
2004	5月1日舉辦「2004年全國醫學生年會」。 7月10日教師培訓委員會假三軍總醫院第二演講廳舉辦「93年問題導向教學（PBL）教師研習營課程」，邀請臺灣大學楊培銘教授分享臺大醫學系PBL之施行經驗；另邀請臺灣大學黃志賢副教授分享臺大醫學系課程整合與PBL結合之施行經驗及請McMaster大學之關超然教授針對如何撰寫PBL引導教案進行專題講授。 11月26日舉辦「災難醫學研討會」。
2005	8月15日召開醫學系評鑑複評資料審查會，就各單位之書面資料實施審查，以因應TMAC於10月份至本學院實施複評。 10月7日TMAC賴其萬教授等五位委員蒞臨實施醫學院評鑑複評。
2006	1月18日與臺北市立聯合醫院，奉國防部核定簽訂建教合作合約，以加強雙方學術交流。 1月20日山地服務隊舉辦「新竹縣尖石鄉義診」活動，軍聞社、漢聲電臺等媒體隨同採訪，有效提升學院形象。 5月27日邀請國內外專家學者及考選部考選規劃司林司長舉行醫學教育改革與國家醫師考試趨勢研討會。 7月23日奉國防部核定與慈濟綜合醫院建教合作案。 9月20日國防部史政編譯處蒞臨本學院輔訪《醫學研究雜誌》。輔訪長官對《醫學研究雜誌》嚴謹的辦刊流程與審查機制給予高度肯定，學院提供本雜誌「稿件處理準則」、「版權同意書」及接受贊助情況說明書」等資料及檔案供國防部參考，俾利提升國軍軍事刊物水準。 11月7日奉國防部核定與臺北市立萬芳醫院（委託財團法人私立臺北醫學大學辦理）建教合作合約案。 11月13日醫學系禇靖教授等九員參加社團法人臺灣評鑑協會辦理之「落實評鑑制度提升教育品質」研討會。
2007	2月20日朱副院長偕同教育長、政戰主任親往新竹縣尖石鄉，慰問本學院學生社團社會服務社山地服務隊（納編三總院醫師），至偏遠地區實施衛教宣傳暨巡迴義診活動情形，學生於該區域表現深獲好評。 3月16日配合軍備局辦理美國駐新加坡海軍上校佛羅參訪會談潛水醫學。 9月18日與臺北市立聯合醫院，奉國防部核定簽訂建教合作合約，以加強雙方學術交流。

2009	3月8日張德明院長主持學生活動中心主辦之「第一屆全國醫學生聯合音樂會」,院外參與人員反應熱烈,讚譽有加,對本次活動給予高度肯定。
2010	5月3~4、6日接受教育部委託財團法人高等教育評鑑中心基金會舉辦之大學校院系所評鑑,辦理過程順利。 7月2日學院參加「中華民國紅十字會青年志工印尼服務隊」人員,計有學員生大隊醫學系學生孔繁璇等十六員,院長、教育長與學生實施座談予以慰勉,青年日報記者並前來採訪。 7月2日接待考試院委員李選、邱聰智、胡幼圃、何寄澎、詹中原、高明見、林雅鋒、蔡良文與李繼玄副秘書長等二十餘人蒞院參訪,並由軍醫局范保羅局長及張德明院長前往接待及進行業務簡報,透過實地走訪、業務簡報、座談交流等方式,使委員瞭解三軍總醫院OSCE現況,以作為考試院預定於2012年推動OSCE考選制度改革之參考。
2011	司徒惠康教授榮獲國科會「傑出研究獎」。 3月26日空軍海鷗部隊出任務時,於臺東蘭嶼外海墜機,其中醫學系103期畢業校友陳秉鴻醫官,因公殉職。為表達對陳員家屬的關懷,將貼心留言小卡製作成冊,由學生代表轉交家屬;並於由陳震宇教育長、校友會王丹江會長、鄭秘書長,及校友「以琳之家」田院長等人前往慰問家屬,並表達院長及全院師生慰問之意,希藉由共同的祈福,讓家屬深感軍中同袍的溫暖。 4月1日醫學系三年級李承翰、醫學系二年級孔繁璇、黃蕾穎、郭聿璿等四員入選僑務委員會甄選之國際事務青年,將赴美參訓,張德明院長召見,並鼓勵學生多方接觸、瞭解國際事務。 12月7日學院接受「醫學院評鑑委員會」追蹤訪視作業,由TMAC主任委員賴其萬教授、委員蔡哲雄教授、林炳文教授、郭博昭教授、何明蓉教授等五位蒞院實施訪評。
2012	7月20日辦理國軍持續教育「臨床教師訓練課程:臨床教師如何評值學生的臨床表現」以提升臨床教師評值學生臨床表現的能力,由于大雄院長主持,邀請三軍總醫院放射腫瘤部任益民主任、中國醫藥大學陳偉德副校長、臺灣師範大學教育心理與輔導學系陳柏熹副教授、高雄醫學大學護理學系金繼春副教授擔任講者。 10月28日因公殉職的醫學系陳秉鴻校友聯合公祭典禮,國防部假空軍嘉義基地在三號棚廠舉辦聯合公祭典禮。馬英九總統、國防部高華柱部長、林鎮夷參謀總長,以及嘉義縣(市)首長與地方仕紳等均前往致意,本學院于大雄院長更親率陳震宇教育長、劉建華政戰主任及學生代表二十六員,代表全體「國醫人」親赴典禮弔唁陳秉鴻校友無私奉獻的大愛精神。 10月31日醫學系整形外科戴念梓醫師獲得國防部軍醫局與三軍總醫院公費補助前往英國進修皮膚組織工程之研究,研發成果獲得英國與美國等國的發明專利,並榮獲我國第九屆國家新創獎之殊榮。

2013	楊松昇副教授榮獲「國科會吳大猷先生紀念獎」，以及「財團法人永信李天德醫藥基金會青年醫藥科技獎」。 林石化教授獲選為「臺灣醫療典範獎」得主，並榮獲國科會「傑出研究獎」。
2014	楊松昇副教授榮獲「中央研究院年輕學者研究著作獎」。

填寫日期：2014年8月8日。編寫人：余慕賢

貳‧牙醫學系暨牙醫科學研究所

項目 年份	創設時間
	本學院前身之軍醫學校於抗戰期間遷駐貴州安順，部署安定後，因抗戰需要軍醫人材甚多，於是自1940年起擴大教育，除每年招生兩次以外，並創設牙科教育，是本學院有牙醫教育之始。軍醫學校創設牙科時之師資，係借重華西大學牙科人材為基幹，以謝晉勛為首任主任，張西澤、戴策安為教官，1941年正式招生，為大學教育。牙科分口腔外科、牙體復形、贋復學及牙周組織等學組。
	發展歷程
1902	清光緒年間，為維新朝政改革時弊，經北洋大臣袁世凱策劃以在加強軍事作戰能力、提升軍隊衛生前提下，奏准於11月24日創設北洋軍醫學堂，此乃我國現代化軍醫教育之嚆矢，校址設於天津市海運局，委任徐華清先生為總裁綜理校務。
1906 1912 1918 1934	更名為陸軍軍醫學堂； 更改為陸軍軍醫學校，並設立附屬醫院； 遷校至北京； 再遷校至南京漢府街，其間分別由全紹清先生、戴棣齡先生、張用魁先生、張修爵先生、梁忠先生、陳輝先生、魯景文先生、郝子華先生、楊懋先生、嚴智鍾先生及劉瑞恆先生等擔任校長發展校務。
1928	北伐成功全國統一，本校另設天津、蘇州、西安、廣州、南京等分校。
1937	校長由軍事委員會委員長蔣中正先生兼任校務實際由教育長負責。對日抗戰後學校奉命遷移至貴州省安順縣貴西營房。
1940	教育長張建先生奉蔣公手諭積極籌設牙醫學系。
1941	正式成立並開始招生。首任系主任由謝晉勛先生擔任，下設口腔外科、牙體復形科、贋復科及牙周病科。
1942	並籌設成立牙科醫院。謝氏辭系主任由張錫澤先生擔任，次年則由蕭卓然先生繼任之。
1945	抗戰勝利復員至上海江灣。
1947	此時序為6月1日。之後蕭科長任職屆滿，遺缺由黃子濂先生接篆，教師陣容曾盛極一時，不幸遭逢國難，本學院奉命遷臺北水源地，初時師資不繼，幸賴中央大學出身之朱光潤、史文瑞、湯素琴、孫祿增及謝務平諸先生大力襄助，教學及系務始能順利運作。
1957	3月1日奉准成立榮民總醫院籌備處，聘請盧院長兼任籌備會主任委員，兩年後榮總正式成立並核准為本院另一教學醫院（三軍總醫院已為本學院之教學醫院）。惠慶元校友擔任首任之榮民總醫院牙科部主任，陽明醫學院成立後兼任牙醫學系主任。

1962	設立牙醫學系系館，並籌設國內第一所口腔病理研究室，1968年黃氏退休，由朱克剛校友接任系主任。
1969	本學院接受臺灣省政府教育廳委託，辦理《臺灣省專科學校學生膳食營養狀況調查》及《牙齒衛生示範—學校飲水天然含氟量調查研究》。牙醫學系學生修習學分數由350精減為280學分，以符合教育部之規定。
1970	本學系創辦《牙醫學刊》（*The Bullatin of Department of Dentistry, National Defense Medical Center*），為第一本國內牙科專業雜誌。
1973	朱氏退休，系主任由費筱宗校友續任，次年由周宏濤先生贊助下，成立「朱光潤教授獎學金」。
1976	本系為加強實驗室設備，由軍醫局撥款購置實驗室磨牙機四十套，以提升教學品質。同時奉准舉辦牙醫學術研討會、以促進校友之進修課程，而學系增加學生論文寫作之能力，有口腔病理學、牙周病學及牙科公共衛生學之論文寫作。教育部曾於1975年及1976年舉辦全國公私立醫學院評鑑，本學院均被列入最優等學府。1976年中華牙醫學會成立，徐奎望教授被推舉為首任理事長，多所建樹，開創吾牙醫學界之學術交流之風氣。
1978	費筱宗主任退休，由徐奎望校友繼任系主任一職。
1979	5月1日國防部決議將三軍總醫院併入本學院。 10月1日談毓琳校友調升本學院教育長、並於1982年晉升為少將副院長。
1980	詹兆祥校友膺選為中華牙醫學會第三屆理事長。榮民總醫院牙科部及陽明醫學院牙醫學系惠慶元主任於1979年榮退，遺缺由詹兆祥校友繼任之。
1982	蒙軍醫局撥款新臺幣2,300萬元以充實廈復實驗室設備，包括人頭模擬臨床實驗、瓷牙室、一般技工室及金屬技工室等。
1983	7月1日本學院與三軍總醫院完成徹底編併改組、8月1日門診處亦完全合併。次年8月1日起潘樹人先生專任本學院院長。同時奉參謀總長郝柏村上將指示，本學院將遷建至內湖營區。
1984	徐奎望校友退休，由趙崇福校友接任系主任。
1986	本系成立牙醫科學研究所，以培養優良師資，提升教學品質與研究風氣。
1988	趙崇福主任榮升本學院少將副院長，系主任一職由孟慶樑校友繼任。
1989	元月本學系與紐約州立大學水牛城分校締結姐妹校。
1991	再與美國愛荷華大學結盟，以作學術上廣泛交流。

1994	孟慶樑主任榮調三峽預防醫學研究所任副所長，次年接任國防醫學院教務處長，隔年晉昇教育長，並於1997年獲陸軍少將官銜。 葉慶林校友於本年接系主任，此時並兼掌牙醫科學研究所及三總牙科部，且配合院方積極規劃內湖國醫中心牙醫學系及牙科部之內部功能性作業與搬遷事宜。
1995	本年起本院醫、牙、藥學系開始招收女性高中畢業生。
1997	1987年至1997年間研究所業務委由彭志綱教授負責，研究所下設口腔疾病組及牙科材料組。 本院各系均招收自費生。 葉主任當選為中華牙醫學會第十一屆理事長。
1998	增設臨床學組，碩士班研究生於第二年起可申請臨床訓練，接受基礎學科與臨床學科的結合訓練計畫（combined program），1996年起除招收各臨床組外，亦擴大招收非牙醫學系畢業生。 年底葉主任屆齡榮退，遺缺由石涓生校友接任。
1999	10至12月國防醫學院正式遷至臺北市內湖區，牙醫學系進駐五樓北側院區，各學組實驗室、學生教室、技工室、會議室、公用儀器室、特殊功能實驗室、系辦室、校友會及教官辦公室均分別啟用。
2000	10月三軍總醫院正式遷入，牙科部進駐二樓主建築中央區，各科分別啟用共六十診。除負責國軍醫療保健外，為因應內湖及南港兩區民眾之醫療服務暨預防保健，三軍總醫院正式成立社區醫學部，牙科部亦成立社區牙醫（含展示區），並將口腔病理暨診斷科更名為家庭牙醫暨口腔診斷科。
2001	9月三總牙科部與中華民國家庭牙醫學會合作辦理「二十一世紀牙醫師進階訓練課程－3D根管治療技術」中程（四個月）之退役及民間牙醫師進階與進修訓練。 國防醫學院自遷建內湖國醫中心後，校區擴大至近五十公頃，建築設備均為亞洲屈指可數之醫療保健中心，在歷任院長及系主任領導下，創造可觀之成果，更嘉惠我軍民同袍。

主管遞嬗

第一任	黃子濂主任	1946–1968
第二任	朱克剛主任	1968.11–1973
第三任	費筱宗主任	1973.10–1977.06
第四任	徐奎望主任	1977.07–1984.02
第五任	趙崇福主任	1984.02–1987.12
第六任	孟慶樑主任	1987.12–1995.09
第七任	葉慶林主任	1995.09–1998.12
第八任	石涓生主任	1998.12–2001.12
第九任	傅鍔主任	2002.01–2008.05
第十任	石涓生主任	2008.06–2011.08
第十一任	謝義興主任	2011.08–迄今

	光榮事蹟
1941	國防醫學院牙醫學系於貴州安順成立並正式招生，為國內最早成立之牙醫學系，學系下設：口腔外科、牙體復形科、贋復學科及牙周病科，並聘華西大學之謝晉勛先生為首任系主任。
1946	黃子濂擔任牙醫學系系主任。
1962	水源地營區牙醫學系系館成立，並創設國內第一所口腔病理實驗室。
1968	朱克剛擔任牙醫學系系主任。
1969	成立牙科學術進修班共三屆，為我國牙科繼續教育之先驅。 主計長周宏濤先生以其妻朱光潤教授名義，捐贈成立牙醫學獎學金，由費筱宗先生代表接受。
1970	創辦《牙醫學刊》，為國內第一份牙科專業雜誌。
1973	費筱宗擔任牙醫學系系主任。
1976	中華牙醫學會成立，由徐奎望校友擔任首屆理事長。
1977	徐奎望擔任牙醫學系系主任。 為加強牙醫學系學生對金屬鑄造及瓷牙燒烤上之實際經驗，為臨床前作業之加強，購置全套自動加溫鑄造及陶瓷燒烤設備，為當時國內一流之牙醫教學設備。
1983	奉總長指示，牙醫學系與牙科部進形整編合併，合併後，將有助於教學、臨床及研究人力統合運用。
1984	趙崇福擔任牙醫學系系主任。 成立牙醫學系校友聯誼會，由曾平之校友擔任第一屆會長。
1986	本學系牙醫科學研究所成立，其目地為培養優良師資、提升教學素質與研究風氣，彭志綱教授擔任所長。
1987	孟慶樑擔任牙醫學系系主任。
1989	與美國紐約州立大學水牛城分校建立姊妹校。 牙研所增設臨床學組，並與臨床專科醫師之訓練結合。
1991	與美國愛荷華大學建立姊妹校。 本系牙科36期陳志福醫師，由外交部派往非洲，並擔任醫療團團長，為我國在非洲的外交窘境開拓了一片天！
1995	葉慶林擔任牙醫學系系主任。 本院醫、牙、藥學系大學部開始招收女性高中畢業生。
1996	牙研所招收非牙醫學系畢業生，以共同參與並提升生物醫學的研究發展。
1997	本院大學部各系開始招收自費生。

1998	與美國底特律大學牙醫學院建立姊妹校。 石淦生擔任牙醫學系系主任。
1999	牙醫學系隨學院正式遷至臺北市內湖區，進駐五樓北側院區。
2002	傅鍔擔任牙醫學系系主任。
2004	大學部入學方式，獲國防部通過，正式實施「推甄入學」。
2008	石淦生擔任牙醫學系系主任。
2011	8月謝義興擔任牙醫學系系主任。
2012	11月17日中華牙醫學會「學生參與臨床研究競賽」由牙醫學系D68蔡宜紋同學獲得冠軍，D68邱雋媛同學獲得亞軍。
重要記錄	
	石牌振興醫學中心牙科部主任彭志綱醫師。 臺南奇美醫學中心牙科部主任李今海醫師。 高雄榮總牙科部主任謝耀東醫師。 新店慈濟醫院牙科部主任沈一慶醫師。 萬芳醫院癌症中心副主任陳振漢醫師。 奇美醫學中心副院長劉巡宇醫師。 前社區牙醫學、家庭牙醫學會理事長姚振華醫師。 前中華牙醫學會理事長葉慶林醫師。 前國防醫學院牙醫學系校友總會理事長王宜斌醫師。 前系主任李孝曾醫師目前任教於美國紐約大學擔任教授。 前國防醫學院暨三軍總醫院副院長趙崇福醫師。 前衛生署機要秘書劉巡宇醫師。 前國防醫學院副院長孟慶樑醫師。 前陽明醫學大學牙醫學院院長張哲壽醫師。 前臺中榮總牙科部主任趙守一醫師。 前高雄榮總牙科部主任戴復興醫師。
1976	惠慶元校友擔任陽明醫學院牙醫學系首任系主任，並協助榮總牙科部之設立。 鍾龍興校友擔任臺北醫學院牙醫學系系主任。
1979	詹兆祥校友擔任陽明醫學院牙醫學系系主任。
1980	王天美校友擔任中國醫學院牙醫學系首任系主任。
1982	嚴嘉成校友擔任臺北醫學院牙醫學系系主任。
1994	楊世芳校友擔任陽明醫學院牙醫學系系主任。
1997	林子淮校友擔任陽明醫學院牙醫學系系主任。

填寫日期：2014年7月30日。編寫人：謝義興

參・藥學系暨藥學研究所

項目 年份	創設時間
1908年。	

發展歷程	
國防醫學院藥學系為我國最早成立之高等藥學教育學府，設立於本校前身北洋軍醫學堂時期（1908年於天津成立藥科）。當時係仿照日本藥學教育肄業三年之制度，首開我國藥學教育之大學學制之始。	
1911	藥科第一期（三年學制）十八員畢業，畢業生均分發於軍中服役，開啓本學系為藥學軍官培育之搖籃。
1929	藥學教育學制由三年改為四年（第15期開始），以提升藥學專業水準。
1939–1945	藥科當時分作六個學系及一研究所，包括基本化學系、藥劑學系、製藥化學系、生藥學系、藥品檢驗學系、化學兵器學系及藥品製造研究所。
1947	本校正式更名為國防醫學院，藥科改組設置醫事技術科之藥學組。
1949	學校遷臺，教學單位改組整編，藥科以安順時期之原藥劑學系及藥品檢驗學系為主，成立藥學系。當時臺灣尚未有高等藥學教育體系，因此本學系為臺灣最早成立之藥學系。
1968	藥學系於生物化學研究所成立藥物化學組，並開始招收碩士班研究生。
1981	本學系確立五組教學：天然物化學組、藥物化學組、藥劑學組、醫院藥學組、藥品分析學組。
1986	藥物化學組自生物化學研究所獨立，成立藥學研究所；並採系所合一，由藥學系系主任兼任所長。藥學研究所在教學研究上分作四組，分別是藥物化學、天然物藥學、藥劑學與臨床藥學。
1994	本學系大學部開始招收女生，雖僅員額一名，但有其時代意義。
1998	藥學系開始招收自費生。

主管遞嬗	
（一）大陸時期之單位主管	
1933	第一任鄭壽，至抗戰時（前時資料無從查考，從缺），任藥科科長。
1937 1939	第二任張鵬翀，至1938年，任藥科主任； 至1941年，任藥科科長兼藥品研究製造所所長。
1940	第三任何池，任主任。

1941	第四任林公際，至1944年，任科長。
1944	第五任管光地，至1946年，任科長。
1946	第六任王贊卿，代理科長。
1947	第七任李承祐，至1949年，代理主任。
1948	第八任吳榮熙／李承祐，吳榮熙任藥科科長短期後離職，隨後由李承祐主持藥科，任醫事技術科科長。
(二) 遷臺後之單位主管	
1949	第一任劉壽文主任，至1974年：本學系遷臺後首屆系主任，任期共歷時二十五年。自安順軍醫學校時期就在本學系任教，作育英才無數。
1974	第二任金明儒主任，至1980年：在臺第二屆系主任，全力擴展學系之服務為國軍及社會貢獻。
1980	第三任鍾柄泓主任，至1985年：在臺第三屆系主任，積極培育教師人才，在其任職期間有多位年輕助教出國進修，對學系之教學研究持續發展有重大建樹。
1985	第四任劉剛劍主任，至1992年：在臺第四屆系主任。在其任職期間，藥學系正式成立藥學研究所，招收碩士班研究生。
1992	第五任王大鵬主任，至1999年：在臺第五屆系主任，在其任職期間加強與產業界及醫療院所之合作關係，並於藥廠或醫院藥局等建教合作機構實施學生實習。
1999	第六任李安榮主任，至2005年：在臺第六屆系主任。同年，內湖國醫中心興建完成，本學系配合學校安排搬遷至現址。
2005	第七任江樵熹主任，至2008年：在臺第七屆系主任。在其任職期間，順利完成本學系大學校務評鑑首次自我評鑑工作。
2008	第八任黃旭山主任，至2012年：在臺第八屆系主任。在其任職期間接續江主任籌辦藥學系創系百週年系列學術活動，並於98年完成第二次系所自我評鑑工作。
2012	第九任江樵熹主任，8月至2013年7月：黃旭山主任調至三軍總醫院臨床藥學部主任，由江樵熹主任代理。提出藥學六年學制規劃書及規劃OSCE中心。
光榮事蹟	
1939–1945	於貴州安順時期，藥品製造研究所供學生實習場所，並製造注射液供應軍需。當時開發出藥品如咖啡因、白降汞、黃降汞、糖漿劑、粉散劑、複方甘草片、氧化鋅軟膏等，在戰時對大後方的醫療衛生事業貢獻卓越。當時生產的酒精除了供給醫療用外，在物資及油品匱乏之際，更充當車輛之燃料能源。

1949	本學系隨校搬遷來臺，對臺灣藥學與製藥之發展貢獻很大。由於當時臺灣並無大專藥學科系，臺灣大學藥學系（1953年成立）、中國醫藥大學藥學系（1958年成立）皆由本學系教師協助相關教學。
1958	金門八二三砲戰，國軍急切需求醫療衛材。兩年後，藥學系前期師長克服萬難，由本學系教師應用實驗室設備，並由遷臺後首屆系主任劉壽文老師兼任總技師。
1960	成立了榮民製藥廠，供應三軍醫療衛材及藥品。譚增毅老師曾擔任國防醫學院副院長，是藥學系校友中晉升少將之第一人，後來亦擔任榮民製藥廠廠長及負責GMP廠之建造。
1965	在本學院師長的群力規劃下成立景德製藥公司，由於黎漢德老師有相當貢獻，因而以他的名字「德」和出資人共同作為藥廠之名字，同時由李蔚汶老師擔任廠長，程滌生校友後來亦負責規劃GMP廠之建造。景德製藥廠開發由海人酸製成的凱山錠及Hetrazan藥化的食鹽，將臺灣學童的蛔蟲及金門血絲蟲的感染率降低到小數點以下之百分率，對軍民保健著有績效。
1974	盧致德、劉孔樂及金明儒老師等捐資成立「財團法人中華藥學研究基金會」，是國內第一個藥學研究基金會，至今仍對藥界、本學院及學系所貢獻良多。同年，並成立國軍衛材檢驗中心，協助國軍各單位所採購醫療衛材之檢驗，對醫療藥品品質之提升具重大影響。
1998	胡幼圃老師借調至衛生署擔任藥政處處長（1998年至2002年），主管全國藥政業務，並協助成立醫藥品查驗中心、藥害救濟基金會，積極奠定我國藥政現代化基礎。2008年胡幼圃老師被總統提名擔任考試委員。
重要記錄	
1904	北洋軍醫學堂更名為陸軍軍醫學堂。
1912	校名再改為陸軍軍醫學校。
1918	本學系隨校自天津遷至北平。
1933	從北平遷校至南京。
1936	校名改為軍醫學校。
1937	對日抗戰開始，校址自南京遷廣州。
1938	遷校廣西桂林。
1939	2月隨校遷至貴州安順北門外貴西營房。對日抗戰時期，本學系除培育藥學軍官外，亦進行藥品研發及製造，提供軍民醫療品做為疾病之治療及預防。

1946	軍醫學校於上海江灣復原，本學系招收藥科第34期學生，也是本學系遷臺後之第一屆畢業生，該期班同學對後來臺灣藥學教育及製藥界發展均扮演重要角色。
1947	本校改組，合併軍醫預備團及陸軍衛訓所等單位正式更名為國防醫學院，當時的院長林可勝曾提議要停辦藥科，但經系友強烈抗議及請願後作罷。
1949	本學系隨校搬遷至臺北市水源地省訓團舊址（即今臺北市南區自來水事業處對面，現屬臺大水源校區）。
1997	本年起因應國軍實施的精實及精進案預劃裁撤，對本學系教師造成嚴重衝擊，許多優秀教師受限於軍職無法改成文聘或職缺裁撤，紛紛提早離職而轉往藥廠或私校任職。
1999	內湖國醫中心興建完成，本學系配合學校安排，於10月開始搬遷至國醫中心九樓。
2000	國防醫學院與中正理工學院、國防管理學院合併成立「國防大學」，本校全銜為國防大學國防醫學院。
2005	本學系完成大學校務評鑑工作。
2008	本學系成立一百週年，臺灣臨床藥學會與臺灣藥學會聯合年會在本校辦理我國藥學教育一百週年慶祝活動。此百週年慶祝活動具深遠之影響，臺灣大學藥學系於次年（2009）開始招收六年制學生，在我國藥學教育史進入一世紀之際，臺灣的藥學學制從四年制延長為六年制，極具歷史意義。
2009	本學系完成第二次系所自我評鑑工作。
2010	本學系接受財團法人高等教育評鑑中心基金會「九十九年度大學校院系所評鑑認可審議委員會」通過認可。
2012	本學系甘尚湛校友獲頒傑出校友。

填寫日期：2014年7月30日。編寫人：江樵熹

肆・護理學系暨護理學研究所

年份 ＼ 項目	創設時間
1938	戰時衛生人員訓練所成立，成立高級護士訓練班，招收青年男女施以短期訓練，協助軍中護理工作。
1947	成立我國首辦大學程度之護理教育並為軍護有大學教育之始，亦是國內之首創護理科招收高中畢業生，並於8月招收第1期學生，周美玉女士任科主任。
1949	護理科改稱護理學系。
發展歷程	
1938	戰時衛生人員訓練所成立，成立高級護士訓練班，招收青年男女施以短期訓練，協助軍中護理工作。
1942	周美玉女士任護理組長。
1943	戰時軍用衛生勤務訓練所之編制組織，護理科下設臨床護理學組及公共衛生護理學組；至抗戰勝利前之陸軍衛生勤務訓練所護理科下設臨床護理系及預防護理系，編制官員二十三人成立高級護理職業班，招收初中畢業生。
1947	國防醫學院成立於上海，係由陸軍軍醫學校及戰時衛生人員訓練所等機構合併而成。設大學教育之護理學系，招收高中畢業學生，授予四年之大學課程，畢業授以理學士學位。（本案學位之授予係1954年正式公佈施行，並溯及以往。），亦是國內之首創護理科招收高中畢業生，並於8月招收第1期學生，周美玉女士任科主任，護理科下設護理行政系、臨床護理系、社會醫學護理系、醫院護訓業務管理系。各系下設組，護理行政系下有：護理教育行政學組、醫院護理行政學組；臨床護理系下有：基本護理學組、內科護理學組、外科護理學組、眼耳鼻喉科護理學組、婦產科護理學組、小兒科護理學組、營養學組、物理治療學組、牙科護理學組；社會醫學護理系下有：衛生教育學組、學校衛生學組、工廠衛生學組、家庭與婦嬰衛生學組；醫院護訓業務管理系下有：醫院護理勤務學組、護理供應學組、醫院布類管理組。學科分掌頗為細緻，為醫學中心護理學院之理想組織。編制人數有：官員七十四員，士兵四十一名。是時在職人員：科長周美玉，系主任：蕭薛藝、余道真；學組主任教官：鄧南陽、李秉芳、管祖桂、陳美愉、李麗卿、李慎述；教官：何錦心、嚴筱湄、劉雲亭、張樹桂、李婉淑；助教：楊岺福、鄭玉音、李嬪明、趙馨輝、帥佩文、茅春明、莫一飛、李容珍、張朋園、鄒玉華、張聖儀、伍文斌；事務文書人員及佐理員：劉毓敏、朱家瑛、周松波、余岺立、胡建榮、趙仁惠、陳瑞芝、劉寶庭等。

1949	2月開始分三批搭安達輪遷臺,駐地臺北市水源地。護理科改稱護理學系。遷臺後國防醫學院編制組織奉令縮減員額,初期組織型態仍大致維持,但人員裁減甚多,護理科改稱學系,編制員額僅二十七員。此時現職人員:系主任周美玉以教務主任職兼,臨診護理學組教授兼主任余道真,講師嚴筱湄,助教茅春明、趙馨輝、鄒玉華,佐理員胡建榮;護理行政及教育學組主任懸缺,副教授全如玉(先)、曾英美(後),講師李慎述、李秉芳;助教田鴻鈞、張宗旭、錢美娥、李怡愈、祝翠先、張宏如、喇華琴、王秀珍;佐理員劉寶庭;社會護理學組主任周美玉兼,講師李麗卿、劉雲庭,助教郭馥琴、張朋園,佐理員趙仁惠。
1950	國軍人事凍結,不招新生,教育部委託國防醫學院收自費生(護理學系第3期)。
1951	國防醫學院又復調整編制,不設學組,員額更減,編制僅二十員。現員為:系主任周美玉,主任教官:余道真、曾英美,教官:李秉芳、李麗卿、劉雲亭、李慎述、宋申蕃,助教:張宗旭、張朋園、趙馨輝、鄒玉華、郭馥琴、錢美娥、王迺晶,佐理員:胡建榮、劉寶庭、趙仁惠。
1952	護理學系第5期及高護8期學生開始享受軍費,本系自費生全部改為軍費生。
1954	教育部准予本院畢業生授予學士學位,本校乃首位授予護理學士學位的學校。
1955	愛國女青年從軍,多數為高中肄業,接受本系開辦佐理護士訓練班訓練為期一年,結訓分發軍醫院服務。
1956	本系余道真主任教官借調至臺灣大學醫學院籌備設立護理學系。
1958	臺北榮民總醫院護理部借用本系場所訓練新招募護理人員。
1967	護理學系修業規定開始與教育部配合。
1983	三軍總醫院併為國防醫學院之直屬教學醫院。
1984	元月1日起開始實施系、科、部主任任期輪調計畫,顧乃平主任任期屆滿。
1986	馬鳳岐博士接任三軍總醫院護理部主任,為三軍總醫院成為本院直屬教學醫院後獲聘第一人。
1995	大學部開始招收男生,共收五名。
1999	由思源院區搬遷至內湖院區。
2006	發行護理學系《源遠護理》雜誌。
2007	學系與醫科所合作成立臨床護理組博士班,開始招收博士生。

主管遞嬗
周美玉主任　　　　　　　　　　　1938–1972.06 1938年–陸軍衛生勤務訓練所創立主持護理教育。 1942年–周美玉女士任護理組長。 1947年–護理科主任。 1949年–護理系主任。 1950年–國軍第一屆克難英雄。 1958年–周美玉主任敘任陸軍少將，為中華民國第一位女性少將。 1972.10–少將限齡退役，改聘為教授。 1972–申請遷入學人新村，以使系內同仁就近照顧。 2001–於3月13日逝世，護理學系、系友會、三軍總醫院、榮民總醫院、護理學系畢業校友組治喪委員會，安排喪葬事宜，4月7日假臺北市新生南路懷恩堂舉行追思禮拜，覆蓋黨國旗，禮拜肅穆莊嚴，火化葬於陽明山，陪伴周太夫人。 桂萬鈞系主任　　　　　　　　　　1972.07–1977.06 顧乃平系主任　　　　　　　　　　1977.07–1984.02 馬桐齡系主任　　　　　　　　　　1984.03–1988.05 馬鳳歧系主任　　　　　　　　　　1988.06–1994.06 李從業系主任　　　　　　　　　　1994.06–1998.01 李麗傳系主任　　　　　　　　　　1998.02–2001.06 王桂芸系主任　　　　　　　　　　2001.07–2007.08 孫光煥教育長代理系主任　　　　　2007.09–2009.01 郭耀文教務處處長代理系主任　　　2009.02 司徒惠康教育長代理系主任　　　　2009.03–2009.07 蔣立琦系主任　　　　　　　　　　2009.08–2012.10 廖珍娟系主任　　　　　　　　　　2012.11–迄今

光榮事蹟	
1942	高級護士訓練班第1期畢業二員。
1943	成立高級護理職業班，招收初中畢業生；9月高級護士訓練班第2期畢業六員。
1945	高級護士訓練班第3期畢業六員。
1946	高級護士訓練班第4期畢業十五員。
1947	成立我國首辦大學程度之護理教育。
1949	高護4期醫院實習為廣州街801總醫院及臺北省立醫院實習。
1951	護理學系第4期與高護7期入學，均為自費生。國防醫學院參加桃園某基地總統之親校，護理學系全體學生組成一連參加。

1952	護理系第1期畢業十一員，留助教三員。高護5期畢業十四員。美國護理教育專家胡智敏（Gertrude E. Hodgman）女士來臺講學，建議向教育部申請護理學位，提高師資及培育師資，推舉國內大學畢業有志護理的赴美進修護理3年，供給胡智敏獎學金。
1953	大護2期畢業七員，留助教一員；大護6期入學。高護6期畢業四十四員。
1954	本系學生組隊於總統府前三軍球場參加軍舞大賽獲第二名。
1955	護理學系3期畢業八員，留助教三員。
1956	護理學系4期畢業二員，全數留助教；高護7期畢業三員。趙鳳宜主任協助吳瓊芳女士辦理救護隊訓練。
1957	大護5期畢業十二員，留助教二員。高護8期畢業三十五員。劉俊老師於北投精神科開始有本系學生實習精神科護理。協助美軍顧問團開班舉辦10週精神科護理訓練班，每週40小時課程，參與者為軍、民醫院護士。本系周美玉主任與中央衛生實驗院護理組長徐靄諸女士共同建議考試院增設護理高考，內政部增列護理師資格。中國農村復興聯合委員會同意大護6期學生去桃園縣衛生院實習公共衛生。本系周美玉主任及同仁參與大專護理課程教材及教學進度之編纂。
1958	學系實驗室及教室，以原71號二層樓房鋼骨水泥建築改建，設備完備，可作戰備醫院使用。
1959	護理學系7期畢業八員，留助教一員。由美國安全分署出資興建四層樓房女生宿舍，四人一間，設備完善，可容納二六〇人。
1960	護理學系8期畢業八員，高護9期畢業六十五員，該年畢業之護理學生，畢業服務四年後可自由選擇去留。護理學系9期、高護10期及11期開始進駐石牌榮民總醫院實習，醫院供宿舍及自修教室。
1961	護理學系9期畢業11員，留助教二員，高護10期畢業六十員（四年制）。高護11期畢業六十三員（三年制）。護理學系13期開始在政戰學校接受入伍教育。與政戰女生共同在雙十國慶日參加總統府前閱兵操，著特製服裝，展現英姿。
1962	暑期代訓政戰女生第11期三十五人護理訓練6週。開辦醫院護理長及督導訓練班，每期6個月，共6期，由趙鳳宜老師負責，學員由各軍醫院及省立醫院保送，受訓完畢，必須回原單位。開辦營養訓練班，每期1年，共辦2期，由宋申蕃老師負責，學員來自各醫院之營養員及各護校營養教師。護理學系10期畢業五員，其中一員為香港僑生，留助教二員；高護12期畢業六十六員。大學畢業護理人員可獲護理師證書。高護奉令可選擇軍職或聘催身份，畢業服務滿四年後可選擇去留。
1967	護理學系修業規定開始與教育部配合。代辦中國青年反共救國團醫護研習營。

1968	凡護理學校畢業,均需參加考試,始可取得執業資格執業。從此年開始,本系系主任及老師被聘為考試院典試委員及命題委員。
1969	高級護理職業班24期後停止招生。
1973	高護最後一期(第24期)畢業,高護共計畢業一一九〇員。
1979	開辦護理研究所碩士班,開創我國護理學術深造之新紀元,招收第1期研究生四員,專修內外科護理。
1988	毛家齡老師在本系研究所增加精神科護理學組,收學生兩位,並與臺灣大學護理研究所周照芳老師合作教學。 開始實施綜合護理課程之教學,實施情況良好,實習醫院都能接受與配合。
1990	護理人員在職進修學士學位班開始招生五十員。
1994	停招在職護理人員進修學士學位班。按教育部規定,停止綜合護理課程之教學並恢復原有課程教學模式。
1995	大學部開始招收男生,共收五員。
1996	在職護理人員進修學士學位班最後一期(第4期)畢業,共收一八〇員。
1997	大學部開始招收自費生。
2000	為滿足精神科、小兒科等所需之教學設備、儀器及學習情境需求,建置行為發展室。為使教學模型能整齊置放、有效管理及保存,整建模型室。
2001	100週年院慶建置學系展示櫥窗回顧及紀念歷史。前系主任周將軍贈送遺款予財團法人周美玉護理教育發展基金會,成立護理學系學生優良獎金。周美玉將軍紀念室。使用周將軍原有辦公室設備作擺設,在系內佈置一間周將軍紀念室,除保存重要文件與相片外,以達追思及傳承之目的。建置研究生教室為建立研究所教學及學習環境。
2002	前系主任周將軍遺款中撥款由太乙傳播事業公司製作「周美玉將軍」影帶與CD,藉此訪問及親朋好友及當年學生、照片、原有本人的錄音製作而成,追述周將軍生平事蹟,贈送各護校圖書館及參與製作、被訪人員,其餘為財團法人周美玉女士護理教育發展基金會所有,需要者可以捐款方式取得,每年由系友會招集系友前往陽明山掃墓,向已故周將軍致敬。
2003	建4320室為共同研究儀器室為提昇教師之研究環境及資源共享。符合現今對資訊網路、視訊化之互動教學要求,建構護理學系資訊管理系統。
2005	協助外交部接待友邦培訓之培訓人員,計三員。老師組團參訪美國軍醫大學及陸海空三家軍醫院的參訪,啟動學術交流之機制。

2006	護理示範病房建置資訊化管理系統,以促進學生自主學系之動力。
2007	護理示範病房建置虛擬化專科病房。學系與醫科所合作成立臨床護理組博士班,開始招收博士生。與美國馬里蘭大學簽訂合作契約,建立雙方之教學與研究學術交流。
2010	11月護理學系接受教育部TNAC護理學教育評鑑,成效優良獲得好評。
2011	11月24日周美玉將軍紀念館落成,陳列周將軍的功勳、史蹟以供全體師生學習。
2012	第一屆醫科所臨床護理組博士班學生潘雪幸畢業。
2013	與明尼蘇達大學簽訂合作契約,建立雙方互惠事宜。
重要記錄	
1947	國防醫學院成立於上海,8月分別於上海、廣州、武漢、西安、重慶、北京六區招生。護理科第1期及高級護理職業班第5期學生來自全國各地。
1948	周美玉科長赴美進修。護理科第2期和高級護理職業班第6期入學。1月高級護理職業班第2期畢業十四員。11月高護3期畢業十一員全部留在上海。
1949	周科長由美國哥倫比亞大學教育學院學成歸國主事。周美玉主任榮膺中華民國護理學會第三屆理事長。
1950	護理學系修建完成,竹籬笆內女生宿舍,兩棟木造瓦頂平房分四大間,每間放二十張雙層鐵床,可容學生四十人。余道真主任教官主持規劃木造瓦頂平房護理示範教室與病室及辦公室亦為木造瓦頂平房;曾英美副教授規劃營養實驗教室及女生餐廳由營養教室櫥櫃之設計為許多護校之典範。
1951	周美玉主任榮膺中華民國護理學會第四屆理事長。
1953	王世榕、孫慧貞聘為本系助教,為胡智敏獎學金候選人赴美接受3年護理教育,中途退學未歸。劉雲亭、李慎述兩位老師獲中華醫藥理事會(CMB)獎學金赴美進修1年。廣州街801醫院院區內建護生宿舍,解決高年班學生往返醫院、學校間交通問題。
1956	桂萬鈞老師由美國紐約州Syracuse大學進修1年返系任教。陶碧恆老師自美國波士頓大學進修1年返系任教。
1957	劉俊老師獲美國經濟合作總署中國分署獎學金進修精神科護理返國任教。
1958	學系實驗室及教室,以原71號二層樓房鋼骨水泥建築改建,設備完備,可作戰備醫院使用。八二三砲戰期間,系內教官桂萬鈞、沈杏齡、劉俊志願赴金門支援。

1959	郭馥琴老師獲美國經濟合作總署（ICA）中國分署獎學金赴美進修護理返系任教。護理學系7期畢業八員，留助教一員。由美國安全分署出資興建四層樓房女生宿舍，四人一間，設備完善，可容納二六〇人。王瑋老師獲胡智敏3年獎學金赴美學習護理有成，返系任教，履行義務3年。
1960	護理學系9期、高護10期及11期開始進駐石牌榮民總醫院實習，醫院供宿舍及自修教室。
1963	顧乃平老師獲美國紐約中國醫學教育理事會（CMB）獎學金赴美加州洛杉磯分校護理學院進修內外科護理2年，獲護理碩士返系任教。高護13期學生十四員響應先總統蔣公革新動員之精神號召，申請分發金門，獲核准赴前線服務。
1964	麥範德博士護士宿舍大樓落成，Dr. Minnie L. Maffett 帶領美國職業婦女社會員代表三十餘人，自美國前來觀禮，該樓可供三軍總醫院護理人員及本系實習護生居住，可容納三〇〇人，內部規劃舒適、美觀。本系同仁前往婦聯會支援該會護訓工作。
1965	增建女生宿舍（美生樓），該樓是由美國護生協會將多年募款所獲美金2萬5千元捐贈興建。顧乃平老師自美獲護理碩士學位返系任教，係本系畢業生首次獲碩士學位者。
1966	增建之女生宿舍（美生樓）落成。麥範德博士捐贈遺款美金3千元，兌換成新臺幣作為紀念麥範德博士獎學金之基金，取其孳息於每年校慶時頒發，設學業成績優良獎及實習成績優良獎。
1967	承美國紐約中國醫學教育理事會捐建，臺北榮民總醫院護理館落成，本系護生可以在教室上自修課。護理學系修業規定開始與教育部配合。代辦中國青年反共救國團醫護研習營。顧乃平老師榮獲國防醫學院優良教師。
1968	本系趙金鳳老師獲頒第三屆十大傑出女青年。自臺中護校聘桂萬鈞校長返母校任職，並獲美國醫藥助華會獎學金赴美波士頓大學進修。
1970	桂萬鈞老師自美波士頓大學獲護理碩士學位返系任教。高麗蘭老師由CMB獎學金獲美明尼蘇達大學研究院碩士學位返系任教。客座孟德樂教授（Dr. Margaret P. Mandrillo）首次來本系講學，並在榮總開CCU班課程。
1971	夏萍絅老師獲CMB獎學金自美國威恩大學研究院獲護理碩士學位返系任教。本系首次獲國科會撥發研究設備與購置圖書之經費。周美玉主任榮膺中華民國護理學會第十四屆理事長。
1972	馬哲玲老師獲CMB獎學金，自美國威斯康辛大學研究所獲護理碩士學位返系任教。尹祚芊老師自本院社會醫學研究所公共衛生行政學組研究碩士班畢業，返系任教。

1973	桂萬鈞主任受省教育廳聘為評鑑委員瞭解實際狀況並向教育廳建議改善事宜,從此年後,教育部開始由各級護理學校作定期評鑑工作,本系老師均有參與評鑑工作。顧乃平老師榮獲國防醫學院優良教師。
1974	左如梅老師自社會醫學研究所公共行政組畢業,調回系內擔任公共衛生教學及指導學生實習工作。美國依利諾大學公共組護理主任Dr. Virginia M. Ohlson來系講學停留一個月。
1977	尹祚芊與馬鳳岐老師獲選為第七屆十大傑出女青年。毛家齡老師獲碩士學位返系任教。王桂芸老師自三軍總醫院調回系內任教。美國加州大學舊金山分校Dr. Bonnie Holiday來系講學。
1978	美國Dept. of Health Education & Welfare官員Dr. Rita Chow來系講學。
1979	顧乃平主任榮膺中華民國護理學會第十八屆理事長。
1980	陳美運老師當選十大傑出女青年。
1981	Martinson博士擔任本系客座教授,指導研究及教學。王桂芸老師榮獲國防醫學院優良教師獎。王如華老師自三軍總醫院調入系內任教,協助客座Dr. Martinson作兒童癌症研究。
1982	本系支援中國電影製片場拍攝「中國女兵」護理訓練及病房護理工作影片。顧乃平老師榮獲國防醫學院優良教師。
1983	孟得樂博士擔任本系客座教授。
1984	馬鳳岐老師獲美國德州奧期汀大學護理哲學博士學位,為軍中護理獲博士學位第一人。左如梅老師榮獲當選十大傑出女青年。李從業老師獲碩士學位返系任教。
1985	尹祚芊老師獲密西根州立大學護理哲學博士學位返系任教。蔣醒華老師獲國防公費,自美國德州大學獲護理碩士返國任教,身體檢查與評估課程自此開始。
1986	暑假期間,由客座王祝云秀教授指導系內全體教師擬定新課程內容。毛家齡老師獲美國德州女子大學護理哲學博士學位返系任教並當選十大傑出女青年。王桂芸及馮琪瑩兩位老師分別自美國波士頓大學及威斯康辛大學研究所獲碩士學位返系任教。
1987	馮容芬老師自美國加州大學舊金山分校獲碩士學位返系任教。客座王祝云秀教授繼續指導完成新課程內容之擬定與授課老師之工作分配。王桂芸老師榮獲國防部國軍優良護理人員獎。
1988	馬桐齡主任榮膺中華民國護理學會第二十二屆理事長。尹祚芊副教授接任三軍總醫院護理部主任。

1989	王如華老師獲美國加州大學舊金山分校護理哲學博士學位返系任教。由國防醫學院與臺灣大學共同合作成立國際護理榮譽學會中華民國分會（International Honor Society of Nursing Sigma The Tau Lambda Beta at Large），高紀惠主任與馬鳳岐主任共同主持會員入會儀式。美國加州大學舊金山分校Dr.安妮戴維斯（Ann J. Davis）來系評值碩士班課程及博士班課程之發展與設計。客座Dr.Elizabthe Choi來系講學。南非共和國Groote Schuur Hostital 護理部主任Mrs. Van Derwalt來訪。
1990	護理人員在職進修學士學位班開始招生五十員。王如華副教授當選十大傑出女青年。顧乃平老師榮獲國防醫學院優良教師。尹祚芊老師榮膺中華民國護理學會第二十三屆理事長。
1991	護理部尹祚芊主任屆齡退役返系任教。王如華副教授接任三軍總醫院護理部主任。王桂芸老師榮獲國防醫學院優良教師獎。
1992	李從業老師獲美國匹茲堡大學護理哲學博士學位返系任教。于祖英老師自美加州大學舊金山分校獲護理碩士學位返系任教。陳金彌及古佩玉老師自國防醫學院護理學系畢業後留系任教。
1993	趙詩瑾及周艷玲老師自國防醫學院護理學系畢業後留系任教。顧乃平老師榮獲國防部優良醫護人員獎。高啓雯老師自國防醫學院護理碩士班畢業後留系任教。
1994	王桂芸老師榮獲國防部國軍優良醫護人員獎。劉盈君老師自三軍總醫院調回系內任教。顧乃平老師榮獲國防醫學院優良教師。周承珍老師自國防醫學院護理學系畢業後留系任教。
1995	美國阿拉巴馬大學伯明罕分校護理學系主任Booth博士擔任本系客座教授。邱碧如老師獲美國阿拉巴馬大學護理哲學博士學位返系任教。馬桐齡老師榮獲臺北市衛生局績優護理人員獎。王桂芸老師榮獲國防醫學院優良教師獎。
1996	在職護理人員進修學士學位班最後一期（第4期）畢業，共收一八〇員。美國華盛頓大學護理學系教授Woods博士擔任本系客座教授。本系與美國阿拉巴馬大學伯明罕分校護理學系締結姊妹系。王桂芸老師榮獲國防部國軍優良醫護人員獎。陳嘉琦老師、周艷玲老師榮獲教學優良獎。毛新春老師榮獲國防部優良教師。顧乃平老師榮獲國防部優良教師。
1997	美國馬里蘭護理學院社區衛生護理助理教授H. Kohler博士擔任本系客座教授。周桂如老師獲美國凡德堡大學護理哲學博士學位返系任教。大學部開始招收自費生。11月舉行本系成立50週年慶祝大會，並成立系友聯誼會，由趙鳳宜老師擔任第一屆會長。梁玉雯（N32）設計理學系系徽於慶祝創系50週年始用，太極代表學系之教學理念，尊重人與環境的平衡調和，系徽中三朵盛開的花，代表了教師們以教學、服務及研究為任務。李麗傳老師榮獲國防部優良教師獎。王桂芸老師榮獲

	國防醫學院優良教師獎。陳嘉琦老師榮獲國防部國軍優良醫護人員獎。劉盈君老師、高啓雯老師、葉慧雯老師榮獲教學優良獎。李惠玲老師榮獲國軍醫院護士節慶祝大會績優人員。
1998	王桂芸老師榮升副教授,並榮獲國防醫學院國軍楷模。顧乃平老師榮獲資深護理人員獎。葉慧雯老師榮獲國軍醫院護士節慶祝大會績優人員。李從業、高啓雯榮獲院內優良教師。李惠玲老師榮獲國防部國軍優良醫護人員獎。顧乃平老師、李從業老師、古佩玉老師榮獲教學優良獎。趙詩瑾老師自國防醫學院碩士班畢業後返系任教。
1999	由思源院區搬遷至內湖院區。卓妙如老師自美Case Western Reserve大學獲護理哲學博士學位返系任教。顧乃平老師榮獲國軍醫院護士節慶祝大會績優人員。于祖英老師榮獲國防部優良教師。劉盈君老師榮獲院內優良教師。李從業老師榮獲國防部國軍優良醫護人員獎。李麗傳主任、周承珍老師、周桂如老師榮獲教學優良獎。李春蘭自國防醫學院護理碩士班畢業後調回系內任教。
2000	為滿足精神科、小兒科等所需之教學設備、儀器及學習情境需求,建置行為發展室。湯玉英老師自美伊利諾大學獲護理哲學博士學位返系任教。王桂芸老師榮獲資深護理人員獎。王桂芸老師榮獲國軍醫院護士節慶祝大會績優人員。王桂芸老師榮獲國防部國軍優良醫護人員獎。周桂如老師榮獲國防部優良教師。李惠玲老師榮獲國軍楷模。陳金彌老師榮獲國防部國軍優良醫護人員獎。王桂芸老師、李惠玲老師、鍾明惠老師榮獲教學優良獎。
2001	凱倫凱文諾(Karen Kavanaugh)擔任本系客座教授。王桂芸主任榮獲臺北市衛生局績優護理人員獎。高啓雯老師榮獲國軍醫院護士節慶祝大會績優人員。李惠玲老師榮獲國防部優良教師。卓妙如老師榮獲國防部國軍優良醫護人員獎。李春蘭老師、陳金彌老師、卓妙如老師榮獲教學優良獎。李雅欣老師自國軍八○二總醫院調回系內任教。
2002	Dr. Carol Ann Mitchell及Dr. Carrie Byrd Lenburg擔任本系客座教授。丘周萍老師榮獲臺北市衛生局績優護理人員獎。李春蘭老師榮獲國軍醫院護士節慶祝大會績優人員。王桂芸主任榮獲國防部國軍優良醫護人員獎。丘周萍老師、湯玉英老師、陳嘉琦老師、周桂如老師榮獲教學優良獎。
2003	王桂芸主任榮昇教授。卓妙如老師榮獲臺北市衛生局績優護理人員獎。徐淑芬老師榮獲國軍醫院護士節慶祝大會績優人員。卓妙如老師榮獲院內優良教師。丘周萍老師榮獲國防部國軍優良醫護人員獎。王桂芸老師、徐淑芬老師、鍾明惠老師、周承珍老師榮獲教學優良獎。顧乃平老師榮獲國防醫學院優良兼任教師。陳秀翠、張乃文老師自三軍總醫院調回系內任教。

2004	李從業主任榮獲傑出護理人員專業貢獻獎。Dr. Penny F. Pierce及Dr. Ida Sather Martinson擔任本系客座教授。徐淑芬老師榮獲臺北市衛生局績優護理人員獎。湯玉英老師榮獲國軍醫院護士節慶祝大會績優人員。周承珍老師榮獲國防部國軍優良醫護人員獎。卓妙如老師、湯玉英老師、李春蘭老師、趙詩瑾老師榮獲教學優良獎。王桂芸主任榮獲優良導師。廖珍娟老師自三軍總醫院調回系內任教。
2005	巴西護理學會理事長等九人參訪本系。於ICN大會設置軍護館展示軍護訓練與貢獻。ICN大會參訪，學生參與國際會議（爭取經費補助）。International Ethic Conference在本系舉辦，並有分組討論。本系榮獲優良導師單位。王桂芸主任榮獲傑出護理人員專業貢獻獎、傑出校友獎和國防部優良教師。周承珍老師榮獲國軍醫院護士節慶祝大會績優人員。徐淑芬老師、湯玉英老師榮獲國防醫學院優良教師。王桂芸主任、周承珍老師、張乃文老師、陳秀翠老師榮獲教學優良獎。周承珍老師、趙詩瑾老師榮獲優良導師。
2006	本系榮獲優良導師單位。王桂芸主任榮獲臺北市護理師護士公會績優護理主管獎。高啟雯老師獲美國馬里蘭大學護理哲學博士學位返系任教。Dr. Ruth L. Jenkin及Dr. John Murray擔任本系客座教授。廖珍娟老師榮獲國軍醫院護士節慶祝大會績優人員。李春蘭老師榮獲國防醫學院優良教師。卓妙如老師、李春蘭老師、廖珍娟老師、趙詩瑾老師榮獲教學優良獎。李雅欣老師榮獲優良導師。曾雯琦老師自三軍總醫院調回系內任教。
2007	學系與醫科所合作成立臨床護理組博士班，開始招收博士生。邀請馬里蘭大學的教授范臨本學系講學（如：Dr. Erika Friedmann and Dr. Sue Ann Thomas）。8月完成學系第一次自我評鑑。與美國馬里蘭大學護理學院完成建教合作機制並簽約。Dr. John M. Clochesy及Dr. Sue Ann Thomas擔任本系客座教授。舉行護理學系創系60週年及系友會成立10週年之慶祝大會。王桂芸主任榮獲臺北市衛生局績優護理人員獎。王桂芸主任榮獲臺北市護理師護士公會績優護理人員獎。陳金彌老師獲國立臺灣大學護理哲學博士學位返系任教。本系榮獲優良導師單位。廖珍娟老師榮獲國防部國軍優良醫護人員獎。廖珍娟老師榮獲優良軍護獎。王桂芸主任、張乃文老師、李雅欣老師、劉盈君老師榮獲教學優良獎。廖珍娟老師、張乃文老師榮獲優良導師。趙詩瑾老師榮獲國軍醫院護士節慶祝大會績優護理人員表揚。廖珍娟老師榮獲周美玉將軍護理研究獎。陳金彌老師榮獲桂萬鈞女士護理研究獎。

2008	美國西雅圖西北大學護理學系的學生也參訪本學系，與本學系學討論東西護理照護之文化差異。王桂芸主任榮獲臺北市護理師護士公會績優護理人員獎。廖珍娟老師榮獲臺北市衛生局績優護理人員獎。張乃文老師、陳秀翠老師榮獲國軍醫院護士節慶祝大會績優護理人員表揚。廖珍娟老師、張乃文老師榮獲國防醫學院優良教師。趙詩瑾老師榮獲優良軍護獎。廖珍娟老師、李春蘭老師、高啓雯老師、陳秀翠老師榮獲教學優良獎。曾雯琦老師榮獲周美玉將軍護理研究獎。劉盈君老師榮獲馬先知臨床優良護理人員獎。劉盈君老師、陳秀翠老師榮獲優良導師。
2009	美國西雅圖西北大學護理學系的學生也參訪本學系，與本學系學討論東西護理照護之文化差異。邀請馬里蘭大學的教授蒞臨本學系講學（如：Dr. Erika Friedmann and Dr. Sue Ann Thomas）。12月邀請黃宣宜、金繼春及徐曼瑩教授擔任自評評鑑委員。高啓雯老師榮獲臺北市衛生局績優護理人員獎。曾雯琦老師榮獲國軍醫院護士節慶祝大會績優護理人員表揚。陳金彌老師榮獲優良軍護獎。曾雯琦老師、陳金彌老師、趙詩瑾老師、李雅欣老師榮獲教學優良獎。陳金彌老師榮獲桂萬鈞女士護理研究獎。曾雯琦老師、李春蘭老師榮獲優良導師。文職教師蔣立琦老師到職，任護理學系主任。
2010	邀請美國普渡大學教授杜友蘭蒞臨本學系講學。由高啓雯老師帶二位學生至美國馬里蘭大學護理學系參訪學習。11月護理學系接受教育部TNAC護理學教育評鑑，成效優良獲得好評。李春蘭老師榮獲臺北市衛生局績優護理人員獎。 李春蘭老師榮獲優良軍護獎。高啓雯老師榮獲國軍醫院護士節慶祝大會績優護理人員表揚。護理學系自我預評邀請徐畢卿學務長、許麗齡副教授、范君瑜副教授擔任評鑑委員。臺灣第一位護理專長不分區立委靳曾珍麗立委追思紀念會於國防醫學院致德堂舉行。文職教師陳玉如老師到職。軍醫局局長主持美國馬里蘭大學續簽建教合作機制並簽約儀式。蔣立琦老師、陳金彌老師、劉盈君老師、楊嘉禎老師榮獲教學優良獎。蔣立琦老師榮獲周美玉將軍護理研究獎。廖珍娟老師榮獲桂萬鈞女士護理研究獎。趙詩瑾老師榮獲馬先知臨床優良護理人員獎。高啓雯老師、陳金彌老師榮獲優良導師。
2011	110週年院慶時，蔣立琦主任領導全系教師重新裝修此紀念室，擴展為「周美玉將軍紀念館」，開幕儀式由張德明中將軍醫局長、于大雄少將國防醫學院院長、孫光煥少將三軍總醫院院長、蔣立琦主任等人共同主持。邀請客座教授Dr. Lorraine M. Wright蒞臨本學系講學。邀請客座教Kathleen A. Knafl和Marcia Leigh Van Riper蒞臨本學系講學。美國馬里蘭大學護理學院研修活動，由高啓雯老師領隊。陳金彌榮獲臺北市衛生局績優護理人員獎。高啓雯老師榮獲國防醫學院優良教師。楊嘉禎老師榮獲優良軍護獎。曾雯琦老師榮獲桂萬鈞女士護理研究獎。廖珍娟老師、陳金彌老師、陳玉如老師、楊嘉禎老師榮獲教學優良獎。楊嘉禎老師榮獲馬先知臨床優良護理人員獎。蔣立琦老師、廖珍娟老師榮獲優良導師。

2012	邀請客座教授Dr. Lorraine M. Wright蒞臨本學系講學。護理學系大學部3年級學生張宜慶等二十七名參加國立陽明大學護理系舉辦之大護盃榮獲籃球女子組季軍和羽球團體賽亞軍。客座教授Connie J. Delaney及Bonnie L. Westra蒞校國際護理資訊之標準詞彙實作訓練營由蔣立琦教授主持。廖珍娟老師榮獲國軍醫院護士節慶祝大會績優護理人員表揚。孫慧芳榮獲臺北市衛生局績優護理人員獎。蔣立琦老師榮獲國防醫學院優良教師。客座教授Dr. Kathryn Anderson蒞臨本學系講學。陳玉如老師榮獲優良導師。
2013	美國西雅圖西北大學護理學系的學生參訪本學系,與本學系討論東西護理照護之文化差異。 蔣立琦老師榮獲臺北市衛生局績優護理人員獎。與印地安納磋商會談雙邊交流。高啓雯、楊嘉禎、李佳琦、楊佩陵等老師榮獲教學優良獎。李雅欣老師榮獲馬先知先生臨床優良護理人員獎。客座教授Dr. Richard W. Redman10月蒞臨本學系講學。

填寫日期:2014年7月30日。編寫人:張乃文

伍・公共衛生學系暨公共衛生學研究所

年份 　 項目	創設時間
(一) 公共衛生學系	
1947	於衛生行政學系下設立「公共衛生學組」。
1949	改於社會醫學系下設立「公共衛生學組」。
1978	社會醫學系改稱「公共衛生學系」。
(二) 公共衛生學研究所	
1966	於社會醫學系下設「社會醫學研究所」。
1986	起更名為「公共衛生學研究所」。
發展歷程	
(一) 公共衛生學系	
本學系最早源於1947年國防醫學院衛生行政學系下設立之「公共衛生學組」，後於1949年改為「社會醫學系」下設立公共衛生學組。	
1978	2月正式由「社會醫學系」改稱為「公共衛生學系」。
1979	正式招收公共衛生學系大學部四年制學生；教育宗旨定位於「培養公共衛生專業人才，以執行預防醫學及衛生與醫務行政工作」。
(二) 公共衛生學研究所	
公衛所可追溯於國防醫學院1966年在社會醫學系內設立之「社會醫學研究所」，教育宗旨定為「培養公共衛生教學與研究人才，以提升公共衛生教育與學術發展」。	
1986	「社會醫學研究所」更名為「公共衛生研究所」，附屬於公共衛生學系之下，並設公共衛生行政學、流行病學及公共衛生營養學等三大學組。
1992	「公共衛生研究所」流行病學組內增設環境職業衛生學組。
2001	「公共衛生研究所」公共衛生行政學組下分設衛生行政、醫務管理與健康行為科學等三個分組。
2006	公共衛生行政學組下之衛生行政組更名為「健康照護管理組」，健康行為科學組更名為「社區健康營造組」；流行病學組下增設「生物資訊組」。
2009	公共衛生行政學組下增招收軍費生之「衛生勤務組」。

2012	公共衛生行政學組丙組「社區健康營造組」更名為「健康促進組」；公共衛生行政學組乙組「醫務管理組」開始招收軍職公餘進修自費生。
2014	公共衛生行政學組乙組「醫務管理組」擴大招收在職自費生。

主管遞嬗

第一任	趙秀雄主任	1978–1984
第二任	譚開元主任	1984–1985
第三任	石曜堂主任	1985–1988
第四任	陳麗美主任	1988–1994
第五任	白　璐主任	1994–1997
第六任	劉紹興主任	1997–2003
第七任	孫建安主任	2003–2006
第八任	高森永主任	2006–2009
第九任	林金定主任	2009–2013
第十任	賴錦皇主任	2013–迄今

光榮事蹟

(一) 榮譽事蹟

1988	11月12日高森永老師當選國防部優良軍醫。
1992	9月28日申慕韓老師當選優良老師。
1994	9月28日高森永、顧天倫老師當選優良老師。
1995	9月28日祝年豐老師當選優良老師。
1996	9月1日白璐、楊燦老師當選優良老師、高森永老師當選國防部優良軍醫。
1997	石曜堂老師獲美國約翰霍普金斯大學公共衛生學系頒發公共衛生傑出貢獻獎及行政院二等獎章；9月孫建安、朱基銘老師當選優良老師。
1998	石曜堂老師當選國防醫學院傑出校友、獲行政院衛生署一等衛生獎章；7月李美璇當選國防部優良老師，王運昌老師當選優良老師；9月孫建安老師當選國防部優良軍醫。11月24日高森永老師獲頒本學院盧致德先生獎助金。
1999	3月8日高森永老師榮獲國防部第二十五屆軍事著作銅像獎；8月16日高森永老師當選本學院國軍楷模；9月28日徐尚為老師、吳德敏老師當選優良老師。
2001	11月5日李美璇老師獲國防部教學績效特殊優良教官；11月24日高森永老師當選本學院建院百年院慶傑出校友。

2002	9月孫建安老師當選國防部優良老師；10月30日高森永老師當選國防部優良軍醫；11月24日孫建安老師當選傑出校友。
2003	9月28日白璐老師、李美璇老師、辜志弘老師當選優良老師；11月10日姚克明老師及張玉坤老師當選優良兼任教師；11月24日師健民老師當選傑出校友。
2004	9月20日吳德敏老師、辜志弘老師當選優良老師；白璐老師、楊燦老師當選優良導師。
2005	6月高森永、白璐老師當選國防部優良教師；6月20日孫建安老師獲頒「弼亮甲種獎章」、高森永老師獲頒「金甌甲種獎章」；年9月申慕韓、吳德敏老師當選優良導師；11月8日林金定老師當選國防部優良軍醫；11月24日譚開元主任、魯學孟老師當選學院傑出校友。
2006	11月24日林金定老師榮獲國防醫學院盧致德先生SCI論文優良獎及醫學研究雜誌優良論文獎。
2007	6月26日高森永主任當選國防部優良老師；8月30日吳德敏老師當選國防部優良軍醫；9月6日劉紹興老師、李美璇老師當選優良導師；9月17日高森永主任當選優良教師；10月16日吳德敏老師當選國防部優良軍醫；11月24日賴錦皇老師榮獲醫學人文攝影展景觀組銅牌。
2008	7月7日本學系榮獲保密軍官績優單位；9月1日賴錦皇老師當選國防部優良軍醫；11月3日學系獲全球資訊網站評比成績第二名；11月23日林金定老師當選學院傑出校友。
2009	9月14日李美璇老師、簡戊鑑老師當選優良導師。
2010	5月4日通過高等教育評鑑中心系所評鑑；9月6日本學系榮獲保密軍官績優單位；9月8日本學系榮獲國防醫學院最優導師績優單位；11月9日辜志弘老師當選國軍99年優良醫護人員；11月24日林金定主任獲盧致德先生SCI/SSCI傑出醫學論文獎第一名、李美璇老師獲劉瑞恆先生獎學金。
2011	11月21日林金定主任榮獲盧致德先生SCI/SSCI傑出醫學論文獎第一名、林富宮老師榮獲劉瑞恆先生獎學金、賴錦皇老師榮獲99年國防醫學研究計畫績優主持人獎。
2012	7月2日周雨青老師當選學院傑出校友；9月6日朱基銘老師當選優良導師；11月24日林金定主任榮獲盧致德先生SCI或SSCI論文獎傑出醫學論文獎第一名、李美璇老師及林富宮老師榮獲羅台華先生研究優良獎、蘇遂龍老師榮獲巴德基金會研究優良獎、賴錦皇老師榮獲陳瑞源與曾鴻聲先生獎學金、周雨青老師榮獲陳憲章先生獎學金、朱基銘老師榮獲劉瑞恆先生紀念獎學金、賴錦皇老師榮獲國防醫學研究發展計畫成果發表績優。

2013	9月23日邱于容老師榮獲優良導師、公衛系榮獲績優導師單位；11月24日林金定老師榮獲盧致德先生SCI/SSCI傑出醫學論文獎第一名、賴錦皇老師榮獲汪敬熙先生獎學金、李美璇老師榮獲巴德基金會研究優良獎、蘇遂龍老師榮獲劉瑞恆先生獎學金、周雨青老師榮獲陳憲章先生獎學金。

（二）歷屆主任重要事蹟

1. 趙秀雄教授：本學系創系主任，曾任臺北榮民總醫院副院長、臺中榮民總醫院院長，現為國防醫學院榮譽教授。
2. 譚開元將軍：曾任國軍臺中總醫院院長、三軍總醫院執行官、國防醫學院副院長；衛生署保健處處長、醫政處處長、中部辦公室主任；現為中心綜合醫院顧問。
3. 石曜堂將軍：曾任國防醫學院教務處處長、教育長；行政院衛生署副署長、省政府衛生處處長；國家衛生研究院醫療保健政策研究組主任、衛生政策研發中心兼任研究員；全民健保監理委員會主任委員；臺灣醫務管理學會理事長；現為國防醫學院榮譽教授；曾獲美國約翰霍普金斯大學公共衛生學系頒發公共衛生傑出貢獻獎、行政院二等獎章、行政院衛生署一等衛生獎章。
4. 陳麗美副教授：曾任輔英護專校長、輔大公共衛生學系系主任。
5. 白璐副教授：曾任臺北醫學大學副教授，現為臺灣事故傷害預防與安全促進學會秘書長。
6. 劉紹興教授：現為三軍總醫院職業醫學科兼任醫師、國家衛生研究院環境衛生與職業醫學研究組研究員兼主任。
7. 孫建安教授：曾任預防醫學研究所所長、輔仁大學公衛系主任，現為輔仁大學公衛系教授。
8. 高森永教授：現為國防醫學院教務處處長兼代理教育長。
9. 林金定教授：曾任臺灣醫療保健研究學會理事長，現為社團法人臺灣老人保健學會理事長、澳洲Griffith大學兼任教授、臺北醫學大合聘教授、國防醫學院公衛系教授。

（二）教師資審

1983	9月1日白璐老師資審通過升等副教授。
1985	9月1日高森永老師資審通過取得講師資格。
1987	9月1日辜志弘老師資審通過取得講師資格。 12月1日孫建安老師資審通過取得講師資格。
1988	4月1日劉紹興老師資審通過升等副教授。 8月1日申慕韓老師資審通過取得講師資格。
1989	8月1日李美璇老師資審通過取得講師資格、祝年豐老師資審通過取得講師資格。
1991	9月1日吳德敏老師資審通過取得講師資格。

1993	9月1日高森永老師資審通過升等副教授。
1994	10月1日林金定老師資審通過取得講師資格。
1995	8月1日劉紹興老師資審通過升等教授、李美璇老師資審通過升等副教授、祝年豐老師資審通過升等副教授。 10月1日朱基銘老師資審通過取得講師資格。
1996	4月1日孫建安老師審通過升等副教授。 9月1日楊燦老師資資審通過取得講師資格、賴錦皇老師資審通過取得講師資格。 12月1日王運昌老師資審通過取得講師資格。
1997	11月1日徐尚為老師資審通過升等助理教授。
1999	10月1日辜志弘老師資審通過升等助理教授。
2000	10月1日林金定老師資審通過升等助理教授。
2002	8月1日孫建安老師資審通過升等教授、吳德敏老師資審通過升等助理教授、楊燦老師資審通過升等助理教授。 11月1日賴錦皇老師資審通過升等助理教授。
2003	8月1日林金定老師資審通過升等副教授。
2004	8月1日朱基銘老師資審通過升等助理教授。 10月1日榮建國老師資審通過升等助理教授。
2005	2月1日高森永老師資審通過升等教授、辜志弘老師資審通過升等副教授、賴錦皇老師資審通過升等副教授。
2006	8月1日林金定老師資審通過升等教授。
2007	6月1日簡戊鑑老師資審通過取得助理教授資格。
2008	3月1日蘇遂龍老師資審通過取得助理教授資格。 7月1日周雨青老師資審通過取得助理教授資格。
2009	8月1日朱基銘老師資審通過升等副教授。
2010	8月1日李美璇老師資審通過升等教授。
2011	8月1日林富宮老師資審通過升等副教授。
2012	2月1日邱于容老師資審通過取得講師資格。 2月1日簡戊鑑老師、蘇遂龍老師資審通過升等副教授。 8月1日賴錦皇老師資審通過升等教授。
2013	11月1日林富煌老師資審通過取得助理教授資格。

2014	2月1日朱基銘老師資審通過升等教授。

(四) 教師研究表現	
2010–2012	本系所教師總計於國內外學術期刊發表201篇論文，其中149篇為SCI或SSCI論文（第一或責任作者67篇）。在三年間論文發表篇數呈穩定上升趨勢，且SCI/SSCI論文數所佔比例亦逐年提高，顯示論文發表品質提升。在研究計畫執行方面，系所教師總計執行國科會、衛生署、衛生局、勞研所及耕莘醫院等非軍方單位所委託的計畫23案，合計金額2,181餘萬元，與產、官、學、研等之合作密切，成效卓著。另亦接受國防部軍醫局等國軍單位委託計畫案22案，合計金額1,208餘萬元。
2013	本學系專任教師共發表SCI/SSCI論文54篇，其中25篇為第一或責任作者；研究計畫方面獲得20件專案研究計畫補助（擔任計畫主持人），金額合計新臺幣1,449.95萬元，其中政府單位委託研究計畫共有17件：6件為國科會研究計畫，1件為衛生署研究計畫，1件為環保署研究計畫，1件為宜蘭縣衛生局研究計畫，8件為國防部軍醫局委託國防醫學相關研究計畫。

(五) 學生優良表現	
1997	公衛15期共四名學生獲國科會補助大專生專題研究計畫（全學院共通過8件）。
2001	公衛19期共六名學生獲國科會補助大專生專題研究計畫（全學院共通過10件）。
2003	公衛21期共三名學生獲國科會補助大專生專題研究計畫（全學院共通過3件）。
2004	公衛22及23期共二名學生獲國科會補助大專生專題研究計畫（全學院共通過3件）。
2006	公衛24期共一名學生獲國科會補助大專生專題研究計畫（全學院共通過10件）。
2007	公衛25期共四名學生獲國科會補助大專生專題研究計畫（全學院共通過6件）。
2008	公衛27期共四名學生獲國科會補助大專生專題研究計畫（全學院共通過14件）；公衛27期十二名學生通過聯合後勤學校衛勤分部中級緊急救護技術員訓練（EMT2）取得執照（通過率92.3%）。
2009	公衛27及28期共四名學生獲國科會補助大專生專題研究計畫（全學院共通過11件）；公衛28期十一名學生通過聯合後勤學校衛勤分部中級緊急救護技術員訓練（EMT2）取得執照（通過率91.7%）；公衛26期及27共十二名學生通過公共衛生核心課程基本能力測驗（通過率85.7%）。

2010	公衛28期共四名學生獲國科會補助大專生專題研究計畫；公衛29期共1名學生獲衛生署獎勵公共衛生學領域學生參與專題研究計畫；公衛29期十二名學生通過聯合後勤學校衛勤分部中級緊急救護技術員訓練（EMT2）取得執照（通過率100%）；公衛28期共十二名學生通過公共衛生核心課程基本能力測驗（通過率83.3%）。
2011	公衛30期共一名學生獲國科會補助大專生專題研究計畫；公衛30期共3名學生獲衛生署獎勵公共衛生學領域學生參與專題研究計畫；公衛30期十七名學生通過聯合後勤學校衛勤分部中級緊急救護技術員訓練（EMT2）取得執照（通過率100%）；公衛29期共十一名學生通過公共衛生核心課程基本能力測驗（通過率91.7%）。
2012	公衛31期共一名學生獲國科會補助大專生專題研究計畫；公衛31期共一名學生獲衛生署獎勵公共衛生學領域學生參與專題研究計畫；公衛31期十九名學生通過聯合後勤學校衛勤分部中級緊急救護技術員訓練（EMT2）取得執照（通過率100%）；公衛30期共十六名學生通過公共衛生核心課程基本能力測驗（通過率94.1%）。
2013	公衛31期共四名學生獲衛生署獎勵公共衛生學領域學生參與專題研究計畫；公衛32期二十名學生通過國防醫學院中級緊急救護技術員訓練（EMT2）取得執照（通過率100%）；公衛31期共十九名學生通過公共衛生核心課程基本能力測驗（通過率100%）。
2014	公衛32期共三名學生獲國科會補助大專生專題研究計畫。

（六）工作績效

1985	3月全系師生策劃「防癌列車」活動計畫書，8月2日在信義聯勤外事俱樂部召開記者會，第一階段於臺灣省立博物館舉辦宣導及座談，共計一一七一○人參加；第二階段在臺中市立文化中心舉辦，潘樹人院長、李教育長、榮總臺中分院羅院長、八○三總醫院孫院長、李副院長、臺灣省教育廳林廳長及美籍顧問亦親臨會場督導，參觀民眾有一七五六人；第三站於臺南市立圖書館展出，有二五八六人參觀；第四站於高雄市中正文化中心舉辦，期間有尼爾森颱風影響，許多民眾冒雨參加座談會，高雄市政府衛生局張耀雄局長蒞臨會場致詞，參加民眾有三七五一人。
1986	「防癌列車」活動除由公衛系、陶聲洋防癌基金會衛生署、董氏基金會及臺北東區扶輪社主辦，衛生署負責全部活動督導工作，自8月2日至27日，分赴彰化、屏東、臺東及花蓮四地進行，參加民眾共計一一三六三人次。
1987	「防癌列車」主旨為藉由防癌知識的傳播，促進民眾對癌症的認識，瞭解「預防重於治療」的重要性，活動於臺灣省立博物館、救國團宜蘭團委會志清堂、新竹市文化中心、雲林縣立文化中心舉行，參加民眾共計一八九九四人次。

1988	「防癌列車」駛向金門金城及金湖兩鎮，進行宣導及義診一週，由陳麗美系主任及高森永老師、孫建安老師、吳德敏老師前往金門社教館宣導，合計一三八九人參加。
1989	「防癌列車」於臺灣省立博物館、基隆市立文化中心、國父紀念館、澎湖縣立文化中心舉行宣導。
1990	「防癌列車」於臺東縣立文化中心、花蓮縣立文化中心、臺中縣立文化中心、臺南縣立文化中心舉行。
1991	「防癌列車」於新竹市立文化中心、臺中圖書館、臺南市立圖書館、高雄市立文化中心舉行。
1992	陶聲洋防癌基金會邀請劉紹興教授於國父紀念館進行演講；防癌列車宣導活動於臺北力霸百貨公司、中壢藝術館、彰化縣立文化中心、高雄縣立文化中心舉行。
1993	陶聲洋防癌基金會主辦防癌列車，城市方面仍與本學系合作，展出地點為臺北、羅東、板橋和屏東，由楊燦老師率領八位同學隨隊服務；鄉村路線由臺大、北醫及成大合作，前往澎湖望安、臺南大內、南投集集、中寮及臺東海瑞等地進行宣導。
1994	學系第十年協助陶聲洋防癌基金會主辦防癌列車活動，由楊燦老師率領八位同學隨隊服務。 12月24日舉辦「跨領域的學術交流」研討會，內容有海報展示、電腦應用展及座談會，各科系及外校師生共計近百人參加。
2008	11月21–23日與中華啓能基金會春暉啓能中心聯合舉辦「身心障礙者老年生活國際研討會」。
2009	公衛系30周年發行紀念刊物。
2010	11月23日公衛年報創刊，固定於每年院慶系友回娘家發行。 11月24日舉辦國軍99年度醫護人員持續教育「公共衛生學組」專題講座，主題為「國軍官兵心理健康促進的遠景（災難應變資源與科技）」，邀請成大電控工程研究所徐保羅教授、清大社會學研究所張維安教授、陽明大學生物醫學資訊研究所張博論教授專題演講。
2011	11月24日舉辦國軍100年度醫護人員持續教育「公共衛生學組」專題講座，主題為「基層官兵心理健康促進計畫與實務」，邀請國衛院溫啓邦教授、董氏基金會薛光傑醫師、臺安醫院吳憲林醫師專題演講。
2012	5月18–19日與通識教育中心協辦「2012第十屆性別與健康國際研討會」。 5月25日學系與臺灣老人保健學會協辦「臺灣老人保健學會2012年學術研討會暨第四屆第二次會員大會，主題：活躍老化與照顧管理」。

	11月24日舉辦國軍101年度醫護人員持續教育「公共衛生學組」專題講座，主題為「國軍官兵生活場域之健康促進－飲食健康、體重控制與體適能促進計畫與實務」，邀請臺大生化科技學系黃青真教授、臺灣營養基金會吳映蓉執行長、強力適能瑜珈創辦人陸文灝老師專題演講。 12月19日公衛系團隊（林金定教授、周雨青助理教授、林藍萍博士後研究員、李培瑄研究生）執行臺北市衛生局「101年度推動健康照護機構參與健康促進工作計畫」，積極輔導臺北市十五家醫院推動「健康促進醫院」方案，榮獲衛生署國民健康局101年度「減重績優輔導團隊」獎。
2013	5月3日本學系與臺灣老人保健學會合辦「邁向衛生福利大國：臺灣老人長期照顧機構之發展與挑戰」研討會。 6月11日本學系舉辦大學部畢業座談會，邀請各軍種畢業系友與畢業生經驗分享。 11月24日舉辦國軍102年度醫護人員持續教育「公共衛生學組」專題講座，主題為「國軍官兵生活場域之健康促進－環境危害、風險評估與管理之健康促進實務」，邀請臺大食品科技研究所沈立言教授、臺大公衛學院吳焜裕教授、主婦聯盟基金會陳修玲老師、財團法人食品工業發展研究所陳陸宏副所長專題演講。
2014	5月8日學系與臺灣老人保健學會協辦「長期照顧服務法：我國長期照顧制度的變革與展望」學術研討會。 5月28日本學系舉辦研究所畢業生座談會，邀請產官學界畢業校友回校經驗分享。 7月28日本學系舉辦大學部畢業座談會，邀請各軍種畢業系友與畢業生經驗分享。
	重要記錄
1947	社會醫學系下設社會學、心理學、公共衛生學等組，系主任為李宣果先生。
1953	為便於學生實習公共衛生，經選定臺北郊區木柵鄉，建立公共衛生實驗區。由社會醫學系主辦，並與臺北縣基層建設中心及農村復興委員會合作，辦理社會調查，舉辦鄉村衛生業務。
1964	6月由社會醫學系負責規劃，與護理學系及陸軍第8865醫務所共同成立「健康中心」，以支援本學院官員生兵之健康照顧，同時亦是一教學與實習場所。由院長盧致德先生募款籌建，並由李宣果先生兼任健康中心主任。
1966	彭達謀副院長退伍。5月本學院設立「社會醫學研究所」，由張禹罕先生擔任「社會醫學系」及「社會醫學研究所」主任，並訂於本年8月份招考第一期研究生六員。

1967	8月本學院與臺北市政府衛生局合辦「古亭區衛生實驗中心」負責醫學系和護理學系的公共衛生實習,以及古亭區十個里民的公共衛生服務;由盧傑先生兼任實驗中心主任,並由臺北市政府衛生局支援兩名公共衛生護士。
1968	11月24日社會醫學研究所首屆畢業生五員。
1977	8月本學院與臺北市政府衛生局合辦「木柵區衛生所」負責木柵區之公共衛生服務與鄉村公共衛生的實習。
1978	開辦公共衛生學系:為培育國軍醫勤幹部專業人才,強化軍醫體系中醫療保健與預防服務的架構功能、提昇國軍醫勤幹部的素質,將社會醫學系改稱為公共衛生學系,趙秀雄教授擔任系主任。4月1日郭鐘隆老師至本院服務。
1979	開始招收大學部學生,公衛第一期招生學生三十五員。
1980	由臺大公衛系、師大衛教系及國防公衛系主辦第一屆衛生盃聯誼競賽。7月劉紹興老師至本系服務。
1981	因衛生勤務專科班恢復招生,公共衛生學系的教育宗旨定位於「培養國軍公共衛生的專業人才,以執行國軍預防醫學及軍醫行政工作」。
1983	5月劉紹興老師赴美國哈佛大學進修職業醫學碩士至1984年5月。7月1日起開始實施國防醫學院與三軍總醫院合併改編作業──將現有學系間之層次明確區分,計分為醫、牙、藥、護、公衛五個學系,衛生勤務專科,並增設研究部,其餘原稱「學系」之教學單位,均改稱「學科」。8月孫建安老師、白璐老師至本系服務。12月7日院長率領李教育長牙醫學系主任、藥學系鍾主任、公衛系趙主任等訪問陸軍第六軍團軍醫組及衛生營等單位,並與校友會舉行座談會。
1984	7月劉紹興老師赴美國約翰霍普金斯大學進修職業醫學博士至1988年2月。譚開元老師擔任系主任。
1985	3月全系師生策劃「防癌列車」活動計畫書,由孫建安老師帶隊。8月趙秀雄主任轉往臺北榮民總醫院服務。8月1日高森永老師、吳德敏老師至本系服務。8月2日「防癌列車」宣導活動在信義聯勤外事俱樂部召開記者會,並展開相關後續活動。9月1日白璐副教授兼所長至1994年6月。
1986	社會醫學研究所奉准更名為公共衛生學研究所,培育公共衛生教學、研究與管理等各類專才,下設公共衛生行政學組、流行病學組、公共衛生營養學組,由趙秀雄教授擔任學系主任及研究所所長。7月暑期山地醫療服務隊由陳麗美老師、高森永老師帶隊赴新竹縣尖石鄉實施義診及衛教家訪,院長潘中將授旗並親赴山區慰勉。9月辜志弘老師至本系服務、孫建安老師赴美國德州大學公共衛生學院流行病學系進修碩士至1987年12月。

1987	8月1日申慕韓老師至本系服務。石曜堂老師擔任系主任。12月孫建安老師獲美國德州大學公共衛生學院流行病學系碩士。
1988	2月劉紹興老師獲美國約翰霍普金斯大學職業醫學博士學位。8月1日陳麗美老師擔任系主任。9月1日李美璇老師至本系服務、祝年豐老師至本系服務。
1990	8月20日高森永老師至美國南卡羅萊納州立大學進修博士1993年4月19日。
1991	4月石曜堂教育長外職停役。8月劉紹興老師擔任三軍總醫院職病科醫師。9月孫建安老師赴美國約翰霍普金斯大學公共衛生學院流行病學系進修博士至1995年2月。
1992	公共衛生研究所於流行病學組增設職業組，以培育職業病防治的教學與研究人才。
1993	4月19日高森永老師獲美國南卡羅萊納州立大學衛生行政哲學博士。8月1日楊燦老師至本系服務。8月徐尚為老師美國杜蘭進修博士學位至1997年8月。
1994	7月1日陳麗美主任任期屆滿，奉核由白璐副教授繼任；原白璐副教授兼任公衛研究所長職奉核定由林芸芸副教授兼任。8月劉紹興老師赴美國約翰霍普金斯大學進修半年之分子生物實驗技術研究、吳德敏老師赴美國杜蘭大學公共衛生學院生物統計學系進修碩士至1995年12月。8月31日辜志弘老師赴美國哈佛大學公共衛生學院進修環境流行病學碩士及環境職業衛生博士至1999年6月。9月15日客座教授Dr. Arden Miller來臺，高森永老師負責規劃，9月16日、23日各舉辦二場演講。9月1日朱基銘老師至本系服務。11月1日張正二老師調至本系服務。12月10日全國公衛盃獲男排、女排總冠軍。12月21日美國明尼蘇達教授演講生物統計及衛生政策管理。
1995	1月吳孟娜助教到職。 1月5日榮團會「毋忘在莒」典型表揚人選：楊燦老師。 2月1日賴錦皇老師到職。 2月孫建安老師獲美國約翰霍普金斯大學公共衛生學院流行病學系博士。 2月本學系電腦教室建置「網威jim」。 3月美國杜蘭大學陳紫郎教授來訪，加強長期合作及雙向交流。 3月16日邀請國外學者Jame Romeis博士演講。 5月9日美國杜蘭大學學生Alison來系短期進修，由張正二及林金定老師主帶。 6月1日白璐副教授兼系主任及所長至1997年6月。 7月1日舉辦聯歡會：歡送老師出國進修、研究生送舊及師生聯誼，排球賽，聚餐及KTV比賽。 8月1日林芸芸所長榮退。

1995	9月李美璇老師美國哈佛大學公衛學院營養學系短期進修至1996年9月、祝年豐老師赴美國哈佛大學進修博士學位至2000年2月28日。 10月17日邀請國外學者朱明若教授演講：社區發展。 12月25日吳德敏老師獲美國杜蘭大學公共衛生學院生物統計碩士。
1996	1月8日大陸醫學院校長及教授訪問團來訪。 5月1日顧天倫老師退伍。 5月31日至6月1日與醫療品質協會合辦「國軍醫務管理實務持續教育研討會」，由高森永老師負責籌備，地點：介壽堂。 7月16日趙秀雄主任榮陞臺中榮總院長。 7月20日石曜堂主任榮陞省衛生處處長。 8月1日王運昌老師至本系服務。 10月1日譚開元副院長外職停役。 10月林金定老師赴澳洲格理菲斯大學進修博士學位至2000年4月。
1997	86學年度起開始招收自費生。 2月18日邀請國外學者Dr. Amidon專題演講：The Emerging Care Continuum for Health Services in the US。 8月1日劉紹興老師擔任系主任至2003年6月30日。 9月1日高森永老師兼美國南卡羅萊納州立大學副教授、賴錦皇老師赴美國約翰霍普金斯大學流行病學系進修博士學位至2002年6月。 10月林春蓮助教出國進修至12月。 10月31日吳孟娜助教離職。 11月1日周一琴助教至本系服務。 11月24日軍醫大會主題為「國軍醫療體系之前瞻」，由本系主辦，高森永老師負責籌劃。
1998	6月3日高森永老師應邀赴陸軍總司令部於陸軍87年度第二次軍事學術研討會中發表「全民醫療系統對陸軍支援之前瞻」。 7月1日楊燦老師國內進修美語至1998年12月。 9月14日朱基銘老師德國進修至2001年9月14日。 9月24日高森永老師撰文「從美軍變革經驗論國軍醫療體系之革新契機」經評選為國軍第二十五屆軍事著作銅像獎，獲國防部頒獎座及獎金10萬元；（87）戍成字第四〇三七號。
1999	5月12日辜志弘老師獲美國哈佛大學公共衛生學院環境職業衛生博士。 8月劉紹興老師美國短期進修至2000年1月。 9月1日李美璇老師赴美國哈佛大學公共衛生學院營養系帶職帶薪自費短期進修6個月。 9月柴惠珍老師自本系調至國防部通信電子資訊局系統資訊處資訊作業參謀官服務。 9月12–27日朱基銘老師代表學系邀請國外專家者德國海德堡大學Thomas Wetter教授蒞院演講。

1999	10月6日系會決議由公共衛生學會發起之921地震災區重建工作，本系認養太平及霧峰兩鄉鎮，白璐老師、孫建安老師及郭鐘隆老師代表出席10月9日在臺大開會。 10月11日學系為第一梯次搬遷內湖新址—民權東路6段，楊燦老師負責搬遷任務編組，實驗室部分由楊燦老師、徐尚為老師及林春蓮助教負責，二樓圖書室由王運昌老師、申慕韓老師及吳德敏老師負責。 11月18日慶祝公衛系創系二十週年，大一學生發起植樹愛校活動，因藥學系張溫良老師負責院區植樹計畫，由徐尚為老師負責與其聯絡植樹事宜。 12月11–12日第二十屆全國公衛盃於臺北醫學院舉行，獲男子排球冠軍，拔河亞軍。
2000	9月6日為倚重趙秀雄教授的辦學、教學與實務經驗，系評會委員全體一致同意建請敦聘趙教授為本學院榮譽教授。 9月16–29日賴錦皇老師代表學系邀請國外專家者Jouni Jaakkola教授（瑞典Nordic公共衛生學院）蒞院演講。
2001	6月30日公共衛生研究所於公共衛生行政學組下設衛生行政、醫務管理、健康行為科學三個分組，以配合社會需要，培育相關領域的教學與研究人才。 8月23–30日辜志弘老師代表學系邀請客座教授美國哈佛大學公共衛生學院生物統計學系Dr. Louise M. Ryan蒞院演講。 11月5日學系推薦教師教學績效特殊優良人員：教學輔導為白璐老師、教案編撰為林金定老師、輔教器材研發為李美璇老師。
2002	3月吳德敏老師赴美國阿拉巴馬大學伯明罕校區癌症研究中心訪問學者至2002年7月。 4月孫建安老師赴瑞典Lund University醫學微生物學系短期進修至2002年5月。 12月22–31日劉紹興老師代表學系邀請美國國家癌症研究中心（NCI）吳芬芬教授Ann W. Hsing為客座教授。
2003	2月1日徐尚為老師退休。 2月16日劉紹興老師轉文職教師。 3月1日楊燦老師赴芬蘭赫爾辛基大學短期進修至2003年8月。 4月17–29日高森永老師代表學系邀請美國南卡羅萊納州立大學公共衛生學院資深榮譽教授Dr. Roger L. Amidon教授為客座教授。 7月1日劉紹興老師借調國衛院一年至2004年6月。 7月31日孫建安老師、高森永老師、辜志弘老師服役二十年獲頒銀色榮譽徽章。 8月1日郭鐘隆老師退休。 11月1日榮建國老師至本系服務。 11月3日挪威安全推廣中心Yousif Rahim蒞系演講。

2003	11月14–22日林金定老師代表學系邀請澳洲格理菲斯大學公共衛生學院教授、碩士班主任、環境與人群健康研究中心主任、世界衛生組織西太平洋地區健康促進與健康城市計畫顧問朱明若Cordia M. Chu教授為客座教授。 12月1日孫建安老師兼系主任。
2004	3月王運昌老師德國短期進修至5月。 4月20–26日楊燦老師代表學系邀請客座教授加拿大Dr. Stephen D. Walter蒞院演講。 9月1日林金定老師短期進修至2005年1月。 12月18–19日第25屆全國大專院校公衛盃於本學院舉行，獲壘球亞軍、大隊接力季軍、女排亞軍、男排冠軍、男籃亞軍、女籃亞軍、拔河亞軍。
2005	2月1日王運昌老師調新竹醫院服務。 8月1日楊燦老師退伍至屏東美和技術學院擔任教師。 8月15日李美璇老師澳洲短期進修至2006年2月10日。 10月17–21日賴錦皇老師代表學系邀請客座教授英國伯名罕大學職業環境醫學研究所教授及主任Dr. Jouni Jaakkola及Dr. Maritta Jaakkola蒞院演講。
2006	1月11–23日辜志弘老師接受美國哈佛大學David Christiani教授指導之五位研究生來臺參訪。 3月16日賴錦皇老師赴英國伯明罕大學短期進修至2006年8月13日。 5月29日–6月3日李美璇老師代表學系邀請客座教授（國際營養聯盟前任主席）Prof Mark L Wahlqvist蒞院演講。 7月16日榮建國老師退伍。 8月3日申慕韓老師退伍。 10月1日孫建安主任調預醫所副所長、高森永教授代理系主任。 10月2日美國CDC事故傷害預防組副組長Dr. David A. Sleet蒞系演講：行為科學在傷害預防中的角色。 10月25日–11月5日朱基銘老師代表學系邀請德國海德堡大學醫學資訊學系Thomas Wetter教授蒞臺短期演講、座談及參加亞太醫學資訊學術國際會議（APAMI）。 12月1日高森永老師兼系主任。
2007	1月10–25日辜志弘老師接受美國哈佛大學Dr.David Christiani教授指導之九名研究生來臺參訪。 3月5日林金定老師代表學系邀請澳洲Griffith大學環境與人口健康中心主任暨公衛學院朱明若教授蒞系演講：21世紀跨文化移民世代之醫療服務，會後與全系老師座談，商討合作計畫。 3月23日加拿大Dalhousie大學健康照護系魯學孟助理教授（公衛1期）蒞系簡介加拿大公共衛生教育資訊。 5月16日少校教師周雨青博士到職。 6月1日中校教師蘇遂龍博士到職。

2007	6月20日中校教師簡戊鑑博士到職。 8月1日白璐老師退休。 11月8日哈佛醫學院附設貝氏以色列教學主治醫師及社區醫學組組長Dr. Lucy Chie蒞系演講，講題：Maternal Mortality國際衛生在公共衛生所扮演之角色。 11月21日加拿大溫哥華大學流行病學與社區醫學部Dr. George A. Wells教授蒞系演講。 11月21日英國倫敦學國王學院精神科教授Dr.Nick Bouras來訪，指導身心障礙研究計畫與國際交流。 11月21日澳洲Griffith格理菲斯大學環境與人口研究中心教授朱明若來訪，指導老人跌倒整合性防治計畫研究合作事宜。 12月7日高森永主任與教務處承參林燁庭少校至國防部軍醫局與聯合後勤學校後勤分部協調，同意配合本學院公衛27期學生（十三員）暑假提前二週，並於0714至0905前往聯合後勤學校後勤分部接受為期八週的中級緊急救護技術訓練；同意配合本學院公衛28期學生（十二員）衛勤教育提前於一升二年級的暑期實施。
2008	1月1日與Dr. Leiyu Shi（Professor, Health Policy and Management, SPH, Johns Hopkins University; Co-Director, Johns Hopkins Primary Care Policy Center）洽談雙方學術交流與師生互訪事宜。 1月8日院長同意公衛27期學生（十三員）暑假提前二週，並於0714至0905前往聯合後勤學校後勤分部接受為期八週的中級緊急救護技術訓練；院長同意公衛28期學生（十二員）衛勤教育提前於1升2年級的暑期實施。 2月15日林金定老師赴美國約翰霍普金斯大學醫務管理研究所基層醫療保健研究中心短期進修至8月15日。 3月17日美國哥倫比亞大學教授Dr. Robert L. Hamilton蒞院專題演講。 3月31日劉紹興老師退休至國家衛生院服務。 5月12日於味全埔心牧場舉辦全系導生活動。 5月21日簡戊鑑老師赴美國約翰霍普金斯大學研究所短期進修至8月31日。 5月23日邀請美國約翰霍普金斯大學教授兼主任Dr. Shi Leiyu蒞院專題演講，並代表約翰霍普金斯大學基層醫療政策中心與三軍總醫院簽訂學術合作備忘錄。 6月2日邀請美國南卡羅來納大學榮譽教授Dr. Roger L. Amidon專題演講。 9月8日於基隆嶼舉辦全系導生活動。 10月6日邀請印尼大學Dr.WidjajaLukito蒞系專題演講。 10月20日林富宮助理教授報到。 10月31日97-7系評會委員通過推薦本學系退休教授石曜堂將軍候選本學院榮譽教授，石將軍現職為臺灣醫務管理學會理事長以及亞洲大學講座教授。

2008	11月20–29日邀請美國約翰霍普金斯大學彭博公共衛生學院暨基層醫療政策中心主任Dr. Leiyu Shi客座教授蒞系短期訪問。 11月24日與美國約翰霍普金斯大學基層醫療政策中心簽訂學術合作備忘錄—雙方簽署學術合作備忘錄（MOU）假圖書館中庭舉行，院長及該中心主任石磊玉教授主持，並邀請軍醫局局長范中將及臺灣醫務管理學會理事長石曜堂博士蒞臨致詞，院內一級主管及教師代表出席觀禮。 12月13–14日第二十九屆全國大專院校公衛盃於臺北醫學大學舉行，榮獲壘球季軍，羽球季軍。
2009	1月8日院長通過提報Dr. Leiyu Shi為合聘教授。 2月16日於桃園龍潭小人國舉辦全系導生活動。 7月1日林春蓮助教退休。 7月25日朱基銘老師代表學系邀請客座教授：Hans Bernd Bludau, Dept. of Bioinformatics Techincal University of Braunschweig。 8–11月賴錦皇老師赴美國約翰霍普金斯大學環境衛生科學研究所進修。 9月1日高森永主任榮升教務處處長。 10月1日林金定教授兼代理系主任。 11月22–28日朱基銘老師獲國科會補助邀請英國Wellcome Trust Sanger Institute研究員Nicole Soranzo來臺短期講學。 11月23日公衛系三十周年擴大舉辦系友回娘家。 12月11–13日第三十屆全國大專院校公衛盃於花蓮慈濟大學舉行，獲壘球競賽亞軍、羽球競賽亞軍。 12月14–18日朱明若客座教授蒞系演講。 12月18日學院山地醫療服務隊參加行政院青年輔導委員會舉辦「98年區域和平志工團績優團隊全國競賽」，榮獲健康服務類組社區貢獻獎，由四年級 PH27劉律寬（山服隊隊長）代表學院山服隊接受馬總統頒獎。
2010	1月1日林金定教授兼系主任。 1月4日舉行公衛系全體導師會議，由導師、隊職官、心輔室老師共同參與討論學生輔導狀況。 4月17–18日聯合導生活動於金山青年活動中心舉行全系大露營。 5月3–4日高等教育評鑑中心蒞院系所評鑑。 6月1日舉行公衛系全體導師會議，由導師、隊職官、心輔室老師共同參與討論學生輔導狀況。 7月25日–8月13日PH30蔡沛然參加柬埔寨西哈努克城國際志工服務團。 7月29–8月11日PH30白育丞、許秀卿、孟純德、梁哲瑋參加中華民國紅十字會青年志工印尼服務隊。 8月20日林金定主任舉辦夏日系遊，帶領全系師生眷屬三十餘人，參訪「三峽春暉啟能中心」、滿月圓生態健行及三峽老街文化之旅。

2010	11月8日本學系與三總健康管理中心合辦「99年度春暉啓能中心健康檢查」活動，於三峽春暉啓能中心舉行。 11月12–18日本學系邀請美國國家衛生研究院資深臨床研究醫療官員Soju Chang醫師至本學系訪問。 12月11–12日第三十一屆全國大專院校公衛盃於中山醫學大學舉行，獲羽球比賽全國第二名、壘球比賽全國第四名。 12月22日系學會主辦冬至湯圓大會於交誼廳舉行。
2011	1月10日舉行公衛系全體導師會議，由導師、隊職官、心輔室老師共同參與討論學生輔導狀況。 2月11日假陸軍聯誼廳舉辦春酒聚會。 4月30日公衛系聯合導生活動「生態文化之旅」參訪大溪花海、石門水庫、遊大溪老街。 5月30日舉行公衛系全體導師會議，由導師、隊職官、心輔室老師共同參與討論學生輔導狀況。 10月23日–11月1日賴錦皇老師代表學系邀請芬蘭University of Oulu客座教授Dr. Jouni Jaakkola及Dr. Maritta Jaakkola蒞系專題演講。 10月15–16日臺灣公共衛生學會、臺灣流行病學學會暨臺灣事故傷害預防與安全促進學會2011年聯合年會於臺大公衛學院舉辦，PH29林虹伶代表學系報告公共衛生系所實習經驗分享。 11月19日公衛系聯合導生活動於東北角舉行，騎單車遊草嶺古道及參訪蘭陽博物館。 11月26–27日籌辦身心障礙福利機構—春暉啓能中心2011年度健檢。 12月10–11日第三十二屆全國大專院校公衛盃於輔仁大學舉行，羽球比賽獲亞軍。
2012	2月於陸軍聯誼廳舉行公衛系春酒聯歡晚會。 2月20日邀請美國長堤加州大學社會工作學系終身榮譽教授李宗派教授蒞系專題演講。 4月29日於宜蘭五峰旗風景區、龍潭湖、宜蘭酒廠舉行聯合導生活動。 5月28日舉行公衛系全體導師會議，由導師、隊職官、心輔室老師共同參與討論學生輔導狀況。 7月23日–8月9日朱基銘老師帶領學生赴印度孟買擔任志工、PH32吳紹麒參加柬埔寨志工。 7月27日簡戊鑑老師8月1日榮退。 8月1日邱于容講師到職。 10月6–7日臺灣公共衛生學會、臺灣流行病學學會暨臺灣事故傷害預防與安全促進學會2012年聯合年會於臺中中山醫學大學舉行，由PH30蔡沛然代表學系進行公共衛生實習報告；本次公衛年會亦召開爭取公衛師立法記者會。 11月11日於新竹馬五督探索森林、靜心湖、內灣老街舉行聯合導生活動。 12月1日林富煌博士到職。 12月15–16日第三十三屆全國大專院校公衛盃於北師大舉行，羽球榮獲冠軍、壘球榮獲季軍。

2013	2月於陸軍聯誼廳舉行公衛系春酒聯歡晚會。 3月16日系主任交接，賴錦皇教授兼本學系第十任系主任。 5月1日布吉納法索國際學生Amadou及聖文森國際學生Rosmond至學系參訪。 5月26日聯合導生活動於苗栗工藝園區、苗栗老田寮客家美食館、明德水庫—老田寮庇護工場舉行。 6月「考選部專門職業及技術人員考試種類認定諮詢委員會」第一次召開審查會，經與會委員開會討論後，與會委員都認定「公共衛生師」為跨領域專業人才。 7月1日楊雅婷助教到職。 7月9日公衛學系宜蘭礁溪共識營。 7月21日至8月9日 林富煌老師帶領志工團赴印度。 8月16日黃翰斌博士到職。 10月6日公衛系聯合導生活動於土城桐花公園、承天禪寺舉行，並參觀大黑松小倆口工廠體驗DIY鳳梨酥。 10月19–20日臺灣公共衛生學會、臺灣流行病學學會暨臺灣事故傷害預防與安全促進學會2013年聯合年會於臺北醫學大學舉行，由PH31廖宇軍代表學系進行公共衛生實習經驗分享。 11月8日澳洲Griffith大學朱明若教授蒞校演講。 12月5日通過系所自我評鑑。 12月7–8日本學系主辦第三十四屆全國公衛盃，榮獲壘球冠軍及羽球冠軍。 12月23日朱基銘老師邀請日本濱松大學木村通男教授蒞系演講。
2014	2月21日於青青時尚花園會館舉行公衛系春酒聯歡晚會。 4月20日全系聯合導生活動於陽明山舉行。 4月26–27日公衛籃球系隊主辦第一屆公衛籃球錦標賽。 5月26日邀請美國約翰霍普金斯大學石磊玉教授蒞系專題演講。 6月7日公衛系舉辦系所二階段畢業典禮。 6月16日邀請美國聖路易大學公衛學院流行病學副教授張娟娟博士蒞系專題演講。 6月21日於陸聯廳陳麗美老師榮退餐會。 7月21日李信賢參與柬埔寨國際志工團、陳加恩參與泰國國際志工團至8月9日；林富煌老師帶領印度孟買志工團。 7月30日邀請俄國學者Skalny Anatoly V.史卡尼教授蒞系演講。 8月考試院第三次小組審查會認定「公共衛生師」屬專門職業及技術人員考試種類範疇通過。 8月首次編纂公衛系大學部學生手冊。

參考資料：國防醫學院院史、國防醫學院沿革史續編、公衛系大事紀要
填寫日期：2014年9月2日。編寫人：賴錦皇、楊雅婷

陸・預防醫學研究所

項目 年份	創設時間
	依據文令： 奉參謀總長賴上將1971年6月10日復康字第756號令核示「貴院第一試驗所籌備小組准依任務編組方式實施並希立即展開作業」。
1972	正式成立3月1日。
發展歷程	
1971	6月16日成立第一試驗所籌備小組。
1972	3月1日正式成立本所（國防醫學院第一試驗所）。
1980	6月更名為預防醫學研究所。
1986	10月3日將各學組賦予代號為第一學組、第二學組……至第六學組。
2000	國防醫學院改隸為國防大學國防醫學院。
2006	國防醫學院脫離國防大學，恢復為國防醫學院。
2008	7月1日動物學組正式更名為實驗動物中心。 7月1日六學組合併為兩大學組一中心（生物偵檢暨監測學組、生劑研發暨產程學組、實驗動物中心）。
2011	12月完成實驗動物中心現代化設施設備更新。
主管遞嬗	

第一任	陳尚球所長	1972.03.01–1972.09.30
第二任	潭增毅副所長代理所長	1972.10.01–1972.11.15
第三任	戴佛香所長	1972.11.16–1978.04.30
第四任	盧信祥所長	1978.05.01–1985.12.31
第五任	林俊士副所長代理所長	1986.01.01–1986.01.31
第六任	張立人所長	1986.02.01–1994.09.15
第七任	王天美所長	1994.10.01–1996.04.01
第八任	葉明陽所長	1996.05.16–1998.06.30
第九任	張書成副所長代理所長	1998.07.01–1998.08.31
第十任	蕭孟芳所長	1998.09.01–2000.09.15
第十一任	蔣先元副所長代理所長	2000.09.16–2000.12.31
第十二任	劉鴻文所長	2001.01.01–2003.07.31
第十三任	蔣先元副所長代理所長	2003.08.15–2003.10.31
第十四任	陳安所長	2003.11.01–2006.11.30
第十五任	孫建安所長	2006.12.01–2008.07.31
第十六任	朱德明所長	2008.08.01–2010.08.02

第十七任	賴振宏所長	2010.08.03–2012.05.02
第十八任	王有欽副所長代理所長	2012.05.03–2012.06.30
第十九任	于承平所長	2012.07.01–2014.07.31

光榮事蹟	
1999	11月協助農委會家畜衛生試驗所檢驗馬匹炭疽感染。
2002	2月開發炭疽胞子快速偵檢紙碟，提供美國911事件炭疽污染信件檢測。
2003–2004	支援SARS研究。
2004	陸軍官校群體發燒事件防治。 澎湖海軍戰二營O1霍亂弧菌污染事件防治。 中正預校集體腹瀉事件調查。 開發炭疽桿菌及鼠疫桿菌即時定量PCR快速偵檢系統及鼠疫桿菌分子分型方法。
2004–2006	製備完成鼠疫疫苗約10萬劑。
2004–2008	製備完成牛痘疫苗約35萬劑。
2005	成功建構大腸桿菌重組菌株，量產鼠疫F1及Vi抗原。 成功切換不同減毒沙門氏菌及載體，開發鼠疫口服疫苗。 國軍飛彈中心勤務場集體腹瀉事件檢測調查。
2006	研發Y.pestis、F.tularensis、Br.spp、Bu.pseudomallei、Sal.spp的即時定量PCR快速偵檢系統及Y.pestis、Sal.spp分子分型方法。 臺閩地區流行病學調查與研究。
2007	臺閩地區恙蟲病立克次體病之調查研究。
2007–2008	開發鼠疫鼻腔免疫疫苗。 研發Salmonella、Shigella、Vibrio及E.coli O157之即時定量PCR快速偵檢系統。
2008	禽流感病毒（H5N1）疫苗研發與應用。 完成實驗室生物意外事件「緊急應變」作業演練工作，並作成DVD光碟記錄。 完成P1～P3實驗動物操作人員保定、麻醉、免疫注射及各部位抽血等實驗動物操作技術訓練，並作成DVD光碟記錄。
2008–2013	戰備疫苗及抗毒血清之生產以及儲備。
2009–迄今	與疾管局合作檢測第四級特殊致病原偵檢。
2010	完成P3動物實驗室靈長類動物專用操作隔離箱，多種實驗動模式使用附件研發，提高使用率及人員操作安全。

	完成特殊實驗動物模式—雪貂之繁殖、實驗技術評估：哺育槽箱設計、雪貂繁殖飼育、雪貂飼育籠改良、雪貂實驗保定籠設計開發、雪貂實驗技術改良。
2010–2013	高傳染性致病原之快速同步偵檢套組研發。
2011	完成ABSL–3操作隔離箱動物實驗技術開發及長時間動物實驗及操作方法開發。 H1N1流感疫苗之開發。 自動解毒針之異常毒性試驗。
2011–2012	獲GLP認證執照二張。 新型疫苗載體之研發，刊登於IF > 5之期刊雜誌 Acta Biomaterialia。
2012	1月實驗動物中心對各生物安全等級感染性動物實驗進行被委託計畫（國光、國衛院、疾管署、法務部）。 4月實驗動物中心取得ISO9001：2008品質管理系統認證證書。
2012–2013	支援疾管局、國衛院實驗室生物安全教育訓練師資。 支援H5N1流感疫苗之動物試驗。

執行國軍生物防護任務及教育訓練。
1.負責生物整合偵檢系統（BIDS）保修、定期演練。
2.2009–2010協助建置國軍重要指揮所生物預警設施。
3.2011年12月13–15日協助化校規劃生物防護應變研習營教育訓練。
4.協助疾管局生物防護教育訓練。
5.擔任生物防護訓練班教官。

執行特殊致病原收集保存與疫病（鼠疫、立克次體、Q熱等）調查：
1.疫情調查及病原菌之分離。
2.金門馬祖等營區進行12次（鼠疫、立克次體、Q熱等）疫情及其流行病學調查。
3.緊急疫情調查（林口電訊發展室環境恙蟲病偵檢）。
4.建立流感病毒監測合作模式（國醫保健字第1000004221號）。
5.負責H1N1偵檢，赴馬防部協助進行H1N1新流感調查。

先進快速生物戰劑偵檢試劑之研發：
1.產製快速偵檢紙牒（SEB、肉毒桿菌、炭疽毒素、蓖麻毒素）。
2.偵檢紙牒（SEB）通過專利認證（新型M399146）。
3.研究成果論文發表於國際期刊（sci）12篇。

生物疫災偵檢及應變機制建立：
1.2010年參與執行「國軍春節期間加強災害防救」專案計畫，負責生物反恐相關戰備整備。
2.「032–第三級生物安全實驗室」通過國家認證獲准啟用。
3.P4實驗室設備更新，舉辦P3/P4實驗室教育訓練、授予合格證照。
4.通過疾管局年度P3/P4生物安全實驗室查核。

配合國家防疫政策，執行H7N9疫苗開發非臨床前動物實驗。
國軍戰備用疫苗先導工廠舊廠搬遷、新廠建置、試運轉、文件系統建置、產線優化等。

重要記錄	
1975	12月一號樓興建工程完工。
1982	12月3日地下儲藏室工程完工。
1986	6月25日營門道路改善及崗哨大門遷移工程完工。
1987	12月23日憲兵排興建工程完工。
1989	9月29日中正樓興建工程完工。
1990	5月7日全營區給水、電力、電信整合工程完工。
1991	10月1日三號樓興建工程完工。 11月18日焚化爐興建工程完工。
1993	5月1日馬場、馬廄及運動場整修工程完工。 5月27日陽明園興建工程完工。
1995	3月17日四號樓整修工程完工。 3月18日勵志館整修工程完工。
2003	國內發生SARS疫情，本所在陳水扁總統親自指定下，負責SARS疫苗研發工作。5月13日陳總統蒞臨視導SARS防疫研發情形，後本所並首度邀請衛生署、中央研究院等單位之防疫人員前來參訪。
2004	3月納莉風災三號樓邊坡改善完工。 8月017 P3動物實驗室啟用。 12月營區安全監控系統完工。
2009	6月032實驗室啟用。
2011	12月完成實驗動物中心現代化設施設備更新。
2013	3月建立獸魂碑。 6月11日馬英九總統於端午節前夕前往視導，督訪本所負責相關生化防護作戰等事務，同時也慰勞參與H7N9防疫與疫苗研製，並且視導在病毒防護等研究領域的成果。

填寫日期：2014年8月15日。編寫人：孔維揚

柒・生命科學研究所

年份 \ 項目	創設時間
1992	1月奉教育部及國防部核准成立。

發展歷程
生命科學研究所之成立,緣起於本學院前院長蔡作雍院士、馬正平院長、中央研究院前院長吳大猷院士、前生物醫學科學研究所所長吳成文院士等大力推動下,於1992年正式成立。設立的主要目的是在培養具有國際觀之生命科學研究人才,並發展與國際接軌之生命科學跨領域研究。於1997年7月時,國家衛生研究院加入本所為共同合辦單位。2003年7月與中央研究院分子生物研究所合作成立國際研究生「分子與細胞生物學」學程。現有分子暨細胞生物組、系統生物組、社會生物組、生物科技與化學生物組以及理工生物學組。

主管遞嬗
歷任所長包括尹在信院長、馬正平院長、李賢鎧院長、沈國樑院長、張聖原院長、陳宏一代院長、王先震院長、張德明院長、于大雄院長等,目前由司徒惠康院長擔任所長。

光榮事蹟	
2011	經財團法人高等教育評鑑中心基金會「99年度大學校院系所評鑑認可審議委員會」通過認可。 歷年學生獲得傑出貢獻獎項如下: (1)王民寧獎: 第四屆研究生洪良宜同學,榮獲「第十一屆王民寧獎」之「國內醫藥研究所博士班優秀論文獎」第二名。 第九屆研究生宋向軒同學,榮獲「第十四屆王民寧獎」之「國內醫藥研究所博士班優秀論文獎」第一名。 第八屆研究生許惠真同學,榮獲「第十五屆王民寧獎」之「國內醫藥研究所博士班優秀論文獎」第一名。 第九屆研究生陳威儀同學,榮獲「第十六屆王民寧獎」之「國內醫藥研究所博士班優秀論文獎」第二名。 第十一屆研究生王書品同學與國際研究生第二屆張翔毓同學,分別榮獲「第十九屆王民寧獎」之「國內醫藥研究所博士班優秀論文獎」。 (2)永信李天德醫藥科技獎: 第十一屆研究生賴銘志同學,榮獲「第一屆永信李天德醫藥科技獎」之「傑出論文獎董事長特別獎」。 第十屆研究生陳政男同學及第十四屆研究生羅鈺惠同學,榮獲「第二屆永信李天德醫藥科技獎」之「傑出論文獎」。 第十二屆研究生蔡國旺同學,榮獲「第三屆永信李天德醫藥科技獎」之「傑出論文獎」。

2011	第十屆研究生王嘉嫃同學及第十三屆研究生趙需文同學,分別榮獲「第四屆永信李天德醫藥科技獎」之「傑出論文獎」。 第十二屆研究生吳瑞昇同學、蔡旻倩同學與國際研究生第二屆何承訓同學,分別榮獲「第五屆永信李天德醫藥科技獎」之「傑出論文獎」。 第十一屆研究生林秋宏同學與第十五屆研究生林峯銘同學,分別榮獲「第六屆永信李天德醫藥科技獎」之「傑出論文獎」。 (3)國家創新獎: 第十五屆研究生呂瑞旻同學,榮獲「第八屆國家創新獎學生組」。

填寫日期:2014年7月30日。編寫人:李慧真

捌・醫學系醫學科學研究所

年份　　項目	創設時間
1982年。	

發展歷程
本所自1982年創立以來即以學院及教學醫院全體師資通力合作、整合，共同培育醫學教育及研發人才為主要目標與努力方向。自2001年起，本所訓練學程進一步劃分為臨床醫學與基礎醫學兩組，成為完整之醫學科學博士訓練中心。2002年成立本所學術委員會，由院長遴聘學院中資深且具學術代表性教授共同組成；擘劃本所教學、研究、服務等發展方向，並指導本所實際運作與督核執行成效。2007年起，建立本學院各碩士班研究生直升醫科所機制，並於2008年於基礎醫學組下增設牙醫、藥學、護理、公共衛生學等組。

主管遞嬗		
第一任	蔡作雍所長	1982.08–1983.02
第二任	陳光耀所長	1983.02–1989.05
第三任	盧信祥所長	1989.05–1995.02
第四任	丁予安所長	1995.02–1997.05
第五任	沈建業所長	1997.05–1999.06
第六任	劉鴻文所長	1999.07–2001.01
第七任	朱堂元所長	2001.01–2005.08
第八任	司徒惠康所長	2005.09–2009.02
第九任	汪志雄所長	2009.03–2009.10
第十任	陳安所長	2010.02–2011.07
第十一任	武國璋所長	2011.09–迄今

光榮事蹟	
2013	楊松昇老師獲得國科會吳大猷先生紀念獎、財團法人永信李天德醫藥基金會青年醫藥科技獎。
2014	楊松昇老師獲得中央研究院年輕學者研究著作獎。

重要記錄	
1982	採用美制臨床醫學博士訓練學程，以醫學系畢業生為教育對象，畢業授予醫學博士（Doctor of Medical Science）。
2001	成立「臨床醫學組」及「基礎醫學組」，畢業授予哲學博士（Doctor of Philosophy）。
2002	成立學術委員會。
2007	設立直升甄試機制。

2008–2009	進一步在臨床醫學組下增設醫學及牙醫學組,在基礎醫學組下增設藥學、護理、公衛及生命科學組。
2009	獲得招收軍職公餘進修生。

填寫日期:2014年7月30日。編寫人:楊松昇

玖・微生物及免疫學科暨微生物及免疫學研究所

年份＼項目	創設時間
1978	5月微生物學系。
1983	7月微生物及免疫學科。
1986	微生物及免疫學研究所。

發展歷程

國防醫學院微生物及免疫學科之沿革，應溯自1947年由軍醫學校與陸軍衛生勤務訓練所合併改組成立前之組織。軍醫學校歷史久遠，其早期之編制及人員動態已湮沒難考。抗戰後遷至貴州安順時期，在醫科基礎醫學部設細菌學系及實驗室，系主任李振翩，其下有葉宗藩、彭淑景、江先覺、蔡宏道、顧德鴻、向近敏等教官。細菌學系後並增設血清疫苗製造所，以產品供應軍民需要。陸軍衛生勤務訓練所則於軍醫科之病理生物形態系分設病理組、細菌組、寄生蟲組，系主任林飛卿，主任教官葉天星，教官陳鴻珊等。

1947	6月，兩大軍醫教育訓練機構合併改組為國防醫學院，在醫科之下有病理學系，系下分：病理學組、寄生蟲學組、細菌學組、實驗病理組、病理化學組，編制教職員共四十七員，系主任孔錫鯤。細菌學組編制十七員，學組主任林飛卿，教官有葉天星、顧德鴻、戴佛香，助教趙子鵬、王雅香，佐理員楊德貞、汪霞英、陳甦、張啓遠、朱守一等。此外在研究發展單位衛生實驗院之下亦有細菌及血清學系、病理學系、血液血漿靜脈液系、生物化學系，系下各設組。細菌及血清學系，以林飛卿兼主任；濾過性毒組組長葉天星；血清組組長張簀，研究員余慶、王南田，佐理員張克儉；檢驗組組長王貴譽，佐理員徐崇德等。改組成立之始，員額尚多懸缺待補。國防醫學院遷臺後，編制修訂，教學部門分設十七個學系，衛生實驗院仍如舊制設組。十七個學系系下各仍分若干學組。醫學生物形態學系下分細菌學組、寄生蟲學組、病理臨診形態學組，全系編制四十五員。系主任許雨階，細菌學組主任嚴智鍾，其下有：方剛、戴佛香、王貴譽、曾君翰、田鴻錚、趙玉華、陳偉清等及佐理員莫穩、徐崇德、朱守一、張啓遠。而衛生實驗院雖仍設有細菌組等，但其業務重心已移醫學生物形態學系。其時醫學生物形態學系除上列細菌學組人員外，其他各學組教學人員有：葉曙、馬永濤、陳履鼇、范秉真、章德齡、朱邦猷、杜炎昌、童民樵、馮文江、陳茂支、呂曄彬、詹肇漢等。
1951	12月，國防醫學院奉命縮減編制員額，各學系皆不設組，細菌學仍為醫學生物形態學系主要課程之一。系主任許雨階，主要教學人員有：嚴智鍾、章德齡、馬永濤、戴佛香、王貴譽、朱邦猷、陳履鼇、范秉真、杜炎昌、劉如心、曹武銘、曾君翰、童民樵、詹肇漢等，分掌細菌學（微生物學）、病理學、寄生蟲學、檢驗學等教學。

1953	延聘自國外歸來之黃仁若教授任教短時期。此後組織形態無大變更，而人事則常有異動。
1966	本學院設立生物物理學研究所及社會醫學研究所。
1968	系主任許雨階以耆年退休，由戴佛香繼任。 成立醫學生物形態學研究所，在所下設微生物學組及熱帶醫學組，皆招收碩士班研究生。至1986年，將原醫學生物形態學研究所微生物學組提升為「微生物及免疫學研究所」，病理組及寄生蟲學組則升為「病理及寄生蟲學研究所」。
1972	當時醫學生物形態學系教學人員有：戴佛香（系主任）、韓韶華、劉如心、任天民、王心植、黃秀文、范秉真、劉銳中、江宏、朱邦猷、杜炎昌、劉宏璋、朱康初、崔靜亞、黃宏隆、張溟滄、丁明哲、王怡昌、羅新生。其中擔任微生物及免疫學課者為戴佛香、韓韶華、任天民、王心植、劉如心，助教丁明哲。
1978	5月，國防醫學院奉令以現行編組員額調整編組型態，由原十四個教學學系改編為二十二個學系，將醫學生物形態學系分立為：微生物學系、寄生蟲及熱帶病學系、病理學系，從此微生物及免疫學為獨立單位之學系。至1983年7月，完成三軍總醫院整編併入本學院作業，奉令將原稱學系之教學單位，均改稱為「學科」，以配合三軍總醫院之醫療作業，自此改稱「微生物及免疫學科」。

主管遞嬗
（一）醫科病理學系細菌學組時期

醫科李宣果科長
病理學系孔錫鯤系主任
林飛卿主任教官1947–1949

（二）醫學生物形態學系時期

醫學生物形態學系細菌學組
主任教官嚴智鍾（聘任）1949–1952
1952年以後，系下不設學組，課程分別由主任教官、教官擔任。
系主任許雨階1949–1968
系主任戴佛香1968–1978

（三）微生物及免疫學科（系）時期

1.微生物學系
　主任韓韶華　　　　1978–1980
2.微生物及免疫學系
　主任壽廉　　　　　1980–1983
3.微生物及免疫學科
　主任韓韶華　　　　1983–1984

主任丁明哲　　　　1984–1988
主任劉雨田　　　　1988–1992
主任葉明陽　　　　1992–1995
主任劉雨田　　　　1995–2001
主任廖經倫　　　　2001.11–2008.4
代主任司徒惠康　　2008.5–2009.4
代主任廖經倫　　　2009.5–2010.4
主任林雅雯　　　　2010.5–2013.11
主任廖經倫　　　　2013.12–迄今
〔註〕：研究所成立後，系（科）主任並皆兼所長職。

光榮事蹟

本學科及其前身醫學生物形態學系，先後任教人員，除已見上列人名外，歷年任職者：馬景辰、彭志綱、沈弘德、陳炳棋、周啓馥、李錦發、陳立光、熊映美、王德偉、張松山、梁惟信、郭濟芳、曹友平、萬祥麟、吳總明、蔣先元、趙祖怡、羅傅倫、廖經倫、李凡、司徒惠康、劉名達、李雪輝、陳小梨、趙安基、房樹生、林雅雯、林昌棋、莊依萍、高治華、詹益欣、宋柏儀、王志堅、陳安、蘇慶華、王智弘、陳錫洲、禢靖、林永崇等。此外，曾聘顏春輝、方剛、陳偉清等專家兼任授課。

(一) 本學科現行擔任課程：
　　1.大學教育：醫學系、牙醫學系、藥學系、護理學系、公共衛生學系學生之微生物學及免疫學學科全程課程及實驗。
　　2.研究所課程主要科目為：微生物學、病毒學、免疫學、腫瘤免疫學、應用微生物學、細胞分子生物學等，皆包括實驗與專題討論與技術運用。

(二) 研究發展：本學科人員除教學外皆致力於研究工作，歷年皆訂有研究計畫申請補助研究經費，分別獲得科技部、國防部、中央研究院、行政院衛生署、國衛院等機關支持，所有研究結果均發表於國內外學術期刊。研究主題以與微生物及免疫學相關問題為重心，如：B、C型肝炎病毒、人類乳突瘤病毒、流感病毒、登革病毒之生物特性，以遺傳工程發展盤尼西林醯酶、抗生素的生產研究，LAK細胞的生物特性與抗癌機制，利用單源抗體治療癌症，以LCL細胞為抗原表現細胞活化其特異之T淋巴細胞，登革熱病毒在免疫系統的生物特性，盤尼西林醯酶基因之表現，人類單源T細胞在器官移植及傳染病方面之研究，免疫毒蛋白之研究發展和抗腫瘤單源抗體之研究等。而最近利用現代分子生物學及遺傳工程技術之發展使得生物科技突飛猛進，本科人員因應此尖端技術，在分子醫學、免疫學、微生物學、生物學科技上致力創新研究，以配合國家科技政策與時代之進展。如：
葉明陽，應用融合瘤技術從事癌症之診斷治療。
劉雨田，應用遺傳工程技術尋找新抗生素及抗藥性基因之研究。
陳立光，從事對抗特異性抗原之T細胞選殖及日本腦炎疫苗之研發。
陳小梨，利用基因工程從事人類乳突病毒之分子病毒學研究。
曹友平，研究拓樸異構酶及新抗癌藥物。
蔣先元，從事單純疱疹病毒醣蛋白特性之研究。

廖經倫，新穎抗流感病毒及肺結核菌先導藥物優化開發、研發新穎疫苗及深入探討分子黃病毒學。

司徒惠康，以基因轉殖、基因操控方式研究自體免疫糖尿病及自體免疫相關疾病。

重要記錄

1. 韓韶華：致力於過敏病研究甚為深入，為推廣國內臨床過敏病診治效果，於1974年組成「財團法人過敏病防治基金會」，專門從事過敏原之調查研究及辦理臨床過敏病醫師訓練，於醫療事業貢獻甚大。韓韶華曾任國立陽明醫學院院長，陽明改制為大學，任首任校長。

2. 葉明陽：致力推動與中央研究院合作成立「生命科學研究所」，於1992年開辦博士班，招收研究生，並受聘為該所執行秘書。同年參與「國家衛生院」之籌劃，蒙行政院衛生署聘為規劃小組高級研究員，對醫學教育事業有貢獻。

3. 司徒惠康：致力於自體免疫糖尿病及自體免疫相關疾病之研究，榮獲國科會傑出獎，曾擔任國防醫學院教育長，生科所常執委、致力於推動與中研院及國衛院研究整合，提升研究能量，對學術研究有重要貢獻，目前擔任國防醫學院院長。

填寫日期：2014年8月8日。編寫人：林雅雯、詹益欣

拾‧醫學系航太及海底醫學研究所

項目 年份	創設時間
1987	奉核籌設航太醫學中心及海底醫學中心。
1989	奉國防部78.11.14（78）航桅字第1593號令核定成立航太醫學中心及海底醫學中心。
1993	奉國防部82.02.12（82）璞珠字第0231號令核定航太醫學中心及海底醫學中心列為國醫中心後續整建項目。
1995	奉國防部84.11.29（84）戊戢字第5366號令核定航太醫學中心及海底醫學中心修編為航太醫學研究所及海底醫學研究所。
1996	奉教育部85.04.29（85）高（一）字第85506548號函核准籌設航太醫學研究所及海底醫學研究所。
1997	奉教育部86.02.05（86）高（一）字第86011441號函核准航太醫學研究所及海底醫學研究所碩士班招生。
發展歷程	
研究所成立之初，兩所師資人才濟濟，航太醫學所及海底醫學所各有七名專任教師；且因教研任務上的需要，所有兩所教師都在三軍總醫院接受臨床專業訓練。	
1999	從水源院區搬遷至內湖院區，兩所共同使用主體大樓八樓西南區之教研空間。
2005	因國軍人員精簡計畫案實施後，師資逐漸流失，許多課程需要醫學系師資支援，乃在編制上修編改隸醫學系。
2008	兩所的教師編缺裁減至各僅剩三員；而實際教師人數更只剩航太醫學所三人和海底醫學所兩人。
2010	航太醫學研究所通過大學系所評鑑；海底醫學研究所則評為待觀察。奉國防部令核定航太醫學研究所及海底醫學研究所合併修編為航太及海底醫學研究所。
2011	奉教育部100.06.29臺高（一）字第1000111343號函核准整併航太醫學研究所及海底醫學研究所成立航太及海底醫學研究所。
2012	航太及海底醫學研究所通過大學系所評鑑追蹤評鑑。

主管遞嬗

(一) 航太醫學研究所

第一任所長	歐陽立上校副教授	1997–2000
第二任所長	吳怡昌上校副教授	2000–2002
第三任所長	周崇龍上校副教授	2003–2005
第四任所長	李敏輝上校副教授	2005–2008
第五任所長	何振文中校副教授	2008–2011

(二) 海底醫學研究所

第一任所長	牛柯琪上校副教授	1997–1999
第二任所長	林燈賦上校副教授	1999–2002
第三任所長	萬芳榮上校教授	2002–2009
第四任所長	黃坤崙中校教授	2009–2011

(三) 航太及海底醫學研究所

第一任所長	黃坤崙上校教授	2011–迄今

光榮事蹟	
1994	4月2日由牛柯琪博士發起籌備成立中華民國高壓暨海底醫學會，註冊登記成為內政部社團法人，並於1998年6月召開成立大會，選出第一屆理監事及理事長。自此海底醫學研究所主導全國潛水及高壓氧醫學之發展。本所牛柯琪主任曾任學會理事長，教師萬芳榮、康柏皇、黃坤崙、陳紹原、林燈賦等也都曾擔任學會秘書長，而包括海底所王賢和教師及航太所吳怡昌所長，都曾任學會理事。
1997	海底醫學研究所以任務編組方式，在三軍總醫院成立「海底暨高壓氧醫學部」，由本所第一任所長牛柯琪擔任部主任。
1998	6月海底醫學研究所主導籌備並成立中華民國高壓暨海底醫學會，領導全國潛水及高壓氧醫學之發展。本所教師牛柯琪曾任該學會理事長，教師萬芳榮、康柏皇、黃坤崙、陳紹原、林燈賦等也都曾擔任學會秘書長，而航太醫學研究所教師吳怡昌則是該醫學會現任理事長。
2008	11月24日：航太醫學研究所主辦第三十五屆軍醫大會。
2010	5月4日航太醫學研究所通過高等教育評鑑中心99年系所評鑑。 航太醫學研究所教師積極參與中華民國航空醫學會會務，並規劃及推動航空醫學專科醫師制度。
2011	航太醫學研究所教師李敏輝擔任中華民國航空醫學會秘書長，在理事長尹在信指導下，與教師何振文及朱信等共同草擬「航空醫學專科醫師甄審辦法」，送審並經行政院衛生署核備，致力推展航醫教育。

2012	4月9日航太及海底醫學研究所通過高等教育評鑑中心99年系所評鑑追蹤評鑑。 11月24日朱信老師獲得羅台華先生研究優良獎。
2013	9月18日華美軍陣醫學交流合作會議，航太醫學研究所報告自行研發模擬動暈症旋轉儀和模擬下肢負壓設備等研究教學設備，以及藉由這設備進行之實驗研究結果，受美軍方高度讚賞。 12月13日由本所教師支援的三軍總醫院高壓氧治療中心，以「重症高壓氧治療」通過生策會SNQ國家品質標章認證。
重要記錄	
1987	開始籌設航太醫學中心及海底醫學中心，籌備團隊包括時任空軍總醫院航太醫學研究發展組組長何邦立、航生官溫德生、左營海軍總醫院潛醫科主任牛柯琪、主治醫師李惠傑等人，並敦請專家學者包括夏威夷大學林玉鐘教授等擔任籌備顧問。
1988	醫學系81期應屆畢業生李敏輝、黃祥生、林燈賦、簡博賢留校擔任助教並預劃出國進修培訓。此後三年留校者計有82期何振文、黃自行、沈高輝、唐嘉良、康柏皇、萬芳榮、蔡政達、黃坤崙，83期朱信、徐偉雄、陳紹原、王賢和及84期陳德誠等人。
2010	公共衛生學系畢業生潘科婷以優異成績留校，任本所助教，成為學校積極培訓軍陣醫學教研人才的新生代。
2011	兩位文職教師陳怡溓、賈淑敏和一位軍職教師梁章敏加入師資行列。
2012	由創立至本年為止，總計碩士班畢業人數航太醫學所四十八人，海底醫學所六十六人。

填寫日期：2014年8月6日。編寫人：黃坤崙

拾壹・藥理學科暨藥理學研究所

年份＼項目	創設時間
1966	本學院設立生物物理學研究所，下設四個學組，其中之一為藥理學組。 亦於本年起即招收碩士班研究生。
1979	藥理學自生物物理學系分離獨立為藥理學系。
1983	7月，國防醫學院各教學學系皆改稱為學科，自此藥理學系改稱為藥理學科。
1986	5月，原隸生物物理學研究所之藥理學組提升為藥理學研究所。
發展歷程	
	本學院前身之軍醫學校及陸軍衛生勤務訓練所之教學部門均有藥理學之編制，軍醫學校在安順時期醫學基礎教育設藥理學系及實驗室，由邢文嶸主持；陸軍衛生勤務訓練所之藥理學屬生物物理學系。
1947	國防醫學院由上兩大軍醫教育機構合併改組成立後，在醫科之下轄基礎醫學教育各學系，系下有組，在生物物理系下分設：物理學組、生理學組、藥理學組，各學組主管為主任教官，編制為上校，藥理學組編制十二員，主任教官邢文嶸，其下有教官曲本鈴、助教朱曾濟，尚餘懸缺。迨國防醫學院遷臺後，組織編制改組，在醫學生物物理學系下有藥理學組，編制仍為十二員。學組主任為教授或副教授，惟遷臺之初，主要職位未得專任人員。
1951	12月，國防醫學院再修改編制縮減員額，各學系下不分組。生物物理學系下設主任教官，為藥理學專職教授。時曾任教北平協和醫學院、北京大學之藥理學專家李鉅先生自大陸來臺，本學院延聘為教授，主授藥理學，自此，李鉅任此教職數十年以迄耆年退休。其培植後進，人才濟濟，且多青出於藍。生理系所屬藥理學之教職人員，歷年陸續有進退。
1953	本年以後新進有：蔡作雍、周先樂、穆瑞澐、張立人、陳介甫、陳幸一、林茂村、尹在信、李賢鎧、顏茂雄、劉正民、蔡長添、童吉士、謝介昌等，皆先後任教生理學、藥理學，而多成學術碩彥者。
1979	成立藥理學科後計有：李賢鎧、張立人、林正一、顏茂雄、陶寶綠、汪大衛、呂偉明、曾清俊、王昀、陸翔寧、吳錦槙、林惠卿、羅時鴻、李燕媚、黃翊恭等人員。

主管遞嬗
第一任　李賢鎧主任　　1979–1982 第二任　張立人主任　　1982–1986 第三任　林正一主任　　1986–1992 第四任　顏茂雄主任　　1992–1999 第五任　陶寶綠主任　　1999–2005 第六任　吳錦楨主任　　2005–2011 第七任　李燕媚主任　　2011–迄今

光榮事蹟	
	林正一教授獲第三十五屆教育部醫科學術獎。
2000	顏茂雄教授獲國科會傑出獎，並擔任第六屆臺灣藥理學會理事長。
2002	吳錦楨教授獲十大傑出青年獎。
2012	羅時鴻副教授獲好人好事八德獎。

重要記錄
本學科於1979年甫自生物物理學系分立之際，旅美校友莫英斌捐贈5萬美元，用於公館水源院區隔間，設置研究室七間，對本學科之發展助益甚大。 現職及合聘教學人員及其專長教學科目： 主任兼所長李燕媚，心血管藥理。教授顏茂雄，心血管藥理。教授吳錦楨，血管平滑肌藥理。副教授羅時鴻，心臟電藥理。副教授林惠卿，神經藥理。副教授黃翊恭，神經藥理。助理教授呂偉明，心臟電藥理。合聘教師：教授陶寶綠，分子及生化藥理。教授曾清俊，神經藥理臨床藥理。教授廖文進，疼痛藥理。 此外，前軍醫局長李賢鎧教授為本學科榮譽教授，目前仍在本研究所任教。 本學科以教學與研究並重為要務，重視研究發展以促進教學功能，教職員於教學之餘皆致力研究工作。依各人之專長從事學術研究，以近期之研究主題為例，可分為：(1)神經電藥理，(2)神經藥理，(3)分子藥理，(4)心臟血管藥理，(5)行為藥理等。歷年皆有專題之研究計畫，分別請得國家科學委員會、國防部等機關核定補助研究經費，達成研究目的。近三年來完成之學術研究論文計有40餘篇，發表於國內外學術期刊。此外常邀請國際知名學者蒞臨指導並與國外機構作學術合作。

填寫日期：2014年8月7日。編寫人：李燕媚

拾貳‧生理及生物物理學科暨生理學研究所

年份＼項目	創設時間
1949	生理及生物物理學科由上海遷臺後正式成立，隸屬基礎醫學，負責大學部生理學課程的教學。
1966	生理學研究所成立。

發展歷程	
1902	國防醫學院創立，是我國軍事院校中歷史最悠久的學府，其前身是軍醫學校。
1947	與戰時衛生人員訓練所及其分校、分所等十三個單位合併組成國防醫學院於上海江灣。創始院長林可勝先生乃國際聲譽甚隆之生理學者，抗日戰起，擔任紅十字會救護總隊隊長，與國防政府軍醫署署長等職務。抗戰勝利後，在上海合併軍醫教育單位及醫院成立國防醫學院。
1949	本學院隨政府遷臺後以臺北水源地為院址。生物物理學系由上海遷臺後正式成立，首任系主任為柳安昌教授。
1966	國防醫學院生理學研究所成立，為各院校中最早成立之生理研究所，分設生理及生物物理學組及藥理學組。
1979	藥理學組獨立為藥理學系，本系亦改名生理及生物物理學系。
1983	再改名為生理及生物物理學科。

主管遞嬗		
第一任	柳安昌主任	1948–1968
第二任	蔡作雍主任	1968–1975
第三任	盧信祥主任	1975–1978
第四任	楊志剛主任	1978–1984
第五任	陳幸一主任	1984–1987
第六任	黃萬出主任	1987–1991
第七任	童吉士主任	1991–1996
第八任	楊忠謀主任	1996–2002
第九任	王家儀主任	2002–2008
第十任	謝博軒主任	2008–2014
第十一任	劉亞平主任	2014–迄今

光榮事蹟
1.林可勝先生乃創始院長，亦為享譽國際之生理學者，榮膺中央研究院院士及美國國家科學院海外院士，世人尊稱其為中國生理學之父。 2.柳安昌教授曾擔任中國生理學會第一屆至第五屆理事長。

3.蔡作雍教授曾擔任國防醫學院院長一職，之後並榮膺為中央研究院院士，並為本學院終身榮譽教授，曾擔任中國生理學會第七屆理事長。

4.尹在信教授曾擔任國防醫學院院長及國防部軍醫局長，並為本學院終身榮譽教授。

5.李賢鎧教授曾擔任國防醫學院院長及國防部軍醫局長。

6.韓偉教授曾擔任中原理工學院院長及陽明醫學院院長。

7.郭重雄教授曾擔任慈濟大學醫學院長。

8.謝博軒教授曾擔任中國生理學會第二十二屆至第二十三屆理事長。

重要記錄

1.姜壽德教授為陽明大學生理學研究所之創所所長，曾擔任中國生理學會第九屆理事長。

2.盧信祥教授曾擔任中國生理學會第八屆理事長。

3.楊志剛教授曾擔任國立陽明大學教務長，曾擔任中國生理學會第十二屆理事長。

4.童吉士教授曾擔任本學院教務處長和教育長。

5.陳幸一教授曾當選1978年十大傑出青年，並曾獲教育部吳三連獎及其他多項獎勵，曾擔任中國生理學會第十三屆理事長。

6.林茂村教授曾當選1982年十大傑出青年，為成功大學醫學院生理學研究所之創所所長，曾擔任中國生理學會第十一屆理事長。

7.黃萬出教授曾擔任私立慈濟醫學院教務長。

8.林正一教授獲教育部醫科學術獎章、國科會傑出研究獎，並榮膺為本學院終身榮譽教授。

9.謝博軒主任於2010年成立生理學研究所所友會，隔年2011年3月19日第二屆所友會通過其組織章程，並推選謝博軒理監事。

填寫日期：2014年8月13日。編寫人：謝博軒

拾參・生物及解剖學科暨解剖研究所

年份 項目	創設時間
1943	原創設名稱為生物形態學系。
	發展歷程
1943	在大陸貴州省圖雲關由軍政部戰時軍用衛訓所首經林紹文博士創設生物形態學系。
1947	軍醫學校與戰時軍用衛訓所合併改制為國防醫學院，本系歸院設址於上海市江灣。
1949	春隨政府遷臺，本系再隨院進駐臺北水源地。
1950	本年秋遷入生物形態大樓一樓及三樓。三樓為顯微解剖學及生長形態學組，一樓為生物學、顯微解剖學實驗室及電子顯微鏡室（為國內醫學院首置）等。
1966	成立生物及解剖學研究所前身生物形態學組碩士班，隸屬生物物理研究所碩士班。（生物物理研究所分為三組：1.生物物理組，2.生物型態組，3.生物化學組，招收軍費與自費生）。
1967	生物物理研究所生物形態學組獨立成為生物形態學研究所，所長由生物形態學學系主任兼任。（生物物理研究所生物化學組亦獨立為生物化學研究所）。
1976	本學科（所）位於藥學大樓二樓之大體解剖學組人員及設備陸續遷回生物形態學大樓及其大樓右翼。至此系（所）始有完整的、獨立的教學環境。
1978	研究所增設解剖學組，至此研究所名下共設「細胞生物學」及「解剖學」兩學兩組。
1983	為配合本學院需求，將原學系名稱改為學科，另因教學與研究範疇不限於形態學，更為適應國內外醫學院系科名稱，自此學系正式正名為生物及解剖學科。
1986	配合學科名稱研究所亦更名為生物及解剖學研究所。
1999	10月本科（所）遷往內湖國防醫學中心主體大樓南側五樓現址。
2007	研究所「解剖學組」下又分「神經科學組」與「骨生物學組」兩學組。
2011	研究所再將「神經科學組」與「骨生物學組」兩學組恢復為原「解剖學組」。

主管遞嬗		
第一任	林紹文主任	1943–1946
第二任	梁序穆主任兼所長	1946–1977
第三任	許織雲主任兼所長	1977–1980
第四任	毛壽先主任兼所長	1980–1981
第五任	劉江川主任兼所長	1981–1988
第六任	趙壯飛主任	1988–1994
第七任	王天美所長	1988–1994
第八任	王天美主任兼所長	1994.04–10
第九任	劉江川主任兼所長	1994.11–1999
第十任	王長君主任兼所長	1999–2004
第十一任	趙壯飛主任兼所長	2004–2006
第十二任	郭耀文主任兼所長	2006–2008
第十三任	史中主任兼所長	2009–2011.02
第十四任	司徒惠康教育長兼代主任及所長	2011.03–05
第十五任	馬國興主任兼所長	2011.06–迄今

光榮事蹟	
1968	于迺文教授獲教育部頒優良教師獎。
1971	購置國內醫學院第一套電子顯微鏡。
1980	郁慕明副教授榮獲中華民國十大傑出青年獎。
1981	毛壽先教授所著 Sea snakes of Taiwan（1980）為國科會所出版，並榮獲國防部國軍軍事著作後勤類銅像獎。 劉江川教授在主持系務任內極力培育人才而不遺餘力，先後選送後進遠赴英、美等國進修博士學位，前後多達十餘人，對教學及研究貢獻卓著。
1987	于迺文以發生學為主，研究內分泌腺在胚胎期間形態及功能上之發育，其原理也給予自然界低等生物變性之解釋，頗受國際之認同，分別列入1987英國劍橋大學出版之《世界名人錄》與《1996美國之世界名人錄》。
1989	于迺文教授榮獲中國生物學會傑出研究獎。
1998	劉江川教授為求解剖學專有名詞能統一化與中華民國解剖學會多名學者專家共同編輯完成《解剖學詞彙》乙書，廣為應用，對醫學界貢獻卓著。
2002	林清亮老師研發「解剖裝置排氣設備」，改善實驗室福馬林刺鼻味道造成邊解剖、邊流眼淚之情形。該設備為國內解剖學界創舉，其他院校隨即紛紛效法，造福解剖學師生。

2005	劉江川教授募款設立「劉江川教授獎學金」獎勵大學部及研究所解剖學成績績優同學。
2007	配合教育部追求卓越醫學課程整合需求,將原有大體解剖學、組織學及胚胎學三門整合為人體結構學單一門課程,獲本院採納列入教學課程。
2010	趙壯飛教授募款設立「趙壯飛教授獎學金」,獎勵大學部醫、牙等學系及研究所細胞生物學組成績績優同學。

重要記錄

1. 梁序穆教授於1949年率同仁將重要教學用顯微鏡百餘套及實驗器材等由上海搶灘運送來臺,恢復教學。來臺後擔任主任職,主持系務,先後爭取新建大體解剖教室、實驗室及設置全臺第一座電子顯微鏡,改善教學設施,廣納軍醫人才。教學之餘,致力學術研究,以藥物實驗皮膚癌成因,進行光學及電子顯微鏡作一系列追蹤探討,並與夫人許織雲教授合力完成卵巢異常分化之系列分析與探討,發表學術論文多篇,另受聘為中央研究院及國家科學委員會評議委員,研究員等。梁教授曾榮獲中國生物學會生物學教學獎、中華民國解剖學會終身奉獻獎、教育部頒服務四十年資深優良教師區額;2004年5月20日梁序穆教授辭世,享壽92歲。

2. 許織雲教授:長期教授生長形態學(胚胎學)、組織學等課程,對蝌蚪性腺轉變之機轉研究頗有心得,著有論文七十餘篇,登載中、外著名學術性期刊,獲獎無數,包括教育部四十年資深優良教師、中華民國現代名人錄、國科會第一屆傑出研究獎等、莊守耕基金科學獎,同時擔任美紐約科學研究院院士、國家長期科學發展委員會講座教授等,2014年7月8日許織雲教授辭逝,享壽100歲。

3. 毛壽先教授為國際知名爬蟲類學家,專業於蛇類及龜類演化關係之研究,曾榮獲國科會第一屆傑出研究獎,國軍軍事著作後勤類銅像獎,並獲列入中華民國現代名人錄及多次國科會獎助,終身奉獻教育及研究,成效卓著。2008年5月14日病逝三軍總醫院,享壽87歲。

4. 于迺文教授:以發生學為主,研究內分泌腺在胚胎期間形態及功能上之發育,其原理也給予自然界低等生物變性之解釋,頗受國際之認同,分別列入1987年英國劍橋大學出版之世界名人錄與1996年美國之世界名人錄。

5. 劉江川教授:整合國內各醫學院解剖學科同仁共同籌備成立中華民國解剖學學會,1988年被推選為第一屆首任理事長。

填寫日期:2014年8月11日。編寫人:羅世圓

拾肆・生物化學科暨生物化學研究所

年份 ＼ 項目	創設時間
1947年。	

發展歷程	
軍醫學校及陸軍衛生勤務訓練所兩校生物化學系。	

	發展歷程
1947	兩校合併改組為國防醫學院，生物化學系為醫科基礎教育學系之一，下設無機化學組、有機化學組、生物化學組、藥物化學組，編制五十二員。主要教學人員有萬昕、王贊卿、陳履鰲、譚增毅、余國良、丁宏勛、王心蘭、孫幼禮、陳尚球、蔣峻崙、賈承武、袁啓洋、柳桂、徐蓮田、蔣文萊、楊恩孚、林修灝、陳善明、楊志銘、謝錦光、黎漢德、屠傳忠、胡乃釗、仇士傑、王國初、高克勤、沈榮珍等。另院部直屬之衛生實驗院亦設有生物化學系下設醫學化學組、營養及新陳代謝組、製藥化學組，編制十七員。
1949	5月遷臺縮編，生物化學系下設普通化學組及生物化學組，編制三十五員。
1952	縮減員額，系下不分組，編制二十員。
1969	春，教育部核准設立生物化學研究所（1966年起在生物物理研究所設生物化學組）下設生物化學組及藥物化學組。
1983	夏，配合三總改編，改稱生物化學科。
2000	自汀州路水源校區遷至內湖校區，後持續縮編，至2013年，共十一位專任教師。
遷臺後歷年任職人員有陳尚球、王贊卿、張德俊、柳桂、袁啓洋、陳懋良、袁稚廉、林詩聖、潘福、黃兆綬、朱希斌、馮憲文、丁汶谷、魏如東、楊廣衍、林明芳、李詩慶、張固剛、林滋、白壽雄、何世能、李旭生、郭建揚、王榮博、溫敦為、尹士俊、王士鐘、張淑絨、管定國、高銘欽、闕小輝、周慰遠、王仙宇、張自忠、武家安、李惠珍、胡光宇、林慶君、黃德美、王明芳、王松齡、王正康、黃世明、張永龍、顏莉蓁、邱奕霖、李偉平、林彥杏、邱鳳蘭、陳亮明、郭汝萍等。	

主管遞嬗		
第一任	萬昕教授兼系主任	1947–1949
第二任	陳尚球教授兼系主任	1949–1966
第三任	陳懋良教授兼系主任	1967–1977
第四任	潘福教授兼系主任	1977–1984
第五任	張固剛教授兼科主任	1984–1990
第六任	尹士俊教授兼科主任	1990–1996

第七任	闕小輝教授兼科主任	1996–2000
第八任	高銘欽教授兼科主任	2000–2004
第九任	張自忠教授兼科主任	2004–2007
第十任	李惠珍教授兼科主任	2007–2010
第十一任	黃世明教授兼科主任	2010年–迄今

光榮事蹟

生化學科負責大學部醫、牙、藥、護、公衛等各學系學生各種化學課程,包含普通化學、分析化學、有機化學、生物化學、分子生物、以及相關實驗課程等;研究所則負責教授高等生物化學、分子生物學、癌症生化學、生物化學研究技術、專題討論等課目,並進行論文專題研究。本學科及研究所之研究項目有:分子酶學、分子生物學、癌症研究、神經化學、細胞訊息傳遞、營養生化學等。

2011	本所經「高等教育評鑑中心基金會99年度大學院校系所評鑑認可審議委員會」通過認可。
2013	生化所碩士班自成立以來至102年止,約有三五〇人畢業。畢業生就業狀況良好,在各大學及研究所從事教學研究,或於相關生物醫學相關產業服務,表現優良。 本科所教師在教學、研究、及相關學術服務方面皆有優良表現。每年獲得國科會、國防部、及其他公私立單位之專題計畫經費補助,研究表現深獲肯定。 本學科負責協調安排大學部學生參與研究工作,並與美國馬里蘭大學巴爾的摩校區醫學院生化所進行學術交流,提供學生進修管道。

重要記錄

1. 萬昕教授(1896–1994)係著名生物化學營養學家,軍醫學校安順時期生物化學系教授,主任;1947年改組後任國防醫學院生物化學系主任。
2. 陳尚球教授(1911–1983)於1949年遷臺後,國步艱難百廢待舉下主持系務,重建教學環境,致力培養人才,為本學科及學院發展戮力奉獻,1966年任少將副院長,1976年轉任景德製藥廠董事長。
3. 陳懋良教授領導改善國軍營養並進行營養調查與研究,深入軍中及社會基層實地調查,獲致優異成果,屢受嘉評獎勉。
4. 潘福教授於1977年任系主任,進行胺醯轉移核糖核酸合成酶動力學之研究、成果顯著。在職期間積極推薦學子出國進修,奠定本學科研究能量基礎,成為化學研究重鎮。
5. 魏如東教授,後轉任陽明大學生化學系教授兼主任。
6. 丁汶谷教授,後任北榮檢驗部主任,陽明大學醫技系主任。
7. 張固剛教授積極研究蘋果酸酶、分子酶學、蛋白質結構與功能,成果豐碩,研究能力深受各方肯定,連續蟬聯國科會傑出研究獎,並獲聯合醫學基金會獎,曾任臺灣生化學會理事長,中華民國生物物理學會理事、國科會生物處醫學生化學門召集人,為本學院傑出研究人才。在職期間積極提升本學科教學研究水準,培育人才,對學院學術及研究發展有卓越貢獻。2002年轉任陽明大學生命科學系,旋出任陽明大學生命科學院院長(2003–2008)。

	8.尹士俊教授耕耘人類酒精代謝脫氫酶與酒癮相關研究凡三十年,迭有佳績、研究成果深獲國際肯定。2010年起出任 Alcoholism: Clinical and Experimental Research (ACER) 學術期刊之區域編輯,世界酒癮生物醫學研究學會理事 (Board of Directors of the International Society for Biomedical Research on Alcoholism,ISBRA),係ISBRA成立以來,第一位亞太區域非日本和澳洲的理事。對學院學術地位有傑出貢獻。 9.闕小輝教授於任科主任,從事神經細胞鈣離子信息傳遞機轉研究,成果豐碩。主任期間協調督導本學科搬遷內湖院區事宜,後出任教務處長,研究部主任等職。
2000	成立生化所所友會,設有會長,每任任期兩年,第一任會長張富信(85期班);第二任會長黃紀榕(81期班)。定期舉辦相關參訪活動並邀請畢業校友與在學生座談,協助在學生瞭解並進行職場生涯規劃。

填寫日期:2014年8月8日。編寫人:張自忠

拾伍‧生物醫學工程學科

項目 年份	創設時間
1947年。	

發展歷程	
1947	在衛生勤務科下之社會醫學系設置衛生工程學組。
1949	設「醫事工程學系」，下分衛生工程學組及衛生裝備工程學組。
1983	7月因應組織變革改名為醫事工程學科。
2005	12月調整為生物醫學工程學科。

主管遞嬗		
第一任	盛建康主任	1947–1949
第二任	劉永椕主任	1949–1951
第三任	王永安主任	1951–1970
第四任	蔣旭束主任	1970–1976.07
第五任	尹在信主任	1976.07–1978.02
第六任	林和鳴主任	1978.02–1982.08
第七任	傅式恩主任	1982.08–1986.01
第八任	盧信祥主任	1986.01–1994.03
第九任	林正一主任	1994.03–2001.06
第十任	歐天元主任	2001.06–2004.07
第十一任	司徒惠康主任	2004.07–2007.09
第十二任	武國璋主任	2007.09–2008.11
第十三任	周志中主任	2008.11–2011.12
第十四任	林清亮主任	2011.12–暫代

光榮事蹟

衛生工程為醫事事業重要之一環，原陸軍衛生勤務訓練所設有軍陣衛生工程學系，以專家主持訓練並實際支援衛生勤務作業，是時相關醫事工程專家：過祖源、劉永椕、戴根法、林壽梧等，對戰時駐軍地區衛生措施貢獻殊多，如設立兵站衛生、普設滅蝨站、改善營養設施，於給水、消毒等工程皆有創建，軍中流行之斑疹傷寒、回歸熱、痢疾等得以遏制，皆其功效。

延續創系之宗旨繼續在軍事醫學工程方面進行研發，研發成果包含：生物防治往生袋、負壓隔離艙、解剖排氣裝置、靜脈顯示器、快速降溫擔架、靜脈主動輸液裝置、單手創傷繃帶、戰鬥止血帶、醫療點滴預警系統及CPR指導員等，皆對於國軍基層衛生勤務與醫院醫療品質有重大貢獻。

生物醫學工程學科主要任務除教學研究外，並擔任醫學院有關教學與研究用儀器之維修，並提供技術諮詢與小型儀器之研改製之服務。

本學科之教學課程有計有大學部相關課程，包含：普通物理（含實驗）、醫學工程概論；研究所課程：生物醫學工程特論、生物醫學工程實務，旨在使學生將來面對生醫問題能融入工程之概念與理論，培養跨領域之生物醫學工程，從概念形成至產品開發一系列研發人才。本學系現有教職人員共計有：林清亮、陳耀昌、陳福基、黃耿都等四員。

重要記錄
盧信祥教授任內規劃內湖校區醫工學科之建設。 林正一教授任內執行醫工學科搬遷內湖之計畫。 歐天元副教授任內規劃維修網頁登載。 司徒惠康教授任內規劃中長期發展方向，並變更醫事工程學科為生物醫學工程學科。 武國璋副教授任內賡續推動科務精進。 周志中教授任內協助與臺科大共同設立醫學工程研究中心（醫工中心）及成立生醫材料功能實驗室，並新聘陳福基教官至本學科服務。 2011年12月份起由林清亮副教授暫代，並進一步擴大整合成立五間特色功能實驗室，包含：軍陣醫學工程、心臟電生理、生醫材料功能、醫學資訊及醫療器材研發等實驗室及醫工研發成果展覽室，及教學研究設備維修資訊系統修訂及提升、籌備升格國防醫學大學醫學院生物醫學工程學科，新聘黃耿都上士擔任本學科助教及協助維修工作等。

填寫日期：2014年7月30日。編寫人：林清亮

拾陸・醫學系病理及寄生蟲學研究所

項目 年份	創設時間
1947年。	

	發展歷程
1919	軍醫學校選派醫科第一期（1906年畢業）陳輝赴日本進修病理學，為本校病理學發展之最早史實。七七對日抗戰戰火蔓延，軍醫學校由南京南遷，輾轉遷徙駐定於貴州安順，在醫科基礎醫學部門有病理學系及病理實驗室，孔錫鯤為主任，其下有教官陳履敖、何凱宣、李志上等。
1947	抗戰勝利復員上海。6月，軍醫學校與陸軍衛生勤務訓練所合併改組為國防醫學院，兩機構人員隨同改隸。陸軍衛生勤務訓練所成立於抗戰之初期，在軍醫科之下有病理學系，編制十一員，系主任林飛卿，主任教官葉天星，副教官陳鴻珊，助教方繩武，佐理員林建平、洪高實，皆隨同改編入國防醫學院。 國防醫學院由上述兩大軍醫教育訓練機構改編成立而為醫學中心。醫科之組織，除醫學前期教育各學系外，有病理學系、內科學系、外科學系。學系之下皆設若干學組。病理學系編制四十七員，下設病理學組、實驗病理學組、病理化學組、寄生蟲學組、細菌學組。系主任孔錫鯤（原軍醫學校病理系主任），病理部門有十七員，時在職教官有陳履敖、何德華、助教朱邦猷、吳中立、尚繼國、曾兆麟、佐理員劉夢熊、朱延慶、孔志中、何錫熊等。
1949	國防醫學院遷臺，設十六個學系。醫學生物形態學系，系主任許雨階，下分三個學組：細菌學組、寄生蟲學組及病理學組於一系。病理學組編制十九員，遷臺之初人員多未羅致。禮聘葉曙為教授主持病理學組，以朱邦猷、杜炎昌為主幹，助教則多為他系借缺補用或兼職，佐理員為劉夢熊、朱延慶、何錫熊等。
1951	12月，國防醫學院復奉令裁減編制員額，各學系階不設學組。醫學生物態學系編制二十一員，設主任教官二員，教官五員、分司細菌學、寄生蟲學、病理學之教學。有助教六員，技士及佐理員七人，系主任許雨階，時主持病理學教學者為朱邦猷、杜炎昌。
1953	國防醫學院選送朱邦猷赴美國華盛頓進修迨其學成返國，病理學乃日漸茁壯，此後有劉宏璋、崔靜亞、朱康初等加入，人材更加充實。
1954	三軍總醫院時稱陸軍八〇一總醫院，採納當時美軍醫療顧問團Captain Han之建議而成立病理科，由朱邦猷醫師擔任首屆病理科主任。

1972	時國防醫學院現職教員名錄記載，醫學生物形態學系病理學組教學人員，除名錄舉出數員外，尚有助教江宏、黃宏隆、張溟滄等，而1959年榮民總醫院籌設之始，朱邦猷即為之設立病理部及訓練人員，開辦後並兼任病理部部主任。劉宏瑋、江宏為繼任部主任。1967年陸軍八○一總醫院升編為三軍總醫院，由杜炎昌醫師擔任病理科主任。1983年病理科與檢驗科合併升格為病理部，由張溟滄醫師擔任部主任，榮聘杜炎昌教授為本部顧問。
1978	2月，國防醫學院以現行編制員額調整編組，由原十四個學系改編為二十二個學系，醫學生物態學系從此改病理學系。病理系主任為杜炎昌教授。
1979	三軍總醫院改隸為國防醫學院直屬教學醫院，國防醫學院擴增為二十八個學系，以配合醫院作業。
1983	國防部並規定國防醫學院之臨床學科與教學醫院相對之診療科合併作業，人員統一運用，醫學系所屬之臨床學科主任兼教學醫院相對之診療部科主任，使教學與醫療合一。同時，原稱學系之教學單位均改稱「學科」，自此病理學系改稱病理學科。
2013	11月，寄生蟲及熱帶醫學科併入病理學科，並劃歸於醫學系，名稱改為醫學系病理及寄生蟲學研究所。
主管遞嬗	
	朱邦猷主任　　1954–1967 杜炎昌主任　　1967–1983 張溟滄主任　　1983–1985 曾暉華主任　　1985–1987 呂福江主任　　1987–1988 曾暉華主任　　1988–1991 李偉華主任　　1991–2001 陳安主任　　　2001–2003 許來發主任　　2003–2008 于承平主任　　2008–2011 李恒昇主任　　2011–迄今
光榮事蹟	

朱邦猷：臺灣病理學會第一、二、三屆常務理事，第四、五屆理事。
杜炎昌：臺灣病理學會第一、二、三屆理事，第四屆常務理事，第五、六、七屆理事長。
江宏：臺灣病理學會第五、六、七屆理事，第八、十一、十二屆常務理事，第九屆理事長，第十、十三屆常務監事。
聶鑫：臺灣病理學會第六屆理事，第七、八、十六屆常務監事，第十、十二屆監事。

李偉華：臺灣病理學會第七、八、九、十屆理事，第十一屆理事長，第十二屆常務理事。
曾暉華：臺灣病理學會第十、十二屆理事，第十一、十三、十四屆監事。
陳安：臺灣病理學會第十二、十三屆理事。
蕭開平：臺灣病理學會第十七屆理事。

三軍總醫院1999年度優良研究論著團體績效獎第三名。
三軍總醫院2007年度優良研究論著團體績效獎第三名。
三軍總醫院2008年度優良研究論著團體績效獎第三名。
三軍總醫院2009年度研究優異獎。
三軍總醫院2010年度研究優異獎。
三軍總醫院2011年度研究優異獎。
三軍總醫院2012年度優良研究論著團體績效獎第四名。

重要記錄	
1988	杜炎昌教授任教四十年，獲教育部長毛高文頒贈「教澤深長」匾額，現掛於本部會議室，以為標竿及紀念。

填寫日期：2014年7月30日。編寫人：林鈺傑

拾柒·寄生蟲及熱帶醫學科（裁併）

年份＼項目	創設時間
1947	6月，國防醫學院成立，在編制組織龐大之醫科下有病理學系，下設病理學組、寄生蟲學組、細菌學組、實驗病理學組及病理化學組。此外有研究發展單位之衛生實驗院，其組織有：細菌及血清學系、生物化學系、病理學系、血液血漿靜脈液系。負責教學之各系系下皆設若干學組，病理學系之下分設病理學組、寄生蟲學組、流行病學組。 遷臺後，編制員額裁減，原隸屬醫科之病理學系，改屬醫學生物形態學系，下分寄生蟲學組、細菌學組、病理臨診形態學組、病理臨診生理學組及藥理學組，衛生實驗院為其研究發展單位。系主任許雨階，並兼寄生蟲學組主任。
1951	12月復縮減編制，各學系下不設學組，醫學生物形態學系系主任許雨階。
1972	醫學生物形態學系主任為戴佛香。
1978	2月，國防醫學院以現行編組員額調整編組，由原十四個學系改編為二十二學系。醫學生物形態學系分立為微生物及免疫學系與寄生蟲及熱帶醫學系。本學系（科）自此成立。
1983	7月，奉國防部令核定，將二十五個教學單位之系，一律改科為「學科」，自此更名為寄生蟲及熱帶醫學科。
1986	國防部核定原醫學生物形態學研究所微生物學組提升為微生物及免疫學研究所，原所更名為「病理及寄生蟲學研究所」，仍分寄生蟲學組及病理學組兩組。
2013	11月，寄生蟲及熱帶醫學科併入病理學科，研究所則劃歸於醫學系，名稱改為醫學系病理及寄生蟲學研究所。
發展歷程	
1949	本學科前身為「醫學生物形態學系」，並由臺灣熱帶醫學之父—許雨階教授成立。
1978	為因應國軍眾多熱帶疾病及寄生蟲感染症之諮詢需要，改制獨立設立為「寄生蟲及熱帶醫學科」。
1986	成立「病理及寄生蟲學研究所（寄生蟲學組）」。學科前主任（范秉真教授）之主要研究工作著重在金馬及澎湖等離島地區的血絲蟲病（Filariasis）防治，其研究成果並獲得世界衛生組織（WHO）之文獻記載。此外，前主任蕭孟芳教授致力於熱帶醫學之研究發展，對於瘧疾、陰道鞭毛蟲，以及登革熱等熱帶疾病之研究成果，享譽國際，亦曾執國內熱帶醫學學術研究之牛耳。蕭孟芳教授也曾多次率團前往非

	洲邦交國從事醫療服務和學術研究，對於當地之疾病防制和公共衛生之提升，貢獻卓著。

近年來本學科師健民教授則專注於蜱媒介人畜共通感染症之相關研究，並首次證實臺灣地區萊姆病（Lyme disease）及人巴貝氏原蟲症（human babesiosis）之感染個案，皆被國際確認為臺灣地區蜱滋生人畜共通傳染病（tick-borne zoonoses）研究之先驅。目前本學科之教學研究領域有別於他校之一般傳統寄生蟲學研究，主要著重於軍陣醫學有關之病媒傳染病學、新興及再浮現人畜共通傳染病學、寄生蟲免疫學及寄生蟲分子生物學等相關研究。經費之主要來源則由國科會、衛生署及國防部等單位提供，近年來研究成果斐然，尤以建立國內唯一之萊姆病感染診斷標準實驗室最為人所稱道，不僅首度證實萊姆病存在於臺灣地區，亦創造了亞洲地區首次基因種株（B. burgdorferi sensu stricto）之確認，為本所擴大寄生蟲學研究領域，並開創臺灣地區蜱媒介人畜共通傳染病學的研究里程碑。

主管遞嬗

范秉真 教授　　　1978.08–1982.07
黃秀文 教授　　　1983.08–1984.07
羅新生 教授　　　1984.08–1989.07
陳正成 教授　　　1989.08–1990.07
蕭孟芳 教授　　　1990.08–2000.04
師健民 教授　　　2000.05–2006.04
孫光煥 教授　　　2006.09–2009.02 教育長兼代學科主任
于承平 副教授　2009.06–2011.12
李恆昇 教授　　　2011.12–2013.11
（單位裁併於醫學系病理及寄生蟲學研究所）

光榮事蹟

自政府遷臺之初，臺灣仍是瘧疾流行地區，而血絲蟲、痢疾、肺吸蟲等疾病亦甚猖獗，為害同胞甚劇，許雨階教授認為維護國軍健康及戰力，必須撲滅其病源。乃以醫學生物形態學系教學人員為基幹，輔以軍醫單位，組成防治隊，深入南北各地及外島從事防治工作，而以章德齡教授統其事，經年累月，備極辛勞，而功效顯著，臺灣今日此類疾病已近乎絕跡，應歸功許教授之高瞻遠矚及章德齡教授等之努力。

1950	許雨階教授膺選國軍第一屆克難英雄、章德齡教授膺選第二屆克難英雄，並接受政府之褒獎。
1950	初期，臺灣南部及金門血絲蟲盛行，對金門軍民健康威脅甚大，尤其影響戰力，遂由醫學生物形態學系范秉真教官負責規劃並進行血絲蟲防治工作，採用海喘散包衣食鹽防治法及滅蚊，於臺灣南部及金門作全面防治工作，遂遏止此疾，近於絕跡，其成就亦獲1955年選為第六屆克難英雄，並榮獲第一屆慶齡基礎醫學研究論文獎。此皆本學科前輩之榮譽，我同仁亦與有榮焉。

重要記錄	
1998	3月，臺灣地區萊姆病（Lyme disease）之首次確認。
2000–2002	衛生署疾病管制局萊姆病感染診斷合約實驗室的建立。
2000–2004	師生定期前往金門防區進行疫病調查及病患篩選。
2002–2004	協助國軍外島防區之病媒傳染病防治計畫。
2002	11月，學科主辦「新興及再浮現病媒傳染病」國際學術研討會，會中邀請美國哈佛大學Andrew Spielman教授、Sam Telfford III博士及康乃狄克大學小兒醫學科Peter Krause教授蒞臨參訪。

填寫日期：2014年8月8日。編寫人：李忠信、詹益欣

拾捌・通識教育中心

年份＼項目	創設時間
1947年。	
發展歷程	
1947	國防醫學院成立時之組織編制，在醫事技術科之下設四個學系：文理學系、行政與補給學系、器材保養學系、醫事專技學系。其中之文理學系，系下分：自然科學組、社會科學組、人文科學組三組。時文理學系之編制人數共有四十八員，分別為自然科學組二十二員，社會科學組十員，人文科學組十五員。
1949	國防醫學院遷臺，編制裁減，組織改變，原六大教學部門之醫科、牙科、護理科、醫事技術科、衛生勤務科、基本訓練科，改編為十七個學系，有社會人文科學系，為前時之文理學系縮編，惟已將自然科學劃出，而納入體育、音樂兩項課程，編制二十員。
1951	國防醫學院編制又復修編，由十七個學系減為十四個學系，各學系之下皆不設學組，以主任教官統轄學科教學課目。社會人文科學系改稱為「一般課程學系」，編制十五員，系主任上校（或少將）下設主任教官二員，教官五員，助教六員，佐理員一員。
1975	原稱一般課程學系回復稱「社會人文科學系」編制：系主任軍職聘任兩制，系有軍官三員，聘任十員，分司國文、英文、社會學、心理學、軍事學課程之教學。
1983	國防醫學院奉令將原二十九個學系，除醫、牙、藥、護、公衛仍稱系外，其餘各教學學系皆改稱「學科」，自此本學系改稱「人文及社會科學科」，編制及員額與教學任務不變。
2001	本院歸併國防大學，為整合「人文及社會科學科」及「政治科學科」兩科資源，在同年11月1日合併成立「通識教育組」。
2006	1月1日，本院成為獨立院校，「通識教育組」升格為本院一級單位，改編為「通識教育中心」。
主管遞嬗	
1947	醫事技術科，初由教務部主任柳安昌兼任，後以自然科學組主任李承祜兼任，科下之文理學系主任亦由李承祜兼任。社會科學組及人文科學組主任在遷臺前迄在懸缺中。
1949	國防醫學院遷臺，編制裁減，社會人文科學系系主任由教務長馬家驥兼任。
1951	系主任為陳韜少將。

1954	王永安少將繼任為系主任。
1962	徐步安接任為系主任。
1972	張宗尹接任為系主任,任期至1983年,後系主任任職順序為譚鏡荷、劉仲冬、葉慕蘭、林莉莉。
2001	「人文及社會科學科」及「政治科學科」整併為「通識教育組」,由劉仲冬教授擔任主任。
2006	通識教育組改為「通識教育中心」。
	「通識教育中心」成立後,歷任主任如下:
2006	劉仲冬教授為主任。
2008	黃淑玲教授為主任。
2013	葉永文教授為主任。
光榮事蹟	
1947	醫學之主要對象為人,故醫學院校之基礎課程除生物、化學、解剖、生理等學科外,社會學與心理學自始即為醫學基礎課程之一,本學院改組成立時之編制,醫事技術科即將社會科學組及人文科學組與自然科學組併列於「文理學組」,其後歷年雖有修訂編制,社會學及心理學課程,迄屬本學系(科)施教。
1951	社會科學課程,增闢「社會人類學」課目,由馬家驥偕同張宗尹、查立平講授。
1958	復在馬家驥主導下利用「團體動力」於相關之施教班次,以改進學生在學習上之依賴心理。此期間於社會科學與心理學之教育實施至為重視,特選送張宗尹教官出國進修,使成此學之師資專門人才。自此本學系(科)於專業學者有張宗尹、劉仲冬,皆國內「醫學社會學」之先驅,為國內醫學院鮮有之專門人才。其學術研究多偏重「文化與人格」、「團體動力學」、「醫療社會學」等研究,其論著發表散見於國內外學術期刊,此外並出版適用於醫護學生之「社會學」教科書,改版增訂。劉仲冬副教授為英國瓦瑞克大學哲學博士,對中英文化及教育交流頗有貢獻。
重要記錄	
	國防醫學院前身之軍醫學校及陸軍衛生勤務訓練所之前期教育必修之一般課程學科已無資料可尋,然人文及社會學科之教學自必有其實施之事實。僅得知軍醫學校之一般課程有英文及德文兩科教師為:英文教官甘毓津、何榮貞,德文教官王位中、包克蘭(女、德國人)。

1947	國防醫學院由兩校改組成立時之組織編制，在醫事技術科之下設四個學系：文理學系、行政與補給學系、器材保養學系、醫事專技學系。其中之文理學系，系下分：自然科學組、社會科學組、人文科學組三組。時文理學系之編制人數共有四十八員，分別為自然科學組二十二員，社會科學組十員，人文科學組十五員。教學人員：自然科學組何榮貞、胡紹絜、梁普、張景昭、曾一、蘇仲湘、鹿崇渭、陳佩芳等；社會科學組：林尚賢、陳弼猷、嵇聯晉、孫希賢、張宗尹、榮素心等；人文科學組：索天章、錢濤、江耀群、查立平、楊小石、蕭耀珍、王學昭、任文媛等。因改組伊始及時局不安，人員配置迄未納入常軌，有借缺安插者，有空缺待遴聘者。
1949	國防醫學院遷臺，編制裁減，組織改變，社會人文科學系，為前時之文理學系縮編，惟已將自然科學劃出，而納入體育、音樂兩項課程，編制二十員。系下分人文科學組及社會科學組，皆設教授兼學組主任，此乃沿襲上海時之局部形態編制，惟員額多尚未補齊，待陸續羅致增補。
1951	自遷臺後至1951年間，本學系在編人員先後有：李彩璘、張麗靜、成匡鈞、洪福增、張宗尹、查立平、曹昇、嚴伯英、榮素心、黃琳、宗石喬、江心美、崔月梅、李覺等。
1951–1954	本系人員先後有：曹昇、張宗尹、李覺、崔月梅、宗石喬、榮素心、查立平、盧樂禮、王學明、鄔翔。 其後國防醫學院又復修訂編制，原衛生勤務學系撤銷，將部份業務改屬衛生勤務訓練班，軍事課程劃入本學系，音樂及體育則改隸於政治部，是時除原有人員外，增添軍事教官，先後有穆銘魁、李蔭生等加入。歷來國文教學僅有教官二人授課，故皆採大班或合班教學，教育效果不佳；而英文課程亦無專任教官，皆外聘兼任。國文、英文皆為共同必修科，每期班各佔八個學分，全院醫、牙、藥、護、高護、醫學專科各班，一、二年級均修，國文教官僅王學明與鄔翔二人分擔。
1961	本年後始有劉鳳儀為兼任國文教員。英文則添聘鈕李琳兼課。
1962	系主任徐步安接任後復引進劉太希兼國文課，分擔一教授班課程。
1972	本學系歷年人事均時有異動，或因軍職限齡退伍，或因升遷外調，一般課程學系在職人員有張宗尹（系主任）、殷豫川、梁慕蘭、盧樂禮、李銘生、李蔭生、鄭明哲、劉騄、歐淑秋等。前此期間有英文助教李在宇、林雙福等新進，服務數年後退職。
1973	本年以後本學系教學人員新增者先後有汪蓮芳、徐小梅、葉慕蘭、譚鏡荷、劉仲冬、林莉莉、康家麗、高岡清、朱源德、歐鴻章、張堂錢、王季文、宗樹敏、古苓光、李開濟、文夢霞、王珍華、顏芳姿、郭世清、郭淑珍、葉永文等。 國文、英文皆為大專與職業教育之共同必修科，大學各為八個學分，多在第一學年修畢，本學院以學生功課繁重，國文乃分作一二兩學年授課，每學期兩學分。

	1956年增行政管理學課程,包括「應用文」(書信、公文及公文處理,一學分)屬國文教學範圍。(前此有「表達技術」課,以公文、書信為文字表達,亦一學分。) 實施十餘年後,以學生功課繁重,學習興趣不濃,任教教官建議取消此課,乃於精簡課程時刪減之。
1975	曾在國文課中增「中文寫作」一節,不計學分,惟施行不久而中止。 英文教學自遷臺後,多係外聘教員兼課。1967年始有專任教官,並設立語言教室,積極改進外語教學。
1976	開設英文寫作課,分寫作及會話,各兩學分,施行後,課目及學分迭有增減,今英文教學則仍以讀本及會話並重。英文教官除外聘兼課者如前述之鈕李琳外,尚有汪彝定等多人未能詳記,專任者先後有:李在宇、鄭明哲、林雙福、林莉莉、康家麗、譚鏡荷、盧淑薰、王丹青、萬丹青、魏榮貴等。
2006	通識教育中心下設四類組:(一)醫療與社會;(二)法政史哲;(三)國文;(四)英文。
2008	本學院為軍事學校,學生入學皆先接受全程之入伍軍事教育,已獲得軍官資格,惟軍事學仍為教育之必修課程。軍事學教官因昇遷調動進退頻繁,未能詳記,現唯一之軍職教師為郭世清,經常發表軍醫史及軍事倫理等相關主題於學術研討會。國文教學人員亦皆潛心於學術研究,早期編有:國學要義、國文補充教材(均附錄應用文書信及公文之教範)分發學生作為課本及輔佐教材,其他之研究則發表於各種期刊或報章雜誌。 現階段中心之教育宗旨與發展目標,希冀能以教學和研究,拓展學生的思考、意志與情感等能力,使之充分發展自我的價值,以醫療專業實踐本院教育使命—照顧軍人、眷屬與民眾之健康;發展術德兼備、具有國際觀的醫療人力;參與國內弱勢族群醫療服務和國際醫療援助,並促進全人類的福祉。 在教學任務上,本中心負責本學院之通識和醫學人文教育之研究發展和師資培訓,協助學生暑訓及人文藝術活動。近十年來通識教育課程領域區分的發展逐步擴大,已在建構本院的通識教育各領域完整的師資和教學內容。
2009	本年起通識中心重新修正通識課程,從「先做人,方做醫」的理念目標,重新擘畫國防醫學院通識課程應有之領域。具體的課程規劃注重提供公衛、護理、醫、牙、藥各系學生學習人文社會科學的思考方式和研究方法,將歷史、社會、文化、心理和政治經濟觀點融入醫療照護問題的分析之中。

2009	通識教育起經重新統籌規劃和建構之後，將原先規劃的五大課程領域再增修為六大領域： 1.醫學人文領域。 2.文學、藝術與人文思想領域。 3.溝通與心理探索領域。 4.外語文領域。 5.公民意識與社會分析領域。 6.科技與社會領域。 為了給予本院學生多元均衡之博雅教育，培育學生成為終身學習與服務熱忱之醫療專業人員，並具有宏觀視野與社會公益之現代化公民，中心提升師資與課程改革等精進作為，將持續努力不懈。

填寫日期：2014年8月15日。編寫人：葉永文、林廷叡

拾玖‧動物中心

年份／項目	創設時間
	本學院前身軍醫學校及陸軍衛生勤務訓練所教學研究的實驗動物設施，大多因陋就簡。
	本學院遷臺後至1959年，始由美國紐約中華醫學教育理事會捐款，在水源院區東南隅興建二層樓房為動物室，有大小動物室、水族館、隔離室、試驗室及解剖室等，屬研究發展室管轄，管理簡易，未臻科學化。
	1999年動物室搬遷至內湖院區主體大樓地下一樓，佔地1,500坪，為當時臺灣各級院校中佔地最大的實驗動物設施。
	2005年提升為學院之一級單位，由教育推廣組動物室更名為動物中心。

發展歷程	
1982	延聘臺大獸醫學研究所博士生梁善居擔任專任之動物室主任，逐漸建立各項作業規範。動物室擴展至軍用車輛集用場二、三、四樓，佔地約200坪。其後又派員支援三軍總醫院醫學研究大樓五樓成立實驗動物室。
1987	梁主任考取公費留學，學成後返校服務，為當時國內第一位公費出國取得實驗動物醫學博士者。
1999	12月動物室搬遷至內湖院區主體大樓地下一樓，佔地1,500坪。
2000	9月位於三軍總醫院醫研大樓五樓之實驗動物室搬遷至內湖院區地下一樓，人員歸建，整合為兩院共用單位。
2005	提升為學院之一級單位，由教育推廣組動物室更名為動物中心。

主管遞嬗	
梁善居主任	1982-2007
顏茂雄代理主任	1999-2001
方美佐代理主任	2005-2008
方美佐主任	2008迄今

光榮事蹟	
2005	接受農委會動物科學應用機構查核輔導分別獲得「良」及2008年獲得「優」之傑出成果。 受農委會委託拍攝「實驗動物技術光碟」第二輯。
2007	6月獲得國際實驗動物管理評估及認證協會AAALAC之「完全認證」，成為國內第一所通過國際認證之教學研究機構，並於2010年及2013年再次通過該協會每三年進行的現場認證複查。

2009	農委會函請本學院協助拍攝「實驗動物人道管理」宣導節目。

重要記錄

1. 梁善居主任自1994年即擔任中華實驗動物學會常務理事，2004年至2010年擔任該學會理事長，並於2009年獲得該學會傑出貢獻獎。1994年建立實驗動物代養費用分攤機制。1999-2001年及2005-2007年國家實驗動物中心兩次向本學院借調及合聘梁善居主任。
2. 周京玉獸醫師至2005年擔任中華實驗動物學會監事，2008年至2009年擔任該學會理事，並於2006年獲得該學會褒揚獎。目前擔任國家衛生研究院動物中心主任及行政院農業發展委員會實驗動物諮議小組召集人。
3. 方美佐主任於2008年至2011年擔任中華實驗動物學會監事，2012年至2013年擔任該學會理事，並於2007年獲得該學會褒揚獎。

2001	本年起，執行基因轉殖小鼠之技術研發與建立。
2002	本年起，每季進行全區噴藥除蟲作業。
2003	本年起，每年彙整動物中心年報。
2004	進行潔淨動物代養區空調中央監控系統改善案。
2005	進行感染區及檢疫區之空調中央監控系統改善案。 自本年起，每月舉辦新進助理及學生之「實驗動物使用教育訓練」課程。 精實案裁撤雇二等管護理員員額二名。
2006	進行中大型動物代養區空調監控系統改善案、實驗狗豬舍隔間改建、潔淨區部分房舍更換庫板。 設計動物中心標誌。 2006年與2008年精萃案各裁撤聘四等獸醫師員額一名。
2007	本年起，協助國家實驗鼠種原庫進行珍貴鼠種之胚冷凍及淨化工作。
2008	2008年與2009年進行「非人靈長類實驗動物飼養環境豐富化」多項工程改善及建置。
2009	建置「實驗動物研究倫理走廊」、擴建大鼠一般代養區及檢疫區。 農委會函請本學院協助拍攝「實驗動物人道管理」宣導節目。
2010	擴建實驗兔一般代養區及動物中心外圍牆面彩繪。
2011	安裝全區緊急廣播系統。
2012	設立小動物分子影像中心、重新整建RBII潔淨動物隔離代養區庫板及地坪。 籌劃並通過軍醫局核定「實驗動物代養及服務收費辦法」。
2013	RB I潔淨動物隔離代養區部份地坪重新整建、全面房舍煙燻消毒。

填寫日期：2014年7月30日。編寫人：方美佐

貳拾・體育室

年份＼項目	創設時間
1976	4月16日，實施編組調整案，成立體育組。
發展歷程	
1949	政府遷臺，本學院於臺北市水源地復校。
1958	奉國防部核定「政戰部」下轄增設「政治體育教官室」督導班隊實施體能訓測。
1976	4月16日實施編組調整，成立體育組，負責學員生指揮部之體能指導及訓測事宜。
1979	7月1日奉國防部核定本學院與三軍總醫院併編，使本學院教育組織型態更趨完備，故教務處將體育組正式納入組織編裝，隸屬於教育長體系管轄，負責大學部學生學年體育課程教學。
2010	11月1日因應組織調整，體育組改制為體育室，屬一級教學單位，教育方針係以培養學生自我鍛鍊及終身運動習慣為重點，增加運動興趣、鍛鍊強健體魄，並結合軍醫野戰救生任務需求，達到「全員全項」合格之目標。
主管遞嬗	
	朱臺齡主任 徐連德主任 周臺海主任 楊文財主任 董敏煌上校主任 李屏龍上校主任 陳弘國中校主任　　　2010.11.02–迄今
光榮事蹟	
（一）場地設施－學生活動中心	
2008	學生活動中心於3月完工啓用，設計之初配合學院景觀，以自然通風、採光及綠色建築為設計方向，於2008年5月榮獲內政部「綠建築標章」認證（2008.05–2011.05）。
2009	參加經濟部舉辦「節約能源績優獎表揚活動選拔」活動，榮獲節能減碳優等獎。
2010	6月在院長指導及所屬同學（仁）共同維護下，榮獲臺北市政府第三屆「金省能獎」綠建築組評選第一名。

2010	參加行政院環保署舉辦「節能減碳行動標章」活動通過「節能減碳行動標章」審認，並榮獲績優單位。

<table>
<tr><td colspan="2" align="center">（二）校外活動與競賽之參與</td></tr>
<tr>
<td>2010</td>
<td>第十二屆大醫盃，於3月12～14日，計三天，假陽明大學（羽、桌、網球）及國防醫學院（籃、足球、游泳）舉行，本院獲獎項目臚列如下：
1.羽球：全國醫學系所計有二十八隊報名參賽，本院羽球隊榮獲：
　(1)個人項目：一般男子組及一般女子組單打亞軍。
　(2)團體項目：一般組團體亞軍。
2.足球：榮獲季軍。
3.游泳：榮獲女子接力第三名。
全國大專運動會，於2010年5月7日起，訖11日止，計五天，假國立體育大學舉行，本院獲獎項目臚列如下：
1.游泳：羅翊邦選手榮獲個人項目「一般男子組100M自由式」金牌、「200M自由式」金牌及「50M蛙式」銀牌。
2.網球：本院網球隊晉級決賽，榮獲全國併列第九名。
全國醫學盃，於10月29～31日，計三天，假花蓮慈濟大學舉行，男子籃球隊榮獲亞軍。</td>
</tr>
<tr>
<td>2011</td>
<td>第十三屆大醫盃：3月11～13日，共三天，假高雄醫學大學舉行，本院獲獎項目臚列如下：
1.籃球：男子亞軍。
2.羽球：團體賽殿軍。
　(1)打：女子亞軍、男子殿軍。
　(2)雙打：女子殿軍、男子冠軍。
全國醫學盃於10月28～30日，共三天，假高雄醫學大學舉行，本院獲獎項目臚列如下：
1.男子網球：榮獲殿軍。
2.女子羽球：榮獲殿軍。</td>
</tr>
<tr>
<td>2012</td>
<td>第十四屆大醫盃，於3月9～11日，共三天，假花蓮慈濟大學舉行，本院獲獎項目臚列如下：
1.籃球：男子季軍。
2.羽球：男子團體賽季軍、女子單、雙打雙料冠軍。
3.桌球：女子單打第三名。
全國大專運動會，於5月4～8日，計五天，假義守大學舉行，本院獲獎項目臚列如下：
網球：
1.團體：晉級決賽，榮獲全國第八名。
2.個人：賴佳瑩榮獲全國第十六名。</td>
</tr>
</table>

2013	第十五屆大醫盃，於3月1～3日，假成功大學舉行，本院獲獎項目臚列如下： 1.羽球：女子單打榮獲亞軍、雙打冠軍。 2.桌球：男、女子組團體賽榮獲冠軍。 3.游泳：男子組—100m、200m蛙式及蝶式雙料冠軍，50m蛙式榮獲季軍，50m、100m、200m仰式榮獲季軍，女子組—50m、100自由式、蛙式、仰式均榮獲冠軍，200m蛙式榮獲冠軍，200m蛙式接力榮獲冠軍，200m混合式榮獲亞軍，女子總錦標榮獲季軍。

填寫日期：2014年7月30日。編寫人：簡淑芬

貳拾壹・教務處

項目 年份	創設時間
1938年。	

	發展歷程
1902	北洋軍醫學堂成立。至1939軍醫學校時期，學校組織體系採會議制，教育長下設校務會議及教務會議，分掌全校行政與教育之執行。 軍醫學校組織修編，始設有教務處。
1938	5月1日於湖南長沙成立之陸軍衛生勤務訓練所，有教務處之編制。
1947	6月1日，於上海江灣由軍醫學校、陸軍衛生勤務訓練所及其分校分所合併成立國防醫學院，組織設教務部。
1951	12月1日改編，教務部改為教務處。
2000	國防部核定本學院與三軍大學、中正理工學院、國防管理學院整併為「國防大學」，本學院更名為「國防大學國防醫學院」，教務處更名為教務分處。
2006	本學院復改為獨立學院，恢復單位名稱「教務處」。

（一）教務處之組織演進	
1939	軍醫學校之教務處：至1947年6月，下轄：醫科，含解剖、生理、生化、病理、細菌、藥理、衛生勤務、公共衛生等八學系。牙科，含口腔、贋復、牙周組織、牙體等四個學系。藥科，含基本化學、製藥、藥劑、檢驗化學、化學兵器等五學系，另附設藥劑班。
1938	陸軍衛生勤務訓練所之教務處：至1947年6月，下設：教育副官室、編譯室、圖書標本室、電影教育室、校醫室。（其間組織有調整）
1947	國防醫學院之教務部：6月1日至1949年6月1日，下轄：(1)業務單位：第一課（註冊與行政），第二課（教育與實施），第三課（業務訓練與實施），第四課〈教材供應〉。(2)教育單位：設大學教育，含醫、牙、藥、護等學系；專科及職業教育，含專科部醫學組、藥學組，牙醫、牙藝、營養、放射、衛生檢驗、衛生行政、衛生裝備、衛材供應等職業班以及若干佐理員訓練班。指揮學員生總隊。

（二）遷臺後之教務處	
1949	6月1日至1951年12月1日期間之組織：轄(1)業務單位：註冊課、教育課、供應課。(2)訓練總隊部及衛生營。

1951	12月至1963年7月1日之組織：轄計畫科、登記科、教材科、博覽館。訓練總隊改直隸院部。
1963	7月1日至1969年4月1日之組織：轄計畫科、訓練科、考核科、教材科、博覽館及圖書館。訓練科為新設。
1969	4月1日至1978年2月1日之組織：轄計畫科、考核科、教材科、博覽館。訓練科裁減。
1978	2月1日至1979年5月1日之組織：轄計畫科、考核科、教材科、博覽館。圖書館歸院部管轄。
1979	7月1日至1983年7月1日之組織：除上列單位外，增體育組；惟自1983年7月1日體育組改屬教育長管轄，又原博覽館改編為視聽教育中心，仍隸教務處。
2000	5月本學院併入「國防大學」，12月教務處更名為教務分處。
2005	11月1日教務分處裁撤二級單位（計畫科、考核科、教材科）。
2006	本學院復改為獨立學院，恢復單位名稱「教務處」。

主管遞嬗
于少卿 軍醫學校少將兼處長 1938.10–1947（軍醫學校及衛訓所時期） 柳安昌 陸軍衛生勤務訓練所軍醫兼主任 1944–1947.05.31 　　　（合併為國防醫學院） 柳安昌 簡任兼主任 1947.06.01–1948.10.01 　　　（國防醫學院編成後為教務部） 馬家驥 少將主任 1948.10.01–1963.07.01 　　　（1951.12.1改編為教務處處長） 陳尚球 少將兼處長　1963.07.01–1966.03.16 譚增毅 上校處長　1967.01.01–1971.03.16 蔡作雍 上校兼處長　1971.03.16–1972.12.01（任生理學系系主任） 尹在信 上校兼處長　1972.12.01–1975.09.01（任醫工系系主任） 李詩慶 中校代處長　1976.04.16–1977.07.01 鍾柄泓 上校處長　1977.07.01–1978.05.31 談毓琳 上校處長　1978.06.01–1979.10.01 　　　（1979.10.01升教育長仍兼處長） 李賢鎧 中校兼處長　1980.04.01–1983.07.01（任藥理學系系主任） 白壽雄 上校處長　1983.08.16–1986.05.16（兼圖書館館長） 石曜堂 上校處長　1986.05.16–1988.03.01（代理處長至1988.04.16） 羅新生 上校處長　1988.04.16–1994.10.15（兼圖書館館長） 孟慶樑 上校處長　1994.10.16–1995.05.15（兼圖書館館長） 葉明陽 上校處長　1995.06.1–1996.05.16（兼圖書館館長） 童吉士 上校處長　1996.06.01–2001.11.01 　　　（兼圖書館館長，2000.12更名資訊圖書中心）

	關小輝 上校處長　2001.12.01–2005.04.01（兼資訊圖書中心館長） 萬芳榮 上校代處長　2005.05.01–2008.03.01 　　　（兼資訊圖書中心館長，卸任代理職） 林裕峯 上校處長　2008.03.01–2008.10.02（兼資訊圖書中心館長） 郭耀文 上校處長　2008.11.01–2009.08.01（兼資訊圖書中心館長） 高森永 上校處長（聘七處長）　2009.09.01–迄今（兼資訊圖書中心館 　　　長，2011.07.31退伍，2011.08.01任聘七處長）
光榮事蹟	
1999	為增進高中生對本學院之認識，開始舉辦醫學研習營，迄2014年已舉辦至第十五屆。此活動辦理之主旨在於將本學院完善之設備、優良師資、辦學特色與生活管理方式等，介紹予高中學子瞭解，藉此活動吸引更多優秀人才前來就讀；同時亦藉由此自發性活動的辦理過程當中，訓練學生之溝通協調能力與領導能力及服務精神。
2001	第二學期起，教育委員會修訂「教師資格審查辦法實施細則」，有關「教學評鑑」之「學生評量」部份，設計教學評量調查表，委由教務處執行，並採無記名劃卡方式進行評量，此階段平均填卷率為62.36%。
2004	學院各式活動拍攝之重要照片，由視聽中心全部改採用數位化底片方式拍攝，以利整理使用及長久保存。
2005	12月16日教務分處實施ISO9000驗證，認證通過，並由英國AFAQ–EAQA認證機構核發認證合格證書乙份，編號2698859。
2006	第二學期起，首次改採全面線上教學評量，填卷率為52.81%，惟因當時線上教學評量系統操作程序繁複，學生填卷意願不高，2007年之平均填卷率僅達38.4%。
2007	針對回收率偏低及未即時回饋情形，訂定「國防醫學院落實教師教學評量具體作法」，期藉全院師生之共同參與，提升評量效能，以精進課程及教學作為。 本學院全面推動教室E化，視聽教學同時配合進行IRS互動、遠距互動、PBL小班教學及PowerCam等措施。
2008	為改善學生填卷意願低落情形，教學品質組重新設計問卷，教務處規劃線上教學評量系統與教務資訊系統整合方案，同時為即時瞭解學生對課程教學及教務工作之意見，建立「即時問題反應」機制，俾利隨時檢討改進，落實課程及教學環境的精進作為。初期執行成效仍不彰。 院外獎學金原為25萬7,000元整、院慶獎學金61萬5,000元整、畢業典禮獎學金16萬3,000元整。2009年起本處為鼓勵學生專心努力向學，主動蒐集各項同學可以申辦之獎助學金資訊，廣泛協調學生受獎機會及受教福利，爭取各方及校友增設獎項，豐富獎助學金來源，協助經濟弱

	勢之自費學生、僑生申請院外機構所提供之各式獎助學金,並以電子郵件方式寄發全院師生知悉,於網頁增列獎學金訊息,亦於學生數位學習系統公告周知。自2010年度起陸續獲得艋舺龍山寺、合作金庫等不同機構之獎助學金,迄2013年,院外獎學金激增為61萬8,000元整、院慶獎學金高達122萬5,000元整、畢業典禮獎學金已達26萬4,000元整。
2009	第一學期起,評量結合選課系統,填卷率不佳的狀況,漸獲改善,達86%。爾後,填卷率逐年提升。 10月9日主辦「第四十八次全國公私立醫學校院院長會議」,各醫學校院院長、教學醫院院長、教務長等計六十二員參加會議,會中討論醫學教育相關議案。
2011	第二學期填卷率已達96.58%;截至2013年第二學期止,填卷率均維持於90%以上。 11月24日辦理建校百年紀念院慶大會暨第二十八屆軍醫學術研討會,請陳水扁總統主持,會中由施純仁教授講述「國防醫學院教育之回顧」,並頒授傑出校友獎,計有二十餘人獲獎。 12月為提升本學院學術水準,禮遇對本學院學術發展有特殊貢獻之校外傑出學者,及延攬國內外學術成就卓著之學者擔任講座,且為落實大學學術自主之精神,及為表彰對國家、社會及本學院有具體貢獻與服務之人士,特制定傑出人士審查委員會設置要點,並於2012年6月校務會議通過後設置「國防醫學院傑出人士審查委員會」正式實施。內容概分為榮譽獎座、名譽博士、名譽校友等三類。迄2014年9月止,獲獎者計有李遠哲、吳成文等二位獲得榮譽獎座;羅光瑞、盧健泰、施純仁、林重遠、蔣永年、貝立哈佛、文忠傑、詹啓賢、張正晹等九位獲得名譽博士;王度、邱仲慶、趙世和、蘇慶福等四位獲得名譽校友。 為強化教師培育功能,提升教學品質、精進研究能力、教師心性陶冶與自我成長,教師發展中心開始辦理醫學教育暨新進教師研習會,以及教師共識營等各項活動,鼓勵教師們不斷自我追求卓越,促進在教學、研究、服務等方面達到最大效益。 本年及2012年國家圖書館均來函說明,本校積極辦理學位論文送存作業,績效卓著,對推動學術資源永久典藏,促進國家研究發展貢獻良多,並致贈感謝狀紀念。
2012	本學院自3月起承辦國軍高級救護技術員EMT–P訓練班,迄2014年已辦理五梯次,共培訓300員EMT–P救護員,並於結訓後投入國軍基層部隊實施第一線緊急救護,大幅提升國軍部隊到院前緊急救護能量,有效發揮守護官兵健康之軍醫功能、使命及責任。 國防部開始將本學院納入「漢光演習」之演練單位,因此首次配合國軍漢光演習,於學院開設指揮所並辦理相關活動。參與該演習促使本學院能熟稔各階段任務執行管制及突發狀況應變處置,採實兵、實作方式,結合演習進程,驗證各項應變作為之適切性及可行性,並發掘

	室礙因素，精進「臺澎防衛作戰」戰備整備效能。至2014年已經歷28號、29號及30號三次演習過程之戰訓操演。 2012年推動一機四卡包含（教學研究設備使用登記簿、教學研究設備保養記錄卡、儀器明細資料帳卡、簡易操作及保養步驟）的要求，以利後續提出定期維護保養需求、臨時叫修需求時可以佐證，以減低儀器的維修率。 2012年為執行提升教學品質計畫，於6月28日校務會議通過「國防醫學院教學助理制度設置要點」，7月19日核定後開始施行。此制度要點為取得證書者，於本學院送審教師資格審查時，視同具有一年以上國內之相關教學經歷。實施成效計有2012年六十七人，2013年三十九人申請擔任教學助理。
2013	爭取本學院至2017年軍事投資建案，預算金額總計為新臺幣4億7,575萬1,317元。內容涵蓋軍事教育設備及軍事教育工程，不僅充實本學院教學研究設備與改善運動田徑場及籃網排球場，更大幅提升本學院教學能量、品質及成效，實為培養國軍軍醫人才之基石。
2014	規劃本學院3F大廳及2F棧逗休憩區建置多媒體播放系統，分別展示教學研發成果及學生社團活動表演等歷程記錄，以表揚本學院教職員生教學成效展現及刊載榮譽事蹟。

重要記錄

（一）新增班隊

2009	開辦醫學科學研究所公餘進修博士專班。
2012	開辦醫務管理公餘進修碩士專班。
2012–2013	4月2日開辦國軍高級救護技術員訓練班，2012年及2013年內已納訓一七四人次，結訓一一九人次，已取得證照五十八員均納入基層衛勤人力運用。 2012年呈報「醫師科學家學程」、「研究所甄試入學要點」、「醫科所轉譯醫學組」等計畫書，增進學院多元化發展。

（二）學生事務

2009	學生證與識別證門禁作業整合。 開發獎學金獎項，減輕學生家庭負擔、激勵同學。 第二學期起選課初選時間延長至一個月，高年級得優先選課。
2010	第一學期起，精進學生成績單寄發格式，特製院徽浮水印用紙，以三摺彌封方式寄發。 第二學期試辦畢業生離校手續採無紙化作業方式辦理。 本年起落實學期制，統一畢業日期，避免爭議。

2011	第一學期起為落實二一預警,增加處長約談學生之機制。 年第二學期試辦PowerCam上課,解決重修生衝堂及補修問題。試辦初、複選無紙化。 試辦醫研營納入服務學習課程及招生活動。
2012	第一學期試辦教學助理制度,招募研究生參與教學活動。 第二學期試辦六、七年級實習生由教務處統一選課。 衛勤正分班自2012年、EMT-2訓練自2013年起,改在學院上課。
2013	7月訂頒「國防醫學院PowerCAM重修課程開課實施要點」。 本年招生增列報名門檻:「體適能」檢測成績(身體質量指數須達中等(常模PR值25)以上,「體適能」檢測績優者參加「學校推薦」,加計總分比率分別為金質1.5%、銀質1%、銅質0.5%。
2014	研究所以上午筆試,下午即口試方式進行,各所採取「減少考試科目、增列共同科目」原則辦理。
(三) 評鑑事務	
2005	本學院於4月18至19日接受教育部大學校務評鑑(含專業類組)。
2006	6月各項評鑑細項審查結果皆為通過。
2010	本學院各系所於5月3至4日接受系所評鑑,十二系所(不含護理系所)之認可結果為「通過」。另生解所、航太及海底醫學研究所(待觀察)。 護理系於11月底接受TNAC評鑑,已於2011年7月公佈評鑑結果為「通過」,2016年正式併入系所評鑑。
2011	醫學系於12月完成年度TMAC追蹤訪視評鑑,已於2012年5月公佈評鑑結果為「通過」。2014年10月接受TMAC新制評鑑。 本學院於10月31至11月1日接受財團法人高等教育評鑑中心基金會校務評鑑,並於2013年11月28日接受校務評鑑追蹤評鑑,已於2014年7月公布評鑑結果為「通過」。
2012	4月接受追蹤訪評,已於2013年3月公佈評鑑結果為「通過」。
(四) 其他事務	
2010	開始從事科學性調查研究,持續蒐整內部利害關係人意見(師生),提供學術性分析實證資料。
2011	國防部辦理軍事基礎校院執行退學賠款追償成效評鑑,本學院成績第一名。且自1988年至2014年追償二○○名須還款學生,已有一九五名學生清償計新臺幣4,442萬6,162元,尚有五名學生未清償完畢計待追償159萬8,535元。 12月制定學院傑出人士審查委員會設置要點,於2012年6月校務會議通過後正式實施。

2012	執行一機四卡，落實儀器維修須檢附使用記錄。 實施兼任教師聘任與鐘點費連動，以精算鐘點費。 本年起，為響應政府節能減碳之政策，院慶大會暨軍醫學術研討會之書面紙本減量印製，代以光碟資料為主。 辦理：(1)學院整併聯合後勤學校衛勤分部專案工作；(2)學院申請教育部教學卓越計畫專案工作；(3)學院改名國防醫學大學專案工作。 6月28日校務會議通過「國防醫學院教學助理制度設置要點」，以提升教學品質。
2013	獲國防部核定2013–2017年軍事教育設備投資案。
2014	再度辦理學院申請教育部教學卓越計畫專案工作。

填寫日期：2014年9月25日。編寫人：林愛鄰、林廷叡

貳拾貳・總務處

年份＼項目	創設時間
1939年。	

	發展歷程
1902	北洋軍醫學堂成立。
1938	5月1日於湖南長沙成立之陸軍衛生勤務訓練所，有教務科之編制。
1939	軍醫學校時期，學校組織體系採會議制，教育長下設校務會議及教務會議，分掌全校行政與教育之執行。
	軍醫學校組織修編，始設有總務處。
1947	6月1日，於上海江灣由軍醫學校、陸軍衛生勤務訓練所及其分校分所合併成立國防醫學院，組織設行政部。
1951	12月1日改編，行政部改為總務處。
2000	國防部核定本學院與三軍大學、中正理工學院、國防管理學院整併為「國防大學」，本學院更名為「國防大學國防醫學院」，總務處更名為總務分處。
2006	本學院復改為獨立學院，恢復單位名稱「總務處」。
	總務處之組織演進：
1940	軍醫學校之總務處：依編制組織，駐地為貴州安順，處轄：軍需室、副官室、書記室、衛生器材庫、發電廠、印刷所、診療室、特務隊、軍樂隊。 陸軍衛生勤務訓練所之總務科：依抗戰勝利後復員至上海時編制；下設：公用室、副官室、印刷室、教育器材庫、特務連、軍需室。
1947	國防醫學院之行政部：6月1日至1949年6月1日，下轄：1.業務單位：第一、二、三、四組（下設工程股、運輸股、經理股、通訊股）、特務隊及軍樂隊、財務室、福利室、憲兵室、醫室。2.研究發展單位：圖書館、博覽館、衛生實驗院、衛生裝備試驗所。3.模範業務單位：衛材總庫、總醫院、衛生營。
1985	7月1日之組織變革：行政處原人事、文書、總務、後勤四科裁併為人事、後勤兩科。
2000	5月本學院併入「國防大學」，12月總務處更名為總務分處。 10月成立環安室負責勞工安全及環保相關事務。

2005	11月1日裁撤處二級單位，人事、後勤科；增編中校副處長一員。
2006	1月1日本學院復改為獨立學院，恢復單位名稱「總務處」。 2月研發室移編約聘乙員至本處綜理研究助理及臨聘人員人事管理業務。
2013	11月1日處長上校職缺修編為中校職缺。

主管遞嬗
黃志道處長　1973–1978 胡光亮處長　1978–1979 魏維峻處長　1980–1981 于振東處長　1982–1983 楊宗憲處長　1984 蘇廣壽處長　1985–1986 褚國亮處長　1987–1988 方覺非處長　1989–1994 鄭郁欽處長　1994–1998 余貴勇處長　1998–2006 王國才處長　2007–2013 胡文忠處長　2014–迄今

光榮事蹟	
2002	引進公文作業系統併整合為國醫中心公文管理系統，學院及三軍總醫院共用此系統。
2003	1月推展公務信箱系統。
2005	10月17日建立學院公文電子佈告欄。 榮獲2005、2006、2007、2010、2011、2012年度臺北市勞工安全衛生優良單位。 榮獲2005、2006年度行政院勞工委員會勞工安全衛生優良單位。
2006	榮獲國防部2006、2007、2008、2009、2010、2012年度「推動職場安全健康週續優單位」。
2007	榮獲年度行政院勞工委員會勞工安全衛生五星獎。
2008	8月26日推展國防醫學院多媒體電子看板管理系統。
2012	4月推展公文線上簽核作業。 5月1日內湖院區職務官舍興建完成及人員遷住。

填寫日期：2014年8月27日。編寫人：詹斌彪、鄭文勝

貳拾參‧學員生事務處

年份 \ 項目	創設時間
1928年。	

	發展歷程
1928	6月北京軍醫學校成立「政治部」。
1946	6月政治部改為「新聞部」。
1947	6月新聞部改組「訓導處」。
1950	4月改名「政治部」。
1963	8月政治部隊正名為「政治作戰部」。
1999	國防部88.5.26（88）奧奉字第0804號令，核定本學院少將政戰主任降編為上校，自7月1日生效。
2000	國防部89.9.22（89）奧奉字第1623號令，核定本學院89年度「精實案」編制修訂調整案，共計精簡四十員，原政戰部政一科及政二科因組織調整減併納入參謀群，總員額數由七○六員調整為六六六員。 國防部89.12.7（89）奧奉字第2077號令，核定政戰部改組成學務分處，受國防大學學務處管制。
2006	1月1日本學院復改為獨立學院，單位名稱變更為「學員生事務處」。
2011	1月1日上校處長職缺降編為中校處長。

	主管遞嬗		
	第一任	張豐冑軍簡二階處長	1947.06.01－隨邵力子赴北平參加國共和談不返，還臺時開缺
	第二任	成文秀軍簡二階處長	1949.06.01－1950.04.30
	第三任	廖濟寰同少將主任	1950.05.16－1954.01.31
	第四任	蔣蘊青少將主任	1954.02.01－1957.04.30
	第五任	劉濟上校主任	1957.05.16－1962.03.15
	第六任	陳練成上校主任	1962.03.16－1964.03.31
	第七任	趙泰凱上校主任	1964.04.16－1966.07.15
	第八任	陳載熙上校主任	1966.08.16－1968.06.30
	第九任	何鑑上校主任	1968.08.01－1969.12.15
	第十任	劉啓雄上校主任	1969.12.16－1973.11.30
	第十一任	步世繡上校主任	1973.12.01－1974.08.31
	第十二任	段家鋒上校主任	1974.10.16－1975.05.15

第十三任	徐梅鄰少將主任	1975.05.16－1976.09.30
第十四任	萬德群上校主任	1976.11.01－1978.09.15
第十五任	王道烓上校主任	1978.09.16－1981.05.31
第十六任	盧之學少將主任	1981.06.01－1983.03.31
第十七任	丁憲灝少將主任	1983.04.01－1985.07.31
第十八任	藍世彬少將主任	1985.08.01－1986.08.31
第十九任	王俊士少將主任	1986.09.01－1987.08.15
第二十任	林士堯少將主任	1987.10.16－1989.07.31
第二十一任	馬銀柱少將主任	1989.08.01－1992.08.31
第二十二任	張鼎昌少將主任	1992.09.01－1995.03.31
第二十三任	鍾華中少將主任	1995.04.01－1997.07.31
第二十四任	李新名少將主任	1997.08.01－1999.06.30
第二十五任	黃金楠上校主任	1999.07.01－2000.08.31
第二十六任	黃瑞和上校處長	2000.12.01－2003.09.01
第二十七任	賴世上上校處長	2003.09.01－2004.11.01
第二十八任	李盛中上校處長	2004.11.01－2006.02.01
第二十九任	劉建華上校處長	2006.02.01－2007.11.01
第三十任	吳有德上校處長	2007.11.01－2008.11.01
第三十一任	楊一心上校處長	2008.11.01－2011.01.01
第三十二任	王迦宥中校處長	2011.01.01－2012.07.01
第三十三任	張世豪中校處長	2012.07.01－迄今

光榮事蹟

1940	制定學院院歌，由本部主任成文秀將軍親自填詞，音樂教官崔月梅女士作曲。
1952	創辦「水源地周刊」成效斐然，次年即獲國軍文化康樂競賽書刊類第一名，獲頒總長獎狀乙幀。
1954	護理系學生參加國軍民族舞蹈大賽，榮獲軍警組第二名，獲部長頒獎旗乙面。
1955	榮獲陸軍供應司令部軍紀模範獎狀。
1969	成立文藝研究社，創辦「源遠」月刊。
1970	由於軍紀整建執行落實，奪得國防部直屬單位軍紀競賽第一名，獲頒優勝錦標乙座。
1971	學生第九中隊榮膺國軍「莒光連隊」，獲頒獎牌乙面，獎金2千元。
1977	學指部第二連當選國軍軍紀模範連隊，獲總長頒贈獎狀乙幀，獎金1萬元。

1979	本學院再度為國防部評定為國軍軍紀教育乙組總冠軍，榮獲總長頒贈總冠軍獎座。同年，學生社會服務社為救國團評定為全國大專院校優秀社團，獲頒獎牌乙面，獎金5千元。
1981	政治科學系教官劉義民參加「國軍軍事著作金像獎」競賽，榮獲政治類佳作獎，受頒獎杯乙座，獎金1萬元。
1985	學生社會服務社參加教育部與救國團所舉辦之全國大專院校績優社團評比，榮膺績優社團，獲頒獎金1萬元。
1987	學院合唱團參加「第二十三屆國軍文藝金像獎藝工團隊競賽」，榮獲學校組銀像獎。
2006	「山服隊」社團學生利用寒、暑假期間，赴桃園縣復興鄉及新竹縣尖石鄉等地進行志工服務。
2008	奉國防部核定應屆畢業軍費生假陸官校實施，愛國教育。 創辦「國醫人」月刊，每月出刊乙冊。
2009	國防醫學院三軍總醫院護理部中校副主任張秉宜當選「國軍楷模」。
2010	國防醫學院三軍總醫院放射部神經診斷科上校科主任陳震宇、家庭暨社區醫學部少校軍醫官張耀文（「海地震災」救災任務有功）等二員，當選「國軍楷模」。 「山地醫療服務隊」獲行政院青年輔導委員會「區域和平志工團績優團隊全國競賽健康服務類 社區貢獻獎」。
2012	醫學系四年級學生李岳（全國），醫學系四年級學生楊毅輝（縣市）獲選全國大專優秀青年。 學生第二中隊榮獲國防部年度軍歌競賽甲組第四名。 學生林子喬獲「第四十六屆國軍文藝金像獎」銀像獎。 合唱團參加國防部「紀念七七抗戰七十五週年—盧溝曉月」音樂會。 「柬愛」及「築孟」等國際志工團參加國防部記者會，各大媒體爭相報導，表現優異。 增設「性別平等討論室」。 「柬愛」國際志工團榮獲行政院青年輔導委員會「區域和平志工競賽第三名」。
2013	醫學系四年級學生劉威廷（全國），醫學系三年級學生張簡芝穎（縣市）獲選全國大專優秀青年。 「柬愛」、「築孟」、「泰國小桂河」及「尼泊爾」等國際志工團參加國防部記者會，各大媒體爭相報導其服務過程及心得，為校爭取榮譽，表現優異。 「築孟」國際志工團榮獲「第一屆全國醫學院洗手廣告競賽優勝獎」。 「築孟」國際志工團榮獲「青年志工績優團隊全國競賽特殊貢獻獎」。 學生林子喬獲「第四十七屆國軍文藝金像獎」書法類金像獎。

2014	醫學系三年級學生陳昕慧（全國），醫學系三年級學生馬軍（縣市）獲選全國大專優秀青年。 醫學系三年級學生謝秉霖及劉永浩榮獲國際傑人會中華民國總會「2014第二十二屆傑青獎」。
	重要記錄
1969	成立文藝研究社，創辦「源遠」月刊。
1988	「國防醫學院校友會」，目的在加強校友間連繫，緊密校友情感，擴大學院為國家社會服務的範疇。
2006	「山服隊」社團學生利用寒、暑假期間，赴桃園縣復興鄉及新竹縣尖石鄉等地進行志工服務。
2008	起業奉國防部核定應屆畢業軍費生假陸官校實施。愛國教育。 創辦《國醫人》月刊，每月出刊乙冊。
2009	合唱團學生參加國防部「柳營笙歌嘉年華」。
2010	「柬愛」柬埔寨國際志工團創團，也是創校以來第一個學生國際志工團體，由本校醫學系、護理系、牙醫系、公衛系學生組成。 學生孔繁璇等十六員參加「中華民國紅十字會青年志工印尼服務隊」，赴印尼亞齊省實施志工服務。
2012	「心靈角落（棧逗）」休憩空間完工啟用。 山服隊學生赴大我山莊進行義診服務。 「築孟」國際志工團創團，為本校第二個國際志工團，由醫、牙、藥、護及公衛各系學生共同組成，並於暑期赴海外實施志工服務。 院慶動態社團展演邀請政治大學共同演出。
2013	「鳳鳴國樂社」由醫學系學生林璟銘等十五員復社。 增設「萊爾富」便利商店服務全院同仁。 「泰國小桂河」及「尼泊爾」國際志工團成立，並於暑期赴海外實施志工服務。 辦理「國防部性別主流化業務相關人員講習」。 邀請國立政治大學及臺灣藝術大學參加院慶動態社團展演。 11月24日本院「藝文中心」成立。
2014	邀請師大管樂團蒞校演出。 成立軍陣醫學研究社，並同時成立「軍陣醫學志工團」赴帛琉及蘭嶼等地辦理志工服務。

填寫日期：2014年8月5日。編寫人：張世豪

貳拾肆・研究發展室

年份\項目	創設時間
2005	奉國防部2005年12月29日睦暌字第0940006798號令,教育研發暨推廣教育組調整為研究發展室。

發展歷程
本院之學術研究以學院之各學系(科、所、室、中心)、直屬教學醫院之各臨床學科及預防醫學研究所為主。為整合及有效應用本院之研究資源,設置研究部,規劃學術研究發展之重點及統籌辦理學術研究相關之業務,並提供醫學領域之核心服務,包括協助教職同仁辦理各項研究計畫之申請及執行,提供相關研究資訊。

1996	8月1日,各研究所自研究部移編與學系科併列。
2000	10月,搬遷至內湖院區。 12月7日,研究部更名為教育研發暨推廣教育組。
2005	11月1日,教育研發暨推廣教育組下轄之動物室,修訂為一級單位名稱改為動物中心,員額不變;教師兼主任職稱修訂為主任,專長修訂為獸醫官。 12月29日,教育研發暨推廣教育組調整為研究發展室,原編聘七教師兼組長修正為聘七教師兼主任。

主管遞嬗		
第一任	陳幸一主任	1987–1993
第二任	劉江川主任	1993–1994
第三任	羅新生主任	1994–1998
第四任	劉江川主任	1999.01–2002.06
第五任	胡幼圃主任	2002.06–2008.09
第六任	司徒惠康代理主任	2008.09–2009.02
第七任	汪志雄代理主任	2009.02–2009.08
第八任	闕小輝代理主任	2009.08–2010.06
第九任	黃旭山主任	2010.06–2012.08
第十任	武國璋主任	2012.08–迄今

光榮事蹟	
2012	參加第九屆國家新創獎學術研究組經評審團評鑑獲獎(題目:皮膚替代物及製備方法與用途,獲獎人:戴念梓)。 參加「日本第一屆臺灣發明展」榮獲金賞獎。

重要記錄	
2006	3月1日奇美醫學中心與國防醫學院簽訂「學術合作研究」合約書。

2007	8月13日起與國家衛生研究院，轉型為研究中心學術合作模式，並於10月23日完成學術合作合約書簽訂。
2010	10月14日與美國馬里蘭大學護理學院簽訂學術合作協定。
2012	11月16日中央大學與國防醫學院進行產學合作簽約。
2013	3月11日與羅馬尼亞雅西波帕醫藥大學簽署學術合作備忘錄。

填寫日期：2014年7月30日。編寫人：梁俊義

貳拾伍・主計室

年份 ＼ 項目	創設時間
1947	國防醫學院成立，院本部辦公室下設預算與財務室。

發展歷程	
1947	設置時名稱為預算與財務室（簡稱預財室）。
1964	改稱為主計室。

主管遞嬗	
	1947年預算與財務室編制人員。 二等軍需正主任　　　　林悟聲 一等軍需級佐理員　　　杜裕龍 軍委一階佐理員　　　　吳庭芬 軍委三階書記　　　　　薛桐軒 早期資料記錄略簡，1973年後始有較完整之主管任職時間。 上校主任 蕭政　　　　1973.05.01–1975.04.15 上校主任 胡光亮　　　1975.04.16–1977.10.31 上校主任 李中平　　　1977.11.01–1979.02.01 上校主任 龍翔甫　　　1979.02.01–1981.04.01 上校主任 梁毓書　　　1982.05.01–1986.09.01 上校主任 李興華　　　1986.09.01–1990.12.01 上校主任 李世剛　　　1991.01.01–1994.04.01 上校主任 吳仁誠　　　1994.05.01–1997.05.01 上校主任 唐警生　　　1997.06.01–1999.08.31 上校主任 林啓宗　　　1999.09.01–2001.09.01 上校組長 于金鈺　　　2001.09.01–2002.09.01 上校組長 馮小平　　　2002.09.01–2003.08.11 上校組長 吳渙　　　　2003.09.16–2005.08.08 上校組長 萬振華　　　2005.08.16–2006.08.07 上校主任 熊光明　　　2006.09.01–2008.07.02 上校主任 林宏根　　　2008.08.16–2010.08.15 上校主任 張致文　　　2010.08.16–2013.07.29 中校主任 李安芬　　　2013.11.01–迄今

光榮事蹟	
2012	首次以軍事院校資格獲教育部通知參加教學卓越計畫申請，於9月至2013年1月期間配合辦理本院財務規劃，及預算編製審查等作業，積極爭取102–105年度十七項分項工作計畫，計每年4,000餘萬元經費補助進入複評，雖惟惜最終未獲補助，但申請過程充分表現本院積極追求提升教育品質的努力。

重要記錄	
2002	2月27日國軍生產及服務作業基金收支保管及運用辦法第3條增修「國防醫學教育及研究」納入醫療作業範疇（院授主孝四字第091001351號函）。
2003	6月25日國防部為因應軍事教育發展趨勢，推廣終身學習，提升教育品質及科技研發能力，得設置基金。（總統華總一義字第09200114880號令增訂公布第21–1條條文）
2004	9月24日召開「國防大學國防醫學院加入國軍生產及服務作業基金（醫療作業）座談會」，計有人力司、主計局、軍醫局、國防大學及學院相關業管等單位與會，會議重點本院應評估效益，並針對政策及原則，先行與對口單位協調及溝通，俟同意後，再陳送行政院核覆。
2007	8月20日本學院呈報「軍事院校校務基金由國防醫學院先行試辦研究報告」。（集經字第0960003615號呈文） 9月21日國防部人力司召開「軍事校院校務基金由國防醫學院先行試辦第一次研討會」，計有主計局、戰規司、軍備局、軍醫局、部長辦公室等單位與會。
2013	5月再次向國防部呈報設置「校務基金」先期評估報告，報告撰寫以成立基金結合校務發展角度，就現有資源規劃各項可再開發擴充之收入，提高本院對整體經費管理之自主性及永續經營為主軸。（國院教務字10200001790號） 11月22日國防部軍醫局召開本院設置校務基金研討會，由教育長率本院同仁向國防部軍醫局簡報成立「校務基金」評估報告並研討相關內容議題。

填寫日期：2014年8月8日。編寫人：李安芬

貳拾陸・資訊圖書中心

年份　項目	創設時間
1902	北洋軍醫學堂時期。

發展歷程	
國防醫學院圖書館創自1902年北洋軍醫學堂圖書室，是一所百年圖書館，1949年隨政府搬遷來臺，歷經興革，始有目前之規模。重要發展歷程敘述如下：	
1902	北洋軍醫學堂圖書室，天津北洋軍醫學堂時代。
1918	陸軍軍醫學校圖書室（課），北平陸軍軍醫學校時代。
1933	軍醫學校圖書館，南京軍醫學校時代。
1938	軍醫學校圖書館，廣西桂林軍醫學校時代。
1939	軍醫學校圖書館，貴州安順軍醫學校時代。
1947	國防醫學院圖書館，上海江灣國防醫學院。（軍醫學校、廣州分校與衛訓所合併）
1975	致德醫學圖書館，臺灣水源地國防醫學院。
1979	致德醫學圖書館，三軍總醫院圖書館合併至致德醫學圖書館。
2000	國防大學國防醫學院圖書館，臺北內湖，改制成國防大學國防醫學院。
2006	國防醫學院圖書館，臺北內湖，改回成國防醫學院。
2006	國防醫學院圖書館，國軍澎湖醫院圖書館成為本館分館。
2011	2011年-2014年3月，國防醫學院圖書館（國軍醫院數位圖書館聯盟），本館與9家國軍醫院圖書館結盟成「國軍醫院數位圖書館聯盟」。
2013	國防醫學院圖書館，國軍松山及北投醫院圖書館成為本館分館。
2014	4月，國防醫學院圖書館（國軍醫院數位圖書館聯盟），「國軍醫院數位圖書館聯盟」正名為「國軍醫院聯合圖書館」。

主管遞嬗	
1947-1949	柳安昌館長
1949-1950	張國銘館長
1950-1958	許景霖館長

1958-1974	孔祥鈞館長
1975-1983	梁慕蘭館長
1983-1986	白壽雄館長，李娟娟副館長、彭慰副館長
1986-1994	羅新生館長，彭慰副館長、嚴倚帆副館長、沈新明副館長、高雲霞代副館長、葉錦霞副館長
1994-1995	孟慶樑館長，葉錦霞副館長
1995-1996	葉明陽館長，葉錦霞副館長
1996-2001	童吉士館長，葉錦霞副館長、張碧珠代副館長、許淑球副館長
2002-2005	闕小輝館長，許淑球副館長
2006	萬芳榮館長，許淑球副館長
2007-2008	郭耀文館長，許淑球副館長
2009-迄今	高森永館長，許淑球副館長
光榮事蹟	
1995	舉辦軍事圖書館研討會，規劃全軍圖書館自動化規劃。
1999	圖書館圓滿達成從臺北水源地搬遷至內湖作業。 在沈國樑院長支持下，73期校友捐款約200萬元裝潢一樓中庭「永生鳳凰」區及二樓「萃華齋」醫學人文專區。
2000	向國家衛生研究院爭取199萬元視聽裝潢工程經費，並順利完成裝潢工程。
2001	舉辦第二十三屆醫學圖書館研討會。 出版《建院百年，百年圖書：由JAMA與1940年以前圖書，看國防醫學院圖書館一頁史》。
2002	本館獲得館合年會服務績優獎第十名。 完成本館碩博士論文、國防醫學雜誌及大眾醫學雜誌數位化工作。
2003	圖書館發行「圖書館通訊電子報」。
2004	本館獲得館合年會服務績優獎第十名。
2005	成立一樓「軍陣醫學圖書專區」。
2007	配合TMAC評鑑，中庭佈置「黃景楨風箏特展」。
2008	建立校友圖書專區，提供校友使用各類資訊服務。
2009	設置一樓「頓點咖啡區」與「新書展示區」。

2010	校友經費支持,重新裝潢二樓「醫學人文區」。 執行「航太醫學與噪音資訊蒐集」研究計畫。
2011	奉軍醫局指示成立「國軍醫院數位圖書館聯盟」。 設置「盧院長紀念室」、「景觀閱覽區」區與裝潢「軍陣醫學」區。
2012	舉辦第一屆五月感恩季活動。 加入北一區圖書資源平臺。 執行「戰傷與軍陣精神資訊資料蒐集」研究計畫。 舉辦第二屆五月感恩季活動。
重要記錄	
	國防醫學院圖書館自1902年北洋軍醫學堂圖書室,至今114年重要發展 紀錄敘述如下:
1902	1.新校舍為歐式樓房,適合200人閱讀。 2.開始添購圖書、儀器等設備。 此為圖書館最早館藏章
1918	搬遷至北平,持續添購圖書等設備,提供閱讀。
1933	搬遷至南京,持續添購圖書等設備,提供閱讀。
1938	添購圖書、儀器等設備。

1939-1946	實驗室、圖書館等，則安置於大營房之內。 藥科張主任於1939年冬化妝，冒險犯難，攜款前往淪陷區港滬搜購大批圖書、儀器、藥品計五十大箱。
1947	由軍醫學校、陸軍衛生勤務訓練所及軍醫預備團等合組成國防醫學院。
1949-1957	1949年遷臺，教室尚待修葺，已著手積極整修圖書館，舊屋改建成圖書館。 其時書籍期刊均甚老舊，為數戔戔，學生借閱書籍排隊，如日後電影街購票，苟有所獲，徹夜傳閱。
1958-1974	圖書館雜誌日漸增加，空間日益不足，承美國紐約中國醫學教育理事會捐助經費，興建鋼骨水泥二層樓房，作為圖書館書庫之用。

	興建建鋼筋水泥二層樓館舍,前為大廳,極其巍峨壯觀,磨石地面嵌絲為校徽圖案,門前豎二柱,格局莊嚴宏偉,後座樓上為書庫,樓梯採螺旋式,下層為雜誌室及辦公室。 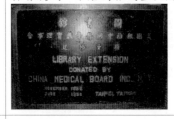
1975	為應需要,由張元春工程師設計,於教學區原有廢棄游泳池及其周圍地段新建,10月落成啓用。為紀念盧院長之貢獻,命名為致德醫學圖書館。建築四層樓,總面積約4,000平方尺,設備完善,允為當時之翹楚。 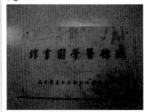
1976-1984	期刊圖書費1,500,000元。 專案向國科會申請賡續訂購期刊圖書,獲得補助計新臺幣269,985元。 1979年7月,三軍總醫院編併本學院,其圖書館成為本館之分館,分館設於三總研究大樓一樓,面積約800平方公尺。
1985-1987	評估圖書館自動化作業。 裝潢與布置視聽室作業。
1988-1996	開啓書館自動化作業,完成圖書館自動化回溯建檔工作。 裝潢佈置圖書館視聽室。 更換參考室書架。 規劃OVID資料庫,添購許多電腦設備。 舉辦軍事圖書館研討會,規劃全軍圖書館自動化規劃。 1994年旅美校友黃健民醫師,捐贈圖書期刊及金銀紀念幣,由當時教務處處長兼圖書館館長孟慶樑上校赴美運回,在圖館設置金銀幣紀念室,搬遷至內湖後轉送至主計室金庫存放。
1997	圖書館總經費約20,349千元。

1998	規劃搬遷內湖圖書館前置作業與搬遷作業。 提出圖書館未來五年發展規畫，並奉院長指示向全校老師做報告。 本年度五大採購案分別是期刊1,500萬元、圖書80萬元、光碟106萬元、視聽70萬元及圖書館自動化升級建置。 製作圖書館SOP標準作業流程。
1999	本館從臺北水源地搬遷至內湖，搬遷期間11月25日~12月16日共閉館三週。 進行圖書館新書架與書桌等規劃案，標案約1,000萬餘元。 搬遷前三總圖書分館館員協助把西文圖書書標全部重新繕打換新。 提出圖書館2001-2005年軍事教育設備經費規劃書。 在沈國樑院長支持下，73期校友捐款約200萬元裝潢一樓中庭「永生鳳凰」區及二樓「萃華齋」醫學人文專區。
2000	學院改隸為國防大學國防醫學院，向院長報告有關國防大學圖書館整合規劃。 三總圖書分館從水源地遷遷入內湖總館。 電子期刊正式首次掛上網頁。 向國家衛生研究院爭取199萬元視聽裝潢工程經費，並順利完成裝潢工程。
2001	舉辦百年院慶，陳水扁總統蒞臨指導。 舉辦第二十三屆的醫學圖書館研討會。 配合「醫學倫理課程」，提供圖書館利用教育。 出版《建院百年，百年圖書：由JAMA與1940年以前圖書，看國防醫學院圖書館一頁史》。 本館獲得館合年會服務績優獎第十名。
2002	參加醫院評鑑工作。 正式實施館員輪調工作業務。 購買與安裝RPA讀者遠端檢索服務。 完成本館碩博士論文、國防醫學雜誌及大眾醫學雜誌數位化工作。 建置新圖書館安全系統。
2003	更新圖書館網站及發行「圖書館通訊電子報」。 圖書館教授EBMS課程，學生反應頗佳。協助醫學系同學，在中庭辦理人文醫學書展活動。 整理圖書館老照片，製成ppt檔在院慶播放。

2003	執行圖書館研究計畫「國防醫學院圖書館師生資訊需求－電子期刊及資料庫為探討主題」。 完成圖書館工作手冊。
2004	推動執行「國軍醫院數位圖書館聯盟」。 館際合作年會，本館今年得第十名。 執行軍陣醫學資料蒐集計畫。 購置VOD影帶並推廣使用。
2005	建置2008-2012年軍事教育設備經費。 成立一樓「軍陣醫學圖書專區」。 規劃圖書館新流通安全系統。 配合三總參加甲類教學醫院評鑑作業。 首次提供學生山服團在圖書館中庭舉辦成果展。
2006	提出圖書館發展計畫書。 配合國防部史編局輔訪評鑑相關事宜。 提出圖書館閱讀空間新規劃。 與心輔室合作，共同提出學校校園影展計畫書。 與三總合作提供展覽藝文作品，首次主題是廖學舟先生的陶藝畫展。
2007	配合TMAC評鑑，中庭布置「黃景楨風箏特展」。 開始執行逾期圖書每日罰款5元新規定。 建立主題書展服務，首次主題「瘧疾：古老的疫病，新威脅」。 執行「澎湖分院圖書館」併入總館計畫。
2008	建立校友圖書專區，提供校友使用各類資訊服務。 三總出入院前方設置「健康教育圖書區」，提供民眾閱讀相關健康資訊。 圖書館週，舉辦「二手書交換活動」。 為推廣社區醫療資訊使用，寄100多張新年賀卡給內湖醫療院所，內附圖書館使用說明。
2009	檢討與改進圖書館服務效率與效能。 設置一樓「頓點咖啡區」與「新書展示區」。 圖書館中庭展出「攝影社」同學作品。 成立「生活與旅遊」雜誌專區。
2010	配合軍醫局輔訪評鑑。 協助進行學院十三系所評鑑與護理系評鑑。 校友經費支持，重新裝潢二樓「醫學人文區」。 執行「航太醫學與噪音資訊蒐集」研究計畫。 進行二樓書庫區圖書盤點作業與全面清點一樓西文過期期刊區。 鼓勵推薦圖書，特別製作「好書報報、圖書旺旺」海報宣傳。

2011	國軍十家醫院圖書館進行實質電子資源採購整合，本館配合採購「國軍醫院數位圖書館聯盟」所有電子資源。 積極配合參與4月校務評鑑。 設立「景觀閱覽區」區與裝潢「軍陣醫學」區。 設置「盧院長紀念室」。 提出圖書館災害應變SOP流程。 大量購置中西文圖書。
2012	建置「國軍軍醫院圖書館數位聯盟」聯盟網站與ERMG電子資源管理系統服務。 參加北一區圖書服務平台。 舉辦第一屆五月感恩季活動。 蒐集戰傷中心所有圖書、期刊與視聽資料等所有資訊。 執行「戰傷與軍陣精神資訊資料蒐集」研究計畫
2013	舉辦第二屆五月感恩季活動。 副部長到圖書館視導生活公約。 舉辦推薦快手擂台賽，鼓勵積極推薦圖書活動。 提倡閱讀風氣，舉辦「讀好書，寫心得」活動，鼓勵閱讀得好書，並贈送圖書禮券！ 全面更新圖書館新地毯。

填寫日期：2014年10月22日。編寫人： 許淑球

貳拾柒・教師發展中心

年份 \ 項目	創設時間
2005	本學院為整合基礎及臨床之教師培育相關資源，首先於8月將「教師培訓組」及「臨床教師培訓暨見實習事務委員會」，整合為「國防醫學院教師培訓中心」，負責規劃本學院教師培育、創新教學技巧相關事宜，期間多次辦理PBL教學、課程整合、溝通技巧等研習營，並舉辦跨校際研討會，與國內各大學醫學院進行PBL學術交流、並安排參加臺灣、陽明、輔仁等大學舉辦之PBL研討會，使本學院老師瞭解PBL之教學方法及引導學生進行討論，達到自我學習之目的。

	發展歷程
2007	為強化教師培育功能，整合院內資源，提升教學品質、精進研究能力、教師心性陶冶與自我成長，於4月依本學院組織規程第14條設置「國防醫學院教師發展中心」，委請教育長擔任中心主任，下轄臨床教師發展組（由醫學院教學副院長兼副主任，下設醫事人員小組、護理人員小組、藥事人員小組、牙醫師小組、醫師小組）與通識及基礎教師發展組（由教務處長兼副主任，下設教學品質小組、醫學人文小組、研究精進小組），負責各項教師培育活動之執行。
2009	為實際推動及落實各領域師資培育工作，於兩位副主任下設立十七小組，其中整合課程小組增設、牙醫師小組於2010年增設。
2010	年底至今就組織架構整併部份，蒐集國內、外資訊持續研討中，以求符合實需、有效執行，組織架構及負責組長如下： 1.教學品質小組：禚靖 2.醫學人文小組：黃淑玲 3.研究精進小組：黃旭山 4.問題導向小組：諶鴻遠 5.醫品及感控小組：萬芳榮 6.學習評量小組：陳正榮 7.臨床教學小組：賴鴻政 8.醫療倫理與法律小組：吳之蒂 9.實證醫學小組：陳正榮 10.PGY小組：張維國 11.UGY小組：張宏 12.OSCE小組：任益民 13.整合課程小組：鄭澄意 14.牙醫師小組：石淦生 15.護理師小組：曾雯琦 16.藥事人員小組：陳智德 17.醫事人員小組：張錦標

2011	9月為增強中心自我成長動能進行組織再造，中心主任改由教育委員會主任委員擔任，並設副主任二人，並依實際需要，編有教學方法組、教學評量組、教學資源組及研究整合組，以執行中心各項業務。希冀由「國防醫學院教師發展中心」的運作及全院教師熱烈參與各項活動，達到協助教師教學、研究及服務工作之生涯規劃與發展目標。現今組織架構如下： 1.中心主任：蔡建松 2.中心副主任：高森永 3.執行秘書：蘇遂龍 4.基礎教師發展組秘書：張立乾 5.臨床教師發展組秘書：陳金順 6.教學方法組組長：張維國 7.教學方法組副組長：曾雯琦 8.教學評量組組長：任益民 9.教學評量組副組長：禚靖 10.教學資源組組長：鄭澄意 11.教學資源組副組長：黃淑玲 12.研究整合組組長：武國璋 13.研究整合組副組長：查岱龍 14.臨床教師發展組幹事：徐志雄 15.基礎教師發展組幹事：陳秀翠

主管遞嬗
教師發展中心主任委員改為教育委員會主任後，主管如下： 國防醫學院藥學系李安榮教授　2011–2013 三軍總醫院副院長蔡建松教授　2013–迄今

光榮事蹟	
2007	國防醫學院教師發展中心現有專屬空間，乃是依據9月29日院長張德明將軍巡視院區指示事項辦理。騰出學院三樓現有可調用之空間，以區塊整體規劃，滿足醫學教育評鑑評核目標及教師通識培育與自我提升需求為目的。經現地會勘評估，使用醫學系辦公室（R3313兩間）、新建置教師發展中心（R3314）及哺育室（R3315）共四間，面積約85坪，比照其他醫學院教師發展中心規模，打通隔間重新佈置，以利中心整體運用。 11月30日完成規劃草案並於2008年完成使用。使本院教師發展中心有了專屬空間。

重要記錄	
2011	國防醫學院醫學教育暨新進教師研習會。 國防醫學院教師發展中心教師共識營活動。

| 2012 | 國防醫學院教師發展中心教師共識營活動。
國防醫學院新進教師研習會。 |
| 2013 | 國防醫學院教師發展中心教師共識營活動。 |

填寫日期：2014年7月30日。編寫人：蘇遂龍

貳拾捌‧戰傷暨災難急救訓練中心

年份 項目	創設時間
2010年。	

發展歷程

本中心之籌建過程於張德明院長任內策劃完成，由觀摩參訪、規劃設計到落成啟用，勵精圖治，從無到有，直到今日成為國防醫學院深具軍醫特色的訓練中心。其籌建過程分成兩階段：

第一階段由本院校友支持母校發展基金會捐款籌建，規劃設施項目包含技術訓練測考教室、軍陣醫學成果展覽室及大體模擬戰傷急救訓練實驗室整建等，是項工程前於2008年2月完工。

第二階段擴建工程亦由本院校友支持母校發展基金會捐款，接續完成核生化（CBRNE）急救訓練教室、緊急醫療技術員（EMT）訓練教室、呼吸道處理訓練教室、戰傷模擬器（CMAST）訓練教室等設施，並由軍醫局前局長范保羅中將與國防醫學院前院長張德明將軍共同於2010年5月25日主持揭牌典禮。

主管遞嬗

第一任　林清亮主任
第二任　陳穎信主任

光榮事蹟

2012	本中心自4月起負責國軍高級救護技術員之訓練任務，以因應未來募兵制後軍中緊急醫療人專業人員之需求，進行各種緊急醫療與急救訓練之教育課程。

（一）聯合軍陣外傷與急救訓練（戰術醫療）

本課程是固定於每年暑期舉行，其教學重點在於訓練醫牙護各種軍醫嫻熟城鎮巷戰（MOUT）中戰術醫療（TCCC）第一階段敵火下作業（Level I，care under fire），第二階段的連急救站或是傷患收集點（Level II，tactical field care）的醫療搶救與第三階段的戰術醫療後送作業（Level III，Medevac operation）的技能。

另為因應未來國軍軍醫參與救災任務所面臨的挑戰所需核心技能，及進行城鎮巷戰模式下可能面臨的戰場急性戰鬥壓力反應（COASR）及災難後勤務支援下（如挖掘屍體後），軍醫面對官兵、災民與失去家人之心理危機處理核心技能。

（二）戰術醫療訓練

在實行戰術醫療訓練，本中心為了貼近實際，將各專業項目做了區分：

1. 戰術醫療區（tactical field care）防禦陣線建立。
2. 戰術醫療區處置（tactical field care）。
3. 戰術醫療區處置（tactical field care）傷患抬上雪橇式擔架（SKEDO）與折疊式擔架（collapsible litter）進行後撤準備。

4.傷患後撤（casevac）與防禦部署傷患搬運使用戰鬥搬運毯（combat transferring sheet）。

5.戰場急性戰鬥壓力反應傷患（CoASR）的應變處置。

災難醫療訓練救災是國軍的中心任務之一，軍醫人員在災害救援時，均能以「捨我其誰」的精神，於災害發生第一時間迅速投入災區，及時發揮醫療支援效能，積極進行各項災難醫療教育訓練，建構常態性醫療支援能量，健全醫療救援體系，達成「超前部署、預置兵力、隨時防救」之原則。

國防醫學院與三軍總醫院為國軍最高教育與醫療作業單，負責平、戰時緊急災害救護及醫療責任，目前已建制災難急救隊編組，平日教育訓練與任務需求準備是未來災難救援成功的關鍵。目前災難醫學規劃方向：

1.強化軍醫災難醫學發展實力。

2.落實國軍災難急救隊訓練。

3.加強高山災難緊急救援能力。

4.提升國軍災難醫學研究水準。

5.整合軍方與民間高山救災能量。

6.藉由軍方特殊資源，達到快速反應目的。

本中心具備空間獨立，設備完善，擁有四間全方位之急救技能訓練暨測考教室，可進行各式急救技能訓練課程活動。

（三）高級心臟救命術（ACLS）

1.建構為美國心臟協會AHA認可之ACLS訓練中心。

2.分門細項。

3.呼吸道處置急救訓練-氣管內插管與喉頭罩。

4.高級呼吸道處置急救訓練（AALS）。

5.急診創傷縫合訓練（ETTC）。

6.急診創傷影像診斷訓練（FAST, ETTC）。

7.急診創傷綜合訓練（Trauma Run, ETTC）。

8.創傷急救處置訓練—休克預防使用之電動骨內針穿刺輸液術。

9.創傷急救訓練—止血使用戰鬥止血帶進行戰地自救練習。

10.大量傷患演習—指揮中心無線電對講機使用。

11.大量傷患演習—傷情統計。

12.大量傷患演習—課後檢討（AAR）。

13.毒化災（HAZMAT）醫療急救訓練。

14.核生化（CBRNE）防護訓練—防護衣穿脫。

15.核生化（CBRNE）防護訓練—傷患搜索急救（CSAR）與後送（medevac）訓練。

16.核生化（CBRNE）防護訓練—檢傷（triage）與清消（decom）訓練。

17.核生化（CBRNE）救護訓練—著C級防護衣進行插管（ETT）急救訓練。

本中心提供各種救命術甚至是醫勤作業近身防禦術、軍醫人員自衛武器使用基本訓練，本中心都能提供完整的教學。

（四）軍陣醫學研發成果展覽

1.生物防護：充氣式負壓隔離艙、生物防護往生袋、生物防護收集袋。
2.LED靜脈顯示器（夜間作戰傷患搶救）。
3.多用途止血帶（可用於戰傷與災區傷患急救截肢）。
4.抗EMP之靜脈輸液驅動裝置（不用能源來驅動）。
5.多功能軍用急救擔架（中暑與燒傷搶救）。
6.心肺復甦術指導員（用於輔助急救與急救教學）。

（五）大體模擬戰傷急救訓練

本院生解科與三總合作之教學計畫為：三總一般住院與實習醫師（PGY1 & UGY）大體模擬戰傷急救技術訓練課程，課程包括十項軍陣外傷急救基本技能：
1.呼吸道實務操作（Airway management）。
2.胸管置放術（chest tube placement）。
3.中央靜脈導管置放術（CVP placement）。
4.靜脈切開術（vein cut down）與輸液處置。
5.心包膜穿刺及放液術（pericardiocentesis）。
6.傷害控制（腹腔出血診斷技術DPL, FAST與創傷處置）。
7.恥骨上穿刺術（suprapubic puncture or cystostomy）。
8.皮痂與筋膜切開術（escarotomy and fasciotomy）。
9.簡易疼痛控制與麻醉處理術（pain control）。
10.緊急截肢術（emergent amputation）。
11.PGY與UGY大體模擬戰傷急救訓練課程環甲切開術。
12.PGY與UGY大體模擬戰傷急救訓練課程心包膜填塞放液術。
13.PGY與UGY大體模擬戰傷急救訓練課程檯邊電腦互動輔助教學。
14.PGY與UGY氣管內管插管訓練（大體老師）。

（六）國軍高級救護技術員（EMT-P）訓練

配合國防部政策與恪遵軍醫局局長張德明中將之指示，積極建立高級救護技術員（EMT-P）訓練能量，藉以提升國軍救護人員緊急醫療救護的專業能力，並熟悉各種急救及災難發生時各類傷害醫療處置作為，成為軍民健康最佳的守護者。
結合本院、臺北醫療區域緊急醫療網各急救責任醫院及各國軍教學醫院緊急救護師資，同時依據行政院衛生署頒佈之綱領培訓高級救護技術員執行「緊急醫療救護法」規範之高級救護技術以精進救護技能，提升到院前緊急救護服務品質。
另藉此班隊提升國軍救護人員緊急醫療救護之專業能力，對嚴重創傷或急症之傷病患，提供各種高級救命術（Advanced Life Support），除於事故現場穩定傷、病患生命徵象，更能加以積極治療，減少到院前緊急傷、病患之死亡與失能，逐漸達到先進國家緊急醫療救護水準，為國軍體系建立緊急醫療救護訓練與管理人才。
近期更積極推動水中救護、空中救護、高山救護，甚至提供國際級證照的考核。在2013年10月成立PADI潛水救護教育中心，讓專業程度大大提升。

	重要記錄
2011	5月5日ATLS訓練案。 10月29-30日空中醫療救護專業人員中級訓練。 10月31日災難醫學核心技能研討會。 11月18日重大創傷急救處置工作教育。 12月15日生物防護應變研習營。
2012	1月18日災難醫學會議（急診）。 1月30日、2月1日PGY.UGY研究生大體模擬手術訓練課程。 3月5日高級心臟救命術訓練課程。 3月31日新生兒急救術訓練課程。 5月4日實習醫學生OSCE測驗。 6月19日戰術醫療與人道救援之應用專題演講。 6月20日災難救援及戰術醫療綜合技能專題演講。 6月26日災難醫學核心技能訓練課程。 6月27日初級救護技術員訓練課程。 6月28日災難緊急呼吸道處置團隊資源管理訓練營。 7月9日災難救援與空中醫療撤離聯合訓練課程。 7月23日急救傷包紮衛教課程。 8月2日醫學研習營急診課程。 8月22日暑期基礎軍陣護理實務課程。 8月29日暑期災難護理課程。 7月28-29日美國心臟學會（AHA）高級心臟救命術訓練。 9月20-23日參加世貿發明展。 10月5日急救學課程。 10月24日災難救援技能訓練課程。 10月26-28日、11月2-4日、11月9-11日等三週建構高山災難醫療救援應變模式演習計畫。 10月31日高山災難醫療救援技能訓練課程。 11月26日生物防護應變研習營。 11月27日EMT法規課程。 12月5日初級救護技術訓練暨醫療災難緊急應變訓練程。 12月6日團隊緊急呼吸道處置訓練營。
2013	5月3日災難醫學研習營。 6月10-28日大學部牙醫護（研）聯合軍陣創傷及訓練課程。 6月15-16日空中醫療轉送初級訓練課程。 6月17-21日暑期持續教育災難研習營。 6月25日外傷研習會。 年6月25日災難技能訓練課程。 7月9日臨床實習指導老師訓練。 7月13-14日高級外傷救命術（ATLS）訓練課程。 8月10-11初階水肺潛水救援訓練課程。

2013	8月17-18日災難醫學核心技能教育（合歡山訓練）。 8月23日、26日空中醫療救護專業人員基礎訓練課程。 8月21-27日初級救護技術員訓練。 9月4-6日初級救護技術員訓練複訓。 9月15日-10月20日開放水域初階證照班。 9月24日高山災難技能訓練（持續教育）。 10月17日護理臨床教師培訓研討會（高階）。 10月23日高山災難醫療救援技能訓練。 10月26-27日空中救護中級技能訓練課程。

填寫日期：2014年7月30日。編寫人：許秀珠

貳拾玖・醫學工程研究中心

年份＼項目	創設時間
2010年1月8日。	

發展歷程	

醫學工程研究中心由國防醫學院及臺灣科技大學共同成立。本中心之設立為結合臺灣科技大學醫學工程技術研發、國防醫學院醫學研究並加上三軍總醫院臨床醫療資源，進而培育兼具工程技術與醫學知識的醫學工程人才與推動實質研究合作，以促進國內醫療產業技術發展、提升經濟與照顧國民醫療福祉。

主管遞嬗	
2012	8月24日召開第一次諮議委員會，該會議決議，通過由臺灣科技大學醫工所洪伯達所長擔任第一任中心主任，另由生物醫學工程學科林清亮主任擔任執行長，兩校各設幹事乙名。
2014	8月14日召開第二次諮議委員會，該會議決議，中心主任與執行長由兩單位分別輪值，並通過生物醫學工程學科林清亮主任擔任第二任中心主任，臺灣科技大學醫工所郭重顯所長擔任執行長。

光榮事蹟	

具體之合作成果包含SCI文章約29篇、專利及技轉約五件等及其他研討會論文約41篇、投稿審查中或準備投稿中的SCI論文約28篇。

2011	雙方合作之研究計畫包含： 〈年度共同研究計畫〉 施嘉霖、何明樺，製備用於牙周病治療之幾丁聚醣／動物明膠／氫氧基磷灰石仿生組織工程支架。 胡曉峰、林敬舜，數位化腸音聽診器的發展與臨床應用。 廖文堅、王孟菊，研究利用電漿以及聚乙二醇製備具抗沾黏性質之軟性襯墊材料。 李曉屏、鄭逸琳，結合電腦斷層掃描與快速原型技術應用於口腔及顱顏面創傷病患之研究。 李家政、林淵翔，開發腹腔鏡手術模擬系統以提升外科醫師腹腔鏡手術技能。 商弘昇、郭景明，建立革蘭氏染色法之生物醫學影像自動分析及判讀之研究。 唐守宏、洪伯達，生物可降解性聚己內酯多元醇—蘆薈複合物使用於疝氣修補之發展潛力研究。 花世源、林上智，退化性膝關節炎之開口式高位脛骨截骨手術之固定骨板系統開發與應用。 石淦生、李維楨，精密植牙定位儀的開發。

2012	〈年度共同研究計畫〉 李家政、林淵翔，開發複合式腹腔鏡手術訓練系統以提升外科醫師微創手術技能。 施嘉霖、何明樺，製備具骨引導性之奈米幾丁聚醣複合組織工程支架。 梁幸如、林淵翔，護理人員應用具藍芽裝置之血壓計及耳溫槍之成效探討。 于承平、王靖維，組織病理學三維影像之建立與應用。 王智弘、廖愛禾，超音波微氣泡對比劑在內耳耳蝸藥物輸送的應用。 李曉屏、高震宇，發展具有二階段式釋放抗真菌藥物能力之組織調理材。 胡曉峰、許昕，利用雷射杜卜勒微流儀微循環血流訊號頻譜分析早期偵測糖尿病小血管病變。 花世源、林上智，以影像為基礎的高解剖貼合特性之脛骨近端骨板系統開發。
2013	〈年度共同研究計畫〉 施嘉霖、何明樺，製備具rhBMP–2骨引導性之奈米幾丁聚醣複合組織工程支架。 李威成、王靖維，電腦視覺與機器學習技術在測顱分析法中生長預測與治療成果模擬的運用。 王智弘、廖愛禾，超音波微氣泡對比劑在內耳耳蝸藥物輸送的應用。 張耀文、許昕，以雷射杜卜勒微流儀評估新陳代謝症候群對表皮微循環的影響。 張幸初、許維君，輕度腦傷患者在靜脈雷射治療後之療效評估。 花世源、林上智，後位腰椎動態穩定裝置對鄰近節單元的運動學與力學影響。 宋佩宜、黃國禎，多媒體互動式遊戲衛教光碟對活體肝臟移植病人護理指導成效之探。 李淑燕、黃國禎，以多媒體數位教材進行護理指導對加護病房家屬情境焦慮、認知及滿意度之成效探討。
2014	〈年度共同研究計畫〉 李威成、李忠興、王靖維，電腦視覺與機器學習技術在測顱分析法中上呼吸道 的評估與運用。 施嘉霖、何明樺，新式製程合成具高骨誘導性之氫氧基磷灰石，並以其製備幾丁聚醣複合奈米纖維組織工程支架。 王智弘、廖愛禾，超音波微氣泡對比劑在內耳耳蝸基因轉殖的應用。 李宜勳、周碩彥，建立遠端化療藥品調劑覆核暨條碼系統。 王婷瑩、白孟宜，一種同具有化療與熱治療的標靶性藥物載體粒子製劑於肝癌癌症治療上的應用與改良。 陳慧如、覃玉玲、簡旭生，以射頻識識系統技術進行醫療裝備管理作業。

2015	〈年度共同研究計畫〉（經費金額已核定） 張浩銘、蔡協致，聚己內酯在大鼠及人類消化液中之降解。 王智弘、廖愛禾，超音波微氣泡對比劑在內耳耳蝸基因轉殖的應用。 李威成、王靖維，電腦視覺與機器學習技術在測顱分析法中利用咬合斜板治療第二類異常咬合上呼吸道的評估與運用。 張平穎、白孟宜，利用電噴霧技術產製氯硝柳胺奈米懸浮液：一種較佳的藥物傳輸系統於卵巢癌上的治療應用。 周冠年、許維君，半側偏癱中風患者其推者行為中視覺運動方面之研究—床步態訓練方式之啓發及應用。 李曉屏、高震宇，利用高分子奈米顆粒提升傳輸Metformin至口腔癌細胞之能力。 李日清、郭中豐，應用影像處理技術於喉內視鏡自動偵測微小腫瘤之開發研究。

其他共同合作研究成果：
李忠興、黎達明、王靖維，使用電腦視覺與人工智慧模型開發牙齒、骨頭密度分析之輔助診療系統（耕莘醫院計畫）。
Hung-Cheng Lai, Meng-Yi Bai, Hossein Hosseninkhani, "A Novel Nanosuspension of Niclosamide Generated by Electrospray System: A Superior Drug Delivery System for Treating Ovarian Cancer stem cells", 3–year project, National Health Research Institutes Innovative Research Grant Application。
林淵翔、于大雄、李家政，嵌入式腹腔鏡手術訓練系統的設計與應用［Ｉ］（2012年度國科會腹腔鏡計畫）。
國防工業發展基金會整合型計畫三年，合作部門與醫師：三軍總醫院內、外及耳鼻喉部王智弘主任。子計畫名稱：主動式噪音防護具及軟體設計。
與石淦生教授及麗汝齒公司合作「開發chlorhexidine藥物傳遞系統」（產學計畫）。
葉明功、廖愛禾，軍陣中士兵急性關節炎以新式微氣泡型消炎藥物結合治療型超音波能量治療療效之探討（2014年軍陣計畫）。
王智弘、廖愛禾，開發超音波微氣泡對比劑之多模式分子探針於軍陣耳科疾病治療與造影之應用（2014年軍陣計畫）。

重要記錄	
2010	「腹腔鏡手術模擬系統的建構」參加第一屆全國生醫電子與資訊專題實務競賽，榮獲第三名（腹腔鏡計畫）。
2011	「行動多功能生理和醫療資訊系統」參加第二屆全國生醫電子與資訊專題實務競賽，榮獲第一名（護理部計畫）。 第八屆新創獎學術組（高位脛骨截骨矯治膝骨關節炎之骨板系統的設計與應用）。 第三十八屆國軍軍醫學術研討會中獲得「藥學及藥理學之相關研究」組壁報論文第一名（羅濟生，劉律君，周啓君，黃信蓁，石淦生，高震宇）。

2012	高分子年會—口頭英文論文報告—銅牌獎（劉律君，周啓君，黃信蓁，呂聖華，龔育千，周志中，高震宇）。 智慧電子創新應用與設計競賽〔主辦單位：教育部智慧電子應用設計聯盟〕第一名，（許昕與陳福基共同指導：許家良、張勳宇、張家瑋）：雲端小飛鼠，全光學式慢性病居家診斷系統。 第一屆全國大學老人福祉科技產品服務設計競賽，整合活動監測與慢性病偵測之健康照護拖鞋（許昕與陳福基共同指導）佳作。 Wei-Chun Hsu, Han-Yi Cheng, Shin-Tsu Chang, Keng-Liang Ou, Yi-Jia Lin, Yung-Ning Pan, Shih-Chi Lee, Pei-Wen Peng, Finite element analysis of temporomandibular joint during clenching in patients with temporomandibular joint disorders. 7th APSPT, 2012. April 14–16, 2012. Taipei Medical University「Outstanding paper award」。 高藝慈，黎青草，張淑貞，程君弘，劉念先，李忠興，房同經，洪伯達，Evaluation the Benefit of Biocompatible Resveratrol Contained Cellulose Membrane in Wound Repair Application, 第二十七屆生物醫學聯合學術年會碩士班組壁報發表論文第三名。

填寫日期：2014年8月19日。編寫人：林清亮、陳福基

參拾・分子影像中心

年份＼項目	創設時間
2013	3月6日由時任國防醫學院院長于大雄將軍舉行揭牌典禮。
	發展歷程
2012	12月6日購置小動物微正子造影系統，並結合本院既有之共軛焦顯微鏡與穿透式顯微鏡，特設立「分子影像中心」以增進教學與研究能量，此後國防醫學院成為國內少數設立分子影像中心的大學。
	主管遞嬗
	馬國興主任 2013.3-迄今
	光榮事蹟
	1.國防醫學院與三軍總醫院核醫部共同發展領先全球之高專一性結合於血清素轉運體之正子造影藥劑 — 4-[18F]-ADAM（專利編號：I329021）。 2.2012年9月起，於生物及解剖學科開設「分子影像技術學」，修課對象為碩士班學生，邀請國內外分子影像學專家授課，如核子醫學學會理事長黃文盛教授，前美國賓夕法尼亞大學（University of Pennsylvania）薛晴彥教授，美國艾茉莉大學（Emory university）副教授王長君，國防醫學院教授師健民、徐佳福、與馬國興，三軍總醫院核子醫學部鄭澄意與諶鴻遠主任等。
	重要記錄
2013	小動物微正子造影系統搭配[18F]FDG及4-[18F]-ADAM等正子造影藥劑，提供國防醫學院與三軍總醫院研究同仁以非侵入性方法進行腫瘤或神經科學等領域之造影研究，並發表多篇國際期刊報告。 國內首創運用小動物微正子造影系統搭配[18F]Altanserin正子造影藥劑，建立[18F]Altanserin在不同品系大鼠動態造影資料並應用於過動症相關研究。
2014	本中心與輔仁大學吳小明教授發明之小動物微量採血泵浦，共同合作進行4-[18F]-ADAM藥物動力學研究，此研究方法開啓國際先河。 國防醫學院生物及解剖學科及三軍總醫院核子醫學部與臺大醫院核子醫學部共同合作進行[18F]DOPA運用於巴金森氏症異種神經移植之研究。

填寫日期：2014年8月22日。編寫人：馬國興

參拾壹・實驗動物照護及使用委員會

年份　　項目	創設時間
2002年。	

發展歷程	
本委員會的前身「動物管理委員會」，早在臺灣動物保護法還沒制定的1980年代左右就已成立，為不定期開會的非常設組織。	
1988	改組成「醫用實驗動物管理委員會」。
1998	動物保護法頒佈實施。
2001	動物實驗管理小組施行細則公告實行，本學院於2002年6月25日（91）教佳字第09103139號令頒佈組織章程，依法成立「國防大學國防醫學院暨三軍總醫院動物實驗管理小組」。
2003	5月8日更名為「國防醫學院動物實驗管理小組」。
2009	9月21日依據動物保護法修正條文改名為「國防醫學院實驗動物照護及使用委員會」。

主管遞嬗	
高銘欽教授　　2002.07-2004.06 陶寶綠教授　　2004.07-2006.06 司徒惠康教授　2006.07-2008.06 廖經倫教授　　2008.07-2010.06 禚靖副教授　　2010.07-2012.06 吳錦楨教授　　2012.07-迄今	

光榮事蹟	
2005	行政院農業委員會動物科學應用機構查核，綜合評比獲得「良」等級。
2007	6月通過國際實驗動物管理評估及認證協會（Association for Assessment and Accreditation of Laboratory Animal Care International, AAALAC）之完全認證。
2008	行政院農業委員會動物科學應用機構查核，綜合評比獲得「優」等級。
2010	6月通過複查再度獲得AAALAC完全認證。
2013	6月通過複查再度獲得AAALAC完全認證。

重要記錄	
2005	第四次會議決議，使用動物實驗者皆須接受動物實驗教育訓練課程。 制定「動物中心使用及管理規定」，並經院長核定於2006年6月20日以集繹字第0950002428號令發佈。
2007	停止使用農委會版本的動物實驗申請表，開始使用本學院自行大幅增修的第三版動物實驗申請表。 7月1日起，動物實驗申請表審查流程由單一委員審查，修改為每一案件由召集人指定一主審委員，其他委員同時有權審查該案件，如有必要可提案至委員會審查。
2008	制定「動物中心使用及管理規定施行細則（一）不適實驗動物作業要點」，並經院長核定於1月23日以國院動物0970000320號令發佈。 制定「動物中心使用及管理規定施行細則（二）動物中心動物使用及代養申請作業要點」，並經院長核定於3月28日以國院動物0970001150號令發佈。
2010	每半年由本委員會委員與動物中心獸醫師一同至本學院執行動物實驗的各個實驗室執行輔導訪查。 為使動物實驗申請表填寫更加簡單便利。
2012	10月5日起開始採用PDF格式的第五版動物實驗申請表。

填寫日期：2014年7月30日。編寫人：邱俊龍

總纂 /

司徒惠康

國防醫學院 院長 （2013.04– ）

撰修 /

葉永文

國防醫學院通識教育中心教授，專長為醫療社會學、醫療與文化、醫療史、中國近代史，近年來專注於臺灣醫學發展研究，出版過《臺灣醫療發展史》、《醫療與文化》、《臺灣中醫發展史》、《中華民國軍醫教育發展史》等書。

劉士永

中央研究院臺灣史研究所研究員，專長為醫學史，近年來專注於日本殖民醫學史、二十世紀現代醫學與公共衛生史等研究，出版過《蘭大弼醫生口述歷史》、《榮藥濟世：臺灣產業經濟檔案數位典藏專題》、《Prescribing Colonization: the Role of Medical Practice and Policy in Japan–Ruled Taiwan 1895–1945》、《武士刀與柳葉刀：日本西洋醫學的形成與擴散》等書。

郭世清

國防醫學院通識教育中心助理教授，專長為政治學、兩岸關係、醫易整合研究，近年來專注於軍醫史、軍事專業倫理等研究，發表過〈林可勝：闇聲晦影的中研院院士與國防醫學院院長〉、〈政府遷臺後的國防醫學貢獻與發展〉、〈關公刮骨療毒之人文醫學觀〉、〈臺灣援外軍醫團口述歷史計畫〉等文章。

封面題字 /

于右任先生於1948年為國防醫學院題寫院名。

于右任（1879–1964），清末光緒朝舉人，因諷時政遭通緝，參加中國同盟會，為中華民國開國元勳之一。民國成立後歷任政府要職，尤擔任監察院院長長達卅四年（1948–1964），是史上在位最久的五院院長。于右任精擅草書，是中國近代知名書法家，有《標準草書》刊行於世，被譽為「當代草聖」，晚年自號「太平老人」。

國家圖書館出版品預行編目資料

國防醫學院院史正編／司徒惠康總纂；葉永
文，劉士永，郭世清撰修. －－初版.－－臺
北市：五南, 2014.12
　　面；　公分.
ISBN 978-957-11-7890-5（平裝）. －－
ISBN 978-957-11-7898-1（精裝）
1.國防醫學院　2.歷史
419.333　　　　　　　　103021427

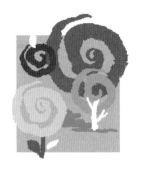

4Q05　國醫百年，源遠流長──

國防醫學院院史正編

總　　纂 ─ 司徒惠康

撰　　修 ─ 葉永文　劉士永　郭世清

編　　輯 ─ 林廷叡　郭世清

校　　對 ─ 林廷叡　郭世清　許宸瑞

封面設計 ─ 果實文化設計工作室

發 行 人 ─ 楊榮川

總 編 輯 ─ 王翠華

副 總 編 ─ 蘇美嬌

出 版 者 ─ 五南圖書出版股份有限公司

地　　址：106台北市大安區和平東路二段339號4樓

電　　話：(02)2705-5066　　傳　　真：(02)2706-6100

網　　址：http://www.wunan.com.tw

電子郵件：wunan＠wunan.com.tw

劃撥帳號：01068953

戶　　名：五南圖書出版股份有限公司

台中市駐區辦公室/台中市中區中山路6號

電　　話：(04)2223-0891　　傳　　真：(04)2223-3549

高雄市駐區辦公室/高雄市新興區中山一路290號

電　　話：(07)2358-702　　傳　　真：(07)2350-236

法律顧問　林勝安律師事務所　林勝安律師

出版日期　2014年12月初版一刷

定　　價　新臺幣550元　　（平裝）